医師と管理栄養士が考えた
中性脂肪・コレステロールの
おいしく食べる
改善レシピ

順天堂大学医学部附属
順天堂医院
栄養部課長
榎本真理 著

順天堂大学医学部附属
順天堂医院
循環器内科准教授
横山美帆 監修

おいしく食べながら中性脂肪・コレステロールを改善！

中性脂肪やコレステロールの数値が高いことを知りながら、放置している人が多いようです。なぜなら、病気の初期段階はこれといった自覚症状が出ないため、食事療法や運動療法をついサボりがちになってしまうからです。

放置した結果、心筋梗塞や脳梗塞など、命にかかわる症状を引き起こしてしまうことがあります。数値が異常になり、「脂質異常症」と診断されたら、食事や運動の習慣を見直さなければなりません。

また、脂質異常症の遺伝リスクがある人も要注意。数値が悪化するまでに手を打つことで、将来の病気を未然に防ぐことができます。

食事での改善を長続きさせるには、今まで通り食事を楽しむ必要があります。満足のいく味であることはもちろん、視覚的にも満足感がなければ長続きしません。

そこで本書は専門家の指導のもと、脂質異常症を改善する、おいしい料理をたくさん紹介します。毎日の調理がストレスにならないよう、簡単に献立を組み立てられるコツについても解説します。思い立ったが吉日。食事を楽しみながら健康な心身を取り戻しましょう。

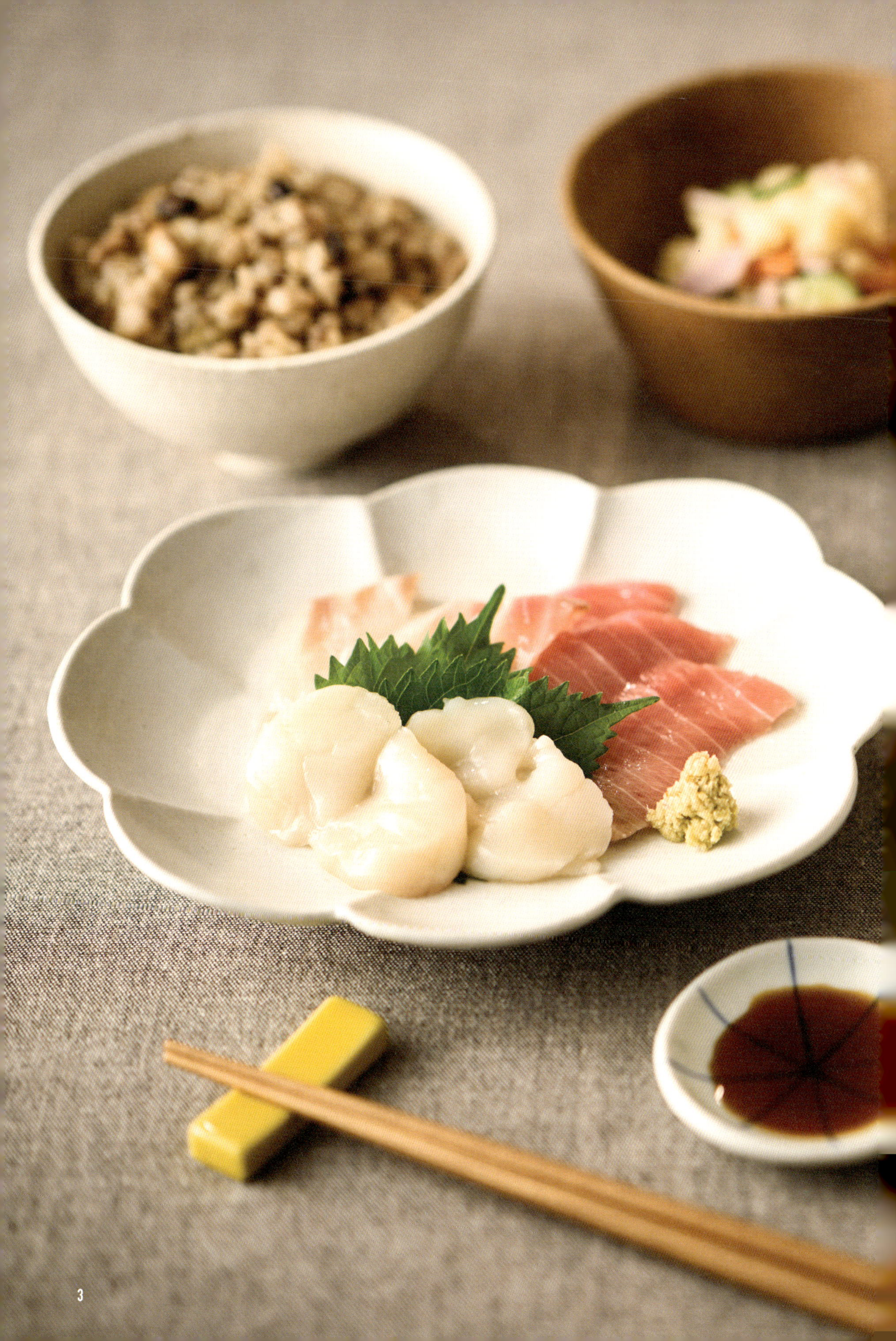

CONTENTS

医師と管理栄養士が考えた
中性脂肪・コレステロールの
おいしく食べる
改善レシピ

おいしく食べながらコレステロールを改善！……2
本書の特徴と見方……8

Part.1 コレステロールの基礎知識……9
□基本1 脂質異常症ってどんな病気？……10
□基本2 なぜコレステロール値が上がるのか？……12
□基本3 脂質異常症の診断基準……14
□リスク1 脂質異常症による二大合併症……16
□リスク2 脂質異常症によるその他の合併症……18
□改善1 脂質異常症の改善に必要な3つの基本……20
□改善2 一次予防と二次予防を重視する……22
Column.1 脂質異常症の治療薬……24

Part.2 コレステロールを下げる食事の基礎知識……25
【食事の基礎】コレステロールを下げる食事のポイント……26
【食事の基礎】食用油の種類を知る……28
【食事の基礎】積極的にとりたい食品と避けたい食品……30
【食事の基礎】食物繊維と抗酸化物質の働き……32
【食事の基礎】コレステロールが下がる理想の食事……34
【食事の基礎】調理を工夫してコレステロールを減らす……36
【食事の基礎】コレステロールを上げない食べ方……38
【食事の基礎】外食するときはここに気を付ける……40
【食事の基礎】デザートの糖分に注意する……42
Column.2 アルコールとのつきあい方……44

Part.3 手間がかからない食事の工夫……45
きちんと計量して適正カロリーで減塩な食事を……46
【作り置きレシピ】
ゆで豚……48
まぐろのオイル煮／ひじきと大豆の煮もの……49
大根とにんじんのピリ辛炒め／切り昆布のそぼろ煮……50
牛肉とごぼう、パプリカのきんぴら……51
しらたきとしめじの炒めもの／ミックス野菜のピクルス……52
鶏ささみの酒蒸し……53

ラディッシュの甘酢漬け／にんにくしょうゆ……54
根菜と厚揚げの炒り煮……55
【差し替えメニュー】
いつものメニューを一品だけ差し替える……56
ラムチョップのステーキ……57
豚肉ともやしのレンジ蒸し……58
ぶりのオイスター炒め……59
さばじゃが／おにぎり……60
【ワンプレート】
じゃことねぎの炒飯／蒸し鶏とブロッコリーのサラダ塩麹ドレッシング／
ミックス野菜のピクルス……60
ゆで豚と生野菜のサラダ／大根とにんじんのきんぴら／豆乳チャイ……62
Column 3 コレステロールが気になる人におすすめの調味料・食材……63

Part. 4 コレステロールの上昇を抑える一品料理……64

【主菜 肉料理】
牛ひき肉と高野豆腐のハンバーグ……66
鶏むね肉とパプリカのエスニック炒め……68
豚肉と餅のキムチ炒め……69
豚肉と青菜のやわらか炒め……70
【主菜 魚料理】
さばの香味焼き……71
いわしの梅煮……72
鮭とえびのムニエル トマトバジルソース……73
かじきのカレーソテー……74
【主菜 大豆料理】
豆腐と鮭缶のハンバーグ……75
ゴーヤーと豆腐のチャンプルー……76
厚揚げのえびのせ焼き……77
【副菜 大豆料理】
きつね納豆……78
山菜とがんもどきの煮もの……79
油揚げととうがんのだし煮……80
【副菜 焼きもの・炒めもの】
かぼちゃとにんじんのグリル……81
セロリのピリ辛炒め／ほたてとパプリカの炒めもの……82
【副菜 煮もの】
玉こんにゃくとうずら卵の煮もの……83
切り干し大根煮……84
【副菜 あえもの】
たたきごぼう……84
かぶと柑橘のサラダ……85
もやしとえのきのゆず酢あえ／春菊と焼きまいたけのわさびあえ……86
モロヘイヤとトマトのポン酢あえ／あじときゅうりの酢のもの……87
【副菜 汁もの】
けんちん汁……88
モロヘイヤのかきたま汁……89
鶏肉とキャベツのトマトスープ……90
白菜とかにかまの中華スープ／かきのみそ汁……91
のり汁／豆腐とレタスの中華スープ……92
かぼちゃのポタージュ……93

【ご飯】
切り昆布ご飯……94
鮭ときのこの炊き込みご飯……95
【デザート】
豆腐入りみたらしだんご……96
みつまめ／ヨーグルト寒天……97

Part.5 コレステロールが下がる2週間レシピ……98

【1日目 朝食】わかめとえのきのみそ汁／トマトとツナのサラダ／めかぶ納豆／はちみつきなこヨーグルト……100
【1日目 昼食】棒棒鶏／鮭と青梗菜の中華風雑炊……101
【1日目 夕食】ほうれん草のおひたし／冷ややっこ／あじの南蛮漬け／雑穀ご飯……102
【2日目 朝食】ブロッコリーとトマトのサラダ／はんぺんチーズ焼き……104
【2日目 昼食】ささみと野菜の具だくさんそうめん……105
【2日目 夕食】豆腐ステーキ／ミックス野菜のピクルス／豚肉とレタスのミルフィーユ蒸し／雑穀ご飯……106
【3日目 朝食】鮭の塩焼き大根おろしレモン汁がけ／根菜と厚揚げの炒り煮……108
【3日目 昼食】フルーツヨーグルト／にんじんとコーンの焼き飯……109
【3日目 夕食】めかぶ豆腐／ラディッシュ甘酢漬け／豚ひれ肉のはちみつマスタード焼き／雑穀ご飯……110
【4日目 朝食】魚肉ソーセージと野菜のカレー炒め／きなこカフェオレ……112
【4日目 昼食】冷やし中華……113
【4日目 夕食】焼き野菜のおかかしょうゆ／ブロッコリーとひよこ豆のサラダ／いわしの梅ロール／雑穀ご飯……114
【5日目 朝食】牛肉とごぼう、パプリカのきんぴら／オクラ納豆／もやしとしめじのみそ汁……116
【5日目 昼食】パイナップルヨーグルト／サーモンとレタスのサンドイッチ……117
【5日目 夕食】ゴーヤーとツナのサラダ／鶏手羽元と大根のうま煮／雑穀ご飯……118
【6日目 朝食】りんごとキャベツのサラダ／ロールパンのハムサンド……119
【6日目 昼食】ささみの青じそゆかり巻き／いんげんとエリンギのごまあえ／トマトもずく……121
【6日目 夕食】切り干し大根のマヨポンサラダ／まぐろのオイル煮／雑穀ご飯／えびと豆腐の茶碗蒸し……122
【7日目 朝食】ソーセージ入りにらたま／なめこと油揚げのみそ汁……124
【7日目 昼食】蒸しとうもろこし／豚肉ともやしのフォー……125
【7日目 夕食】いかとわけぎの酢みそあえ／雑穀ご飯／鶏肉と野菜のグリル焼き……126
【8日目 朝食】にらもやし炒め／ブルーベリージュース／さばの塩焼き……128
【8日目 昼食】厚揚げと青梗菜炒め／簡単和風ミートローフ／かぶの塩昆布あえ……129
【8日目 夕食】ポテトサラダ／刺身盛り合わせ／ひじきと大豆の煮もの／雑穀ご飯……130

【9日目 朝食】ミニサラダ／ツナチーズトースト……132
【9日目 昼食】ゆで豚のみそがけ／トマトとめかぶのおろしあえ／きのこのスープ……133
【9日目 夕食】焼き鳥／きゅうりとセロリの豆板醤炒め／ほたてとひじきの炊き込みご飯……134
【10日目 朝食】あじの大根おろし酢添え／切り昆布のそぼろ煮……136
【10日目 昼食】にんじんとパセリのサラダ／キャベツカレーライス……137
【10日目 夕食】なすとオクラのあんかけ豆腐／かつおとわかめのおかずサラダ／雑穀ご飯……138
【11日目 朝食】鶏だんごのみそ汁／山かけ納豆……140
【11日目 昼食】ぶりの塩麹焼き／ラディッシュ甘酢漬け／塩ゆでブロッコリー／豚肉と玉ねぎの炒めもの……141
【11日目 夕食】えのき入り麻婆豆腐／かじきとパプリカ炒め／たたききゅうり／雑穀ご飯……142
【12日目 朝食】蒸し鶏サラダ／バナナ入りグラノーラ／ミックス野菜のピクルス……144
【12日目 昼食】オイルツナとキャベツのスパゲティ……145
【12日目 夕食】大根とにんじんのピリ辛炒め／根菜たっぷり豚汁／白身魚ときのこの包み蒸し／雑穀ご飯……146
【13日目 朝食】キャベツとしめじのスープ煮／ハムとレタスのサンドイッチ……148
【13日目 昼食】とうもろこしご飯／アスパラの豚肉巻き／しらたきとしめじの炒めもの……149
【13日目 夕食】海鮮チヂミ／牛すじおでん……150
【14日目 朝食】蒸しかぼちゃとゆでたまごの盛り合わせ／鮭おにぎり……152
【14日目 昼食】アボカドとまぐろのサラダ／さば缶とトマトのパスタ……153
【14日目 夕食】えびときゅうりのとろろ昆布あえ／牛ひれ肉のパン粉焼き／雑穀ご飯……154

Column.4 「これりすくん」で動脈硬化のリスクを把握する……156

Part.6 運動習慣でコレステロール値をさらに改善……157
□基本 今よりも10分だけ多く体を動かす……158
□実践1 コレステロール値が改善する歩き方……160
□実践2 「おうち体操」で筋肉をつける……162
上半身の筋肉を鍛える……164
インターバルトレーニング……166

Column.5 毎日、体組成計に乗って数値を記録する……170

材料別料理索引……171

STAFF
■表紙デザイン
前田宏治（United）
■本文デザイン
平田治久（NOVO）
■管理栄養／レシピ・ライティング
狩野厚子
■医学ページ・ライティング
酒井久美子
■料理撮影
斉藤純平
■料理再現
風間章子（人形町キッチン）
■料理アシスタント
山村佐知子（人形町キッチン）
■スタイリスト
黒木優子
■イラスト
MICANO
■画像提供
PIXTA
■編集
高野成光（OT EDIT）

この本の特徴と見方

本書は「脂質異常症」と診断された方、または健康診断で「中性脂肪値が高い」「コレステロール値が高い」と指導され、予防されている方を対象としています。医師や病院管理栄養士より、摂取エネルギーなどの調整をされた方への料理を紹介していますが、ご家族で同じメニューにしていただくのもよい食事習慣となります。

管理栄養士のアドバイス

食事制限をされている方へ、管理栄養士が考えたレシピを調理する際のテクニックや、食事の満足度を上げる調理法などをアドバイスしています。

栄養データ

各料理および献立に「エネルギー」「コレステロール」「脂質」「飽和脂肪酸」「食塩相当量」「食物繊維」を表示しています。献立を組み立てる際の目安として参考にしてください。

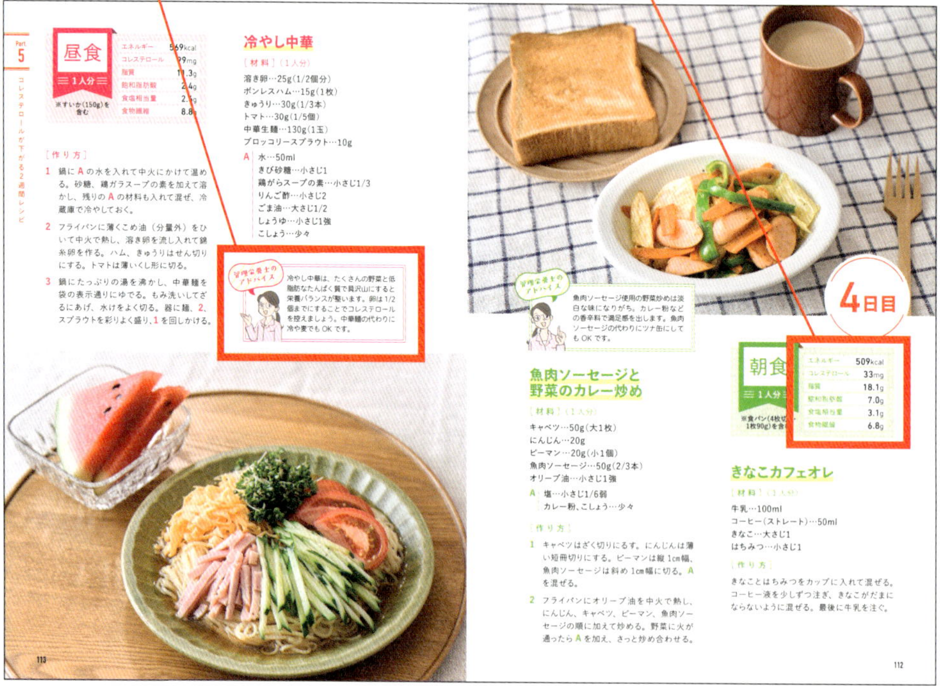
Part 5

コレステロールが下がる2週間レシピ

昼食 ≡1人分≡

※すいか(150g)を含む

エネルギー	569kcal
コレステロール	99mg
脂質	11.3g
飽和脂肪酸	2.4g
食塩相当量	2.[illegible]g
食物繊維	8.8g

冷やし中華

［材料］（1人分）

溶き卵…25g(1/2個分)
ボンレスハム…15g(1枚)
きゅうり…30g(1/3本)
トマト…30g(1/5個)
中華生麺…130g(1玉)
ブロッコリースプラウト…10g
A 水…50ml
きび砂糖…小さじ1
鶏がらスープの素…小さじ1/3
りんご酢…小さじ2
ごま油…大さじ1/2
しょうゆ…小さじ1強
こしょう…少々

［作り方］

1 鍋にAの水を入れて中火にかけて温める。砂糖、鶏ガラスープの素を加えて溶かし、残りのAの材料も入れて混ぜ、冷蔵庫で冷やしておく。
2 フライパンに薄くこめ油（分量外）をひいて中火で熱し、溶き卵を流し入れて錦糸卵を作る。ハム、きゅうりはせん切りにする。トマトは薄いくし形に切る。
3 鍋にたっぷりの湯を沸かし、中華麺を袋の表示通りにゆでる。もみ洗いしてざるにあげ、水けをよく切る。器に麺、2、スプラウトを彩りよく盛り、1を回しかける。

管理栄養士のアドバイス
冷やし中華は、たくさんの野菜と低脂肪なたんぱく質で具沢山にすると栄養バランスが整います。卵は1/2個までにすることでコレステロールを控えましょう。中華麺の代わりに冷や麦でも OK です。

113

4日目

管理栄養士のアドバイス
魚肉ソーセージ使用の野菜炒めは淡白な味になりがち。カレー粉などの香辛料で満足感を出します。魚肉ソーセージの代わりにツナ缶にしても OK です。

朝食 ≡1人分≡

※食パン(4枚切・1枚90g)を含む

エネルギー	509kcal
コレステロール	33mg
脂質	18.1g
飽和脂肪酸	7.0g
食塩相当量	3.1g
食物繊維	6.8g

魚肉ソーセージと野菜のカレー炒め

［材料］（1人分）

キャベツ…50g(大1枚)
にんじん…20g
ピーマン…20g(小1個)
魚肉ソーセージ…50g(2/3本)
オリーブ油…小さじ1強
A 塩…小さじ1/6弱
カレー粉、こしょう…少々

［作り方］

1 キャベツはざく切りにるす。にんじんは薄い短冊切りにする。ピーマンは縦1cm幅、魚肉ソーセージは斜め1cm幅に切る。Aを混ぜる。
2 フライパンにオリーブ油を中火で熱し、にんじん、キャベツ、ピーマン、魚肉ソーセージの順に加えて炒める。野菜に火が通ったらAを加え、さっと炒め合わせる。

きなこカフェオレ

［材料］（1人分）

牛乳…100ml
コーヒー(ストレート)…50ml
きなこ…大さじ1
はちみつ…小さじ1

［作り方］

きなことはちみつをカップに入れて混ぜる。コーヒー液を少しずつ注ぎ、きなこがだまにならないように混ぜる。最後に牛乳を注ぐ。

112

■ この本の使い方

・材料の分量は、すべて皮や骨、種などを除いた「正味」の分量です。
・材料はｇ表記が基本です。個数、枚数などの目安をつけたものもありますが、あくまでも目安ですので、必ず重さを量って調理してください。
・大さじ1は15ml、小さじ1は5mlです。「塩小さじ1/6」は1g、「ひとつまみ」は0.3g、「少々」は0.2g以下です。
・野菜類は特に指定がない場合は、洗う、皮をむくなどの作業をすませてからの手順を説明しています。
・調味料は特に指定がない場合は、塩は食塩、酢は穀物酢、バターは有塩、しょうゆは薄口しょうゆ、小麦粉は薄力粉、だし汁は昆布とかつおの和風だし、みそは好みのみそを指します。みそは商品によって塩分が異なるので、加減して使用してください。
・電子レンジの加熱時間は600Wでの目安です。機種や条件により多少差がでることもありますので、様子を見て加減してください。
・魚焼きグリルの焼き時間は両面焼きでの目安です。
・栄養価は「日本食品成分表2020年版（八訂）」（文部科学省科学技術・学術審査会資源調査分科会）をもとに算出しています。記載がないものに関しては、食品パッケージの記載内容、またはそれに近いと考えられるデータを参考にしました。数値は季節や個体差によって多少の違いがあるので、目安とお考えください。好みで添えるつけ合わせなどは計算に含まれていません。

Part. 1

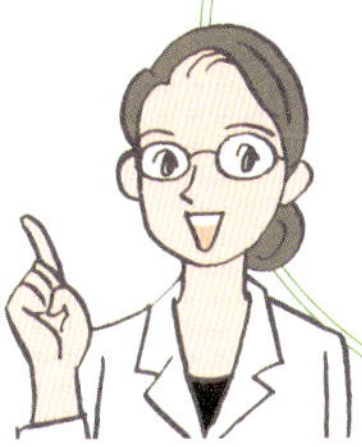

コレステロールの基礎知識

コレステロール値や中性脂肪値に異常がある場合、脂質異常症と診断されます。
まずは病気の原因や診断基準、合併症などの基礎知識を持つことが大切です。

基本1

脂質異常症ってどんな病気？

血液中の脂質の値が正常の範囲にない状態

食事から摂取する脂質が多すぎたり、体内で脂質がうまく分解できなくなったりして、血液中に含まれる脂質「血中脂質」の値が基準値から外れた状態を「脂質異常症」と言います。以前は「高脂血症」と言われていましたが、２００７年より名称が変更されました。

脂質異常症が怖いのは、自覚症状がないため、放置してしまうことです。そのままにすると血液中の脂質が増加し、いわゆる〝血液ドロドロ〟の状態になります。この状態が続くと、**増えすぎた血液中の脂質が血管の内側に溜まっていき、心筋梗塞や脳梗塞の原因となる動脈硬化を引き起こします。**

ここまで読むと、脂質はよくないもの、と思われるかもしれません。しかし、脂質は炭水化物やたんぱく質とともに体になくてはならない栄養素の１つ。**エネルギー源として働くほか、ビタミンの吸収を助け、細胞膜やホルモンの材料になるなど重要な役割を担っています。**問題は、血液内に余分な脂質が蓄積している状態です。

LDLコレステロールと中性脂肪の値がカギ

血中脂質は、「コレステロール」「中性脂肪」「リン脂質」「遊離脂肪酸」の4種類があり、**そのうち血中の中性脂肪とコレステロールの数値が高い場合、脂質異常症と診断されます。**

中性脂肪は、体に必要なエネルギー源であるほか、体内にエネルギーを貯蔵する役割を担っています。皮下脂肪となって体温を保持したり、外部からの衝撃を吸収したり、内臓を固定するなどの役割もあります。中性脂肪が増えると善玉のＨＤＬ－Ｃを減少させて悪玉のＬＤＬ－Ｃを増やし、動脈硬化を進行させることがわかっています。

コレステロールは、細胞膜やホルモン、胆汁酸などの材料となる体に必要な物質です。脂質異常症に関わるのが、たんぱく質と結合し、リポタンパク質として血液中に溶け込んでいる「ＬＤＬコレステロール（ＬＤＬ－Ｃ）」と、「ＨＤＬコレステロール（ＨＤＬ－Ｃ）」です。

ＬＤＬ－Ｃは、肝臓に蓄えられたコレステロールを全身に運ぶ働きがあり、増えすぎると動脈硬化を進行させます。一方でＨＤＬ－Ｃは、余分なコレステロールを全身から回収して肝臓に戻す働きがあり、動脈硬化を進行させないよう働きます。そのため、**ＬＤＬ-Ｃは「悪玉」、ＨＤＬ-Ｃは「善玉」**と呼ばれています。

前述のように動脈硬化が進むと、命にかかわる疾患にかかるリスクが高まります。健康診断で脂質異常症と診断された方は早めに受診し、コレステロールや中性脂肪が気になる方は、生活習慣を見直しましょう。

中性脂肪とコレステロール

中性脂肪

人間が活動するためのエネルギー源となり、体温を保ったり、内臓を衝撃から守る役割も担う。余った脂肪が皮下脂肪や内臓脂肪として蓄積する。蓄積が過剰になると肥満などの原因となる。

コレステロール

細胞膜、ホルモン、胆汁酸などの材料になり、食事の20～30％から合成される。生体機能を調整し、免疫力を高める役割もある。しかし、体内で過剰になると動脈硬化のリスクが上がる。

コレステロールには「悪玉」と「善玉」がある

悪玉

LDLコレステロール（LDL-C）

体にコレステロールを溜めることから「悪玉」と呼ばれる。しかし、全身のコレステロールを運ぶ、重要な働きがある。

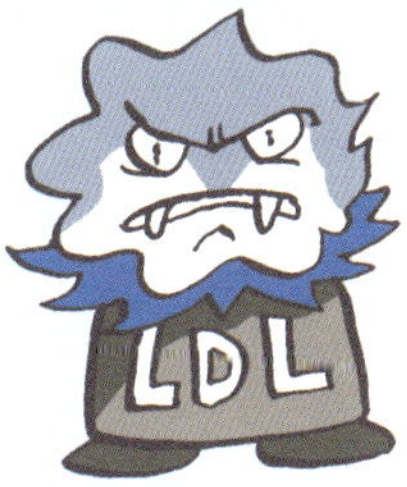

善玉

HDLコレステロール（HDL-C）

不要となったコレステロールを全身から回収し、肝臓に戻す働きがある。その結果、動脈硬化などを防ぐ。

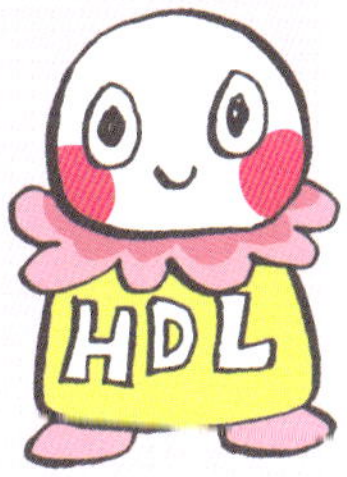

高すぎるLDL-Cの数値を減らして、HDL-Cを増やすことが大切です

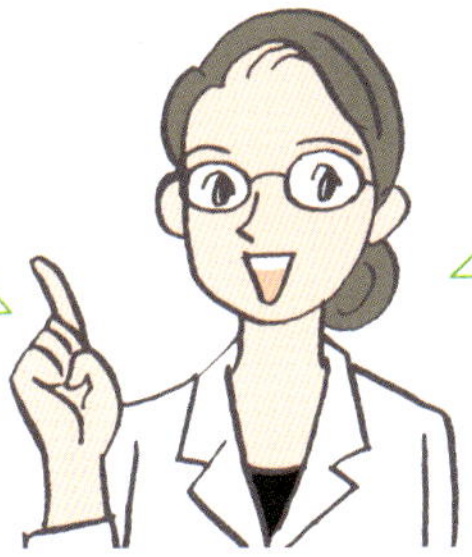

LDL粒子が小型化し、悪玉LDL-Cが酸化され、さらに悪質になることで動脈硬化が進みます

基本2

なぜコレステロール値が上がるのか？

生活習慣や遺伝など原因はさまざま

コレステロールが高くなる原因の多くは生活習慣ですが、肥満などの疾患、加齢や性別、特定の遺伝子が原因になることも。

生活習慣の中でも、**食生活と運動不足は、コレステロール値に及ぼす影響が大きいことで知られています。**血液中のコレステロールの20～30％は食事によって摂取されるため、脂質過多の食事の摂取は、コレステロール値を上昇させます。そのため、動物性脂肪やコレステロールの多い食品を好む人、脂質や糖分の多い高カロリー食を好む人は、コレステロールが高めの傾向です。

コレステロールは脂質なので、摂取エネルギーが多いにもかかわらず運動不足でエネルギー消費をしなければ、余ったエネルギーは中性脂肪となり、体に溜まることに。中性脂肪が多く溜まった肥満の状態は、ＬＤＬコレステロールが増えるだけでなく、**スモールデンスＬＤＬ（小型ＬＤＬ）と呼ばれる「超悪玉コレステロール」の数が多くなります。**

小型ＬＤＬは、通常のＬＤＬよりもサイズの小さなコレステロールで、血中にとどまりやすく、通常のＬＤＬより動脈硬化を引き起こしやすいと言われています。また、運動不足が続くと、善玉であるＨＤＬコレステロールが減少することもわかっています。

さらに、タバコにも中性脂肪を増やし、ＨＤＬ－Ｃを減らす作用があります。そのほか、閉経後の女性は、卵巣機能の低下により女性ホルモンの1つであるエストロゲンが減少し、ＬＤＬ－Ｃが上昇しやすくなります。

遺伝が原因の高コレステロール血症

肥満、糖尿病、高血圧などの疾患もなく、健康的な生活習慣を送っているにもかかわらず、コレステロールが高い人がいます。その場合は、生まれつきＬＤＬ－Ｃが高い病気「家族性高コレステロール血症（ＦＨ）」を疑ってもいいかもしれません。

ＦＨは遺伝子の変異で、新生児のときから血液中のＬＤＬ－Ｃの数値が高くなる遺伝性の病気です。日本動脈硬化学会によると、国内では**人口の約300人に1人が発症し、遺伝性の代謝疾患の中でも頻度が高い病気**とされています。

ＬＤＬ受容体の遺伝子変異が早めのため、血液中でＬＤＬコレステロールが高くなり、若いころから動脈硬化が進行するため、男性で30歳以降、女性で50歳以降から心筋梗塞や狭心症の発症リスクが高くなります。子どもの頃は血液検査の機会が少ないため、気づかれないケースは多いのですが、早期発見・治療で症状の進行を抑えることが可能なので、気になる人は医師に相談してください。

コレステロール値が上がる主な原因

- 動物性脂肪のとりすぎ
- 加齢
- 慢性的な運動不足

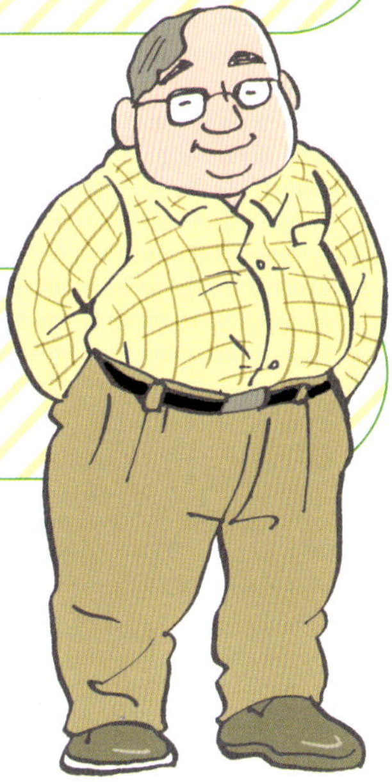

LDLコレステロール値が上がる主な原因

- 高糖質、高脂肪のとりすぎ
- メタボ体型になっている
- 慢性的な運動不足
- タバコを吸う習慣がある

中性脂肪値が上がる主な原因

- 炭水化物のとりすぎ
- 脂っこいもの、甘いものを好む
- 適量以上に飲酒する
- 慢性的な運動不足
- メタボ体型になっている
- 糖尿病や脂肪肝がある

「超悪玉コレステロール」に注意

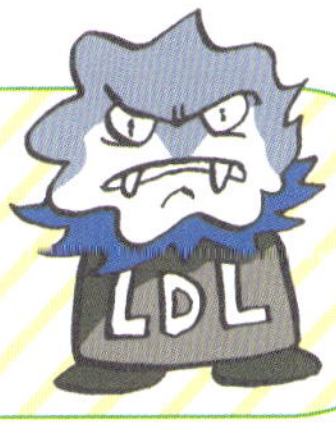

通常のLDLの直径が25.5nm（ナノメートル）なのに対し、直径25.5nmに満たないLDLは「超悪玉」こと「小型LDL」と呼ばれています。小型LDLが増えると、動脈硬化などのリスクが高くなります。

特徴

- 通常のLDL-Cよりも長い期間、血液中に潜伏する
- 非常に小さいため、血管壁に入り込みやすい
- 活性酸素の影響を受けやすく、酸化しやすい

基本３

脂質異常症の診断基準

HDL-CとLDL-Cは数値もバランスも重要

脂質異常症を調べる検査では、血液中の「HDLコレステロール値」「LDLコレステロール値」「中性脂肪」を測定します。日本動脈硬化学会の「動脈硬化症疾患予防ガイドライン２０２２年版」では、脂質異常症の診断基準は以下となっており、**どれか1つでも当てはまれば脂質異常症と診断されます。**

・HDLコレステロール
→40mg／dL未満
・LDLコレステロール
→１４０mg／dL以上
・中性脂肪
→空腹時：１５０mg／dL以上
　随時：１７５mg／dL以上
・non-HDLコレステロール
→１７０mg／dL以上

「non-HDLコレステロール」は、総コレステロールから、HDL-Cを除いたものです。

HDL-CとLDL-Cは両方のバランスが重要とされ、そのバランスの目安となる「LH比」が、脂質異常症の診断で重視されるようになりました。LH比の値の計算方法は「LDL-C÷HDL-C」となり、**LH比1・5以下は正常、2・0以上は動脈硬化が疑われる状態、2・5以上はコレステロールの蓄積が顕著になり**、心筋梗塞や脳梗塞のリスクが高い状態とされています。

日々進化しているコレステロール検査

続いて、脂質異常症と大きな関係がある、「家族性高コレステロール血症」と「小型LDL-C」（ともに12ページ）の診断基準について説明していきます。

家族性高コレステロール血症は、以下のように、LDL-Cの測定のほか、家系内調査などについてチェックが行われます。

・未治療時のLDL-C値
→１８０mg／dL以上
・皮膚やアキレス腱に黄色腫が認められる
・第一度近親者（家族）が家族性高コレステロール血症、または若年で（男性55歳以下、女性65歳以下）、冠動脈疾患と診断されている

実施している医療機関は限られていますが、２０２２年度より家族性高コレステロール血症の遺伝学的検査は、保険適用となりました。小型LDL-Cの検査は、HDL-CやLDL-Cと同様、採血で行われます。ただし、**検査は保険適用外のため、２０００～８０００円ほど自己負担となります。**現時点で国が定めた基準値はありませんが、LDL-Cは正常値なのに心筋梗塞になった方、糖尿病や肥満や高血圧などで動脈硬化が疑われる方は、小型LDL-C値は高めの傾向です。今後、小型LDL-C検査が保険適用になり、一般検診に盛り込まれることが期待されます。

脂質異常症の診断基準

項目	数値	診断
HDLコレステロール	40mg/dL未満	低HDLコレステロール血症
LDLコレステロール	140mg/dL以上	高LDLコレステロール血症
	120～139mg/dL	境界域高LDLコレステロール血症
トリグリセライド（中性脂肪）	150mg/dL以上（空腹時採血）	高トリグリセライド血症
	175mg/dL以上（随時採血）	
Non-HDL コレステロール	170mg/dL以上	高non-HDLコレステロール血症
	150～169mg/dL	境界域高non-HDLコレステロール血症

LH比もチェックする

LH 比とは「LDL コレステロール値 ÷HDL コレステロール値」によって示される数値で、この数値が高いほど動脈硬化が疑われ、心筋梗塞のリスクが高くなります。たとえば、LDL コレステロール値が 140mg/dl で、HDL コレステロール値が 40mg/dl の場合、「140÷40」で、LH 比は 2.5 となります。

小型LDL-Cの基準値

現在、国が定めた基準値はありません。小型 LDL-C の数値が 35mg/dL を超えると、冠動脈疾患のリスクが高くなると定義している医療機関が多数あります。現在は保険適用で検査することはできません。

家族性高コレステロール血症のチェック項目

- ☑ 未治療時の LDL-C 値：180mg/dL 以上
- ☑ 皮膚やアキレス腱に黄色腫が認められる
- ☑ 第一度近親者（家族）が家族性高コレステロール血症、または若年で（男性 55 歳以下、女性 65 歳以下）、冠動脈疾患と診断されている

リスク1

脂質異常症による二大合併症

動脈硬化を引き起こすメカニズムを知る

コレステロール値や中性脂肪値が高く脂質異常症と診断されても、これといった自覚症状や痛みもないため、そのまま放置してしまうことがよくあります。しかし、10ページでふれたように**脂質異常症は放っておくと、動脈硬化から重大な疾患を招く危険性があります。**血液中の脂質が増えるとなぜ動脈硬化を引き起こすのか、そのメカニズムを説明します。

　LDLコレステロールは増えすぎると、HDLコレステロールが回収しきれず、余ったLDL-Cは血管内に置き去りにされます。その後、血管壁の間に潜り込んだLDL-Cは「プラーク」と呼ばれるドロドロした塊を形成します。

　プラークは、血栓を起こしにくい「安定プラーク」と血栓を起こしやすい「不安定プラーク」に大別することができます。血管壁に生じたプラークが徐々に厚くなると、血管は狭くなります。**また、何らかのプラークの一部が破裂して血管の内側が傷つくと、そこに血小板がくっつき、血栓が形成されて血流が途絶えます。**結果、虚血性心疾患や脳梗塞を招くことになります。

脂質異常症の放置は重大な疾患を招く

・虚血性心疾患（狭心症・心筋梗塞）とは？

動脈硬化が進行して心臓に血液を送る動脈が狭くなったり塞がったりして、心臓への血流が悪くなり、心臓が酸素不足に陥る病気の総称です。一般的に「心筋梗塞」や「狭心症」が知られており、胸の痛みや圧迫感を生じます。

　心筋梗塞は、冠動脈が完全に詰まったり急激に狭くなったりして血流が途絶えることから、心臓の筋肉細胞が壊死してしまう病気です。一方の狭心症は、心臓を取り巻く血管や冠動脈が細くなって血流が不足する状態。心臓が血液不足となり、一時的に酸素不足の状態に陥り、胸痛などの症状が現れます。

　ちなみに、家族性高コレステロール血症の人は、虚血性心疾患の発症リスクが正常なコレステロール値の人よりも高いので、注意が必要です。

・脳卒中（脳梗塞・脳出血・くも膜下出血）とは？

　脳の動脈硬化が進み、脳の血管が詰まったり破れたりする病気の総称です。脳の血管が詰まる「脳梗塞」、脳の血管が破れる「脳出血」、脳動脈瘤が破裂する「くも膜下出血」に分類されます。大事に至らなかったとしても、後遺症として運動麻痺や言語障害などが起こる場合があります。

　脂質異常の合併症は、虚血性心疾患や脳卒中だけではありません。詳しくは18ページで紹介していきます。

血管内に血栓ができるしくみ

1

健康な状態であれば、血管内を血液がスムーズに流れます。

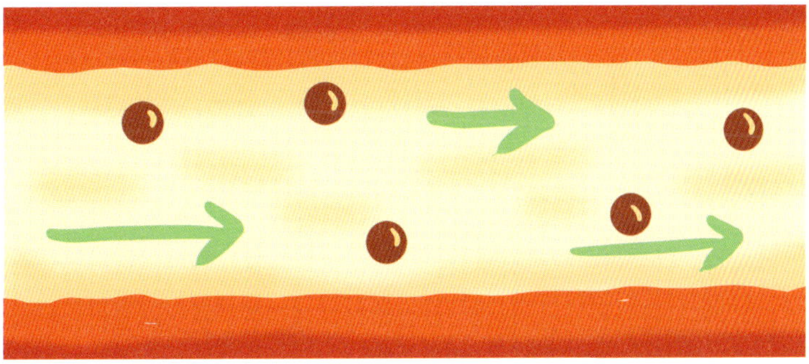

2

血液中の LDL-C が過剰になり、プラークと呼ばれる塊ができます。

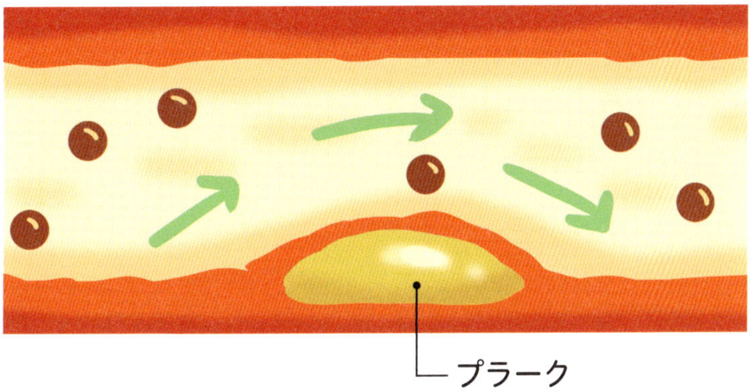

3

血管の内側が傷つくと、そこに血小板が付着し、血栓が形成されます。

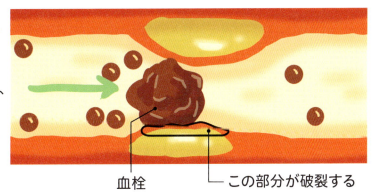

動脈硬化が進むと最悪のケースも

動脈硬化が進むと虚血性心疾患、脳卒中の引き金となります。
心筋梗塞、脳梗塞などは命にかかわるので、自覚症状がない場合でも、
脂質異常症を改善することが必要です。

リスク2
脂質異常症によるその他の合併症

さまざまな疾患の原因となる動脈硬化

脂質異常症により進行した動脈硬化は、前述の「虚血性心疾患」や「脳卒中」以外にも、さまざまな疾患の原因となります。

体の中でもっとも太い血管「**大動脈**」の、壁の弱くなった部分がコブのように膨む「**大動脈瘤**」。そして、この大動脈瘤の中で解離性のもの（血管壁がはがれるように裂けるもの）を「**解離性大動脈瘤**（**大動脈解離**）」。ともに、膨らんだり裂けたりした血管が破裂した場合は、死に至る可能性が高い危険な病気です。

また、足の血管に動脈硬化が起こる「**下肢閉塞性動脈硬化症**」が重症化すると、手足に潰瘍や壊死が生じ、切断が必要となる場合もあります。

さらに、動脈硬化は「**高血圧**」や「**慢性腎臓病**」の原因にもなります。血管が狭まって血流が悪くなったり血管が硬くなったりすると、血管が動脈の内側にある壁を押す力が強くなるため、高血圧になりやすくなります。慢性腎臓病は、腎臓の血管が動脈硬化を起こして腎臓に障害をもたらします。

脂質のとりすぎが体によくない理由

脂質異常症によりコレステロールや中性脂肪の数値が高くなっていると、以下の疾患を引き起こす原因にもなります。

■糖尿病

原因はさまざまですが、肥満、過食や脂質の多い食生活は、インスリンの働きを悪くしたりインスリンの分泌が低下したりして、血糖値が上昇しやすくなります。

さらに、さまざまな研究から、糖尿病の三大合併症である「網膜症」「腎症」「神経障害」は血管障害なので、コレステロール値を下げることで発症のリスクを低減するとも考えられています。

■脂肪肝

中性脂肪が増えすぎると肝臓に必要以上に蓄えられるため、脂肪肝の原因となります。脂肪肝を放置すると、肝硬変に進行することもあります。

■すい炎

中性脂肪値が５００mg／dLを超えると、急性すい炎を起こすリスクが高まります。慢性化するとすい臓の機能が低下し、食べ物の消化がうまくできなくなります。結果、体重の減少や糖尿病の発症・悪化を招いてしまいます。

■胆石症

胆汁の通り道である胆道に石（胆石）が生じる病気です。胆石は2種類ありますが、もっとも多いのはコレステロール結石と言われており、胆汁中のコレステロール量の増加が原因となります。

脂質異常症による病気のリスク

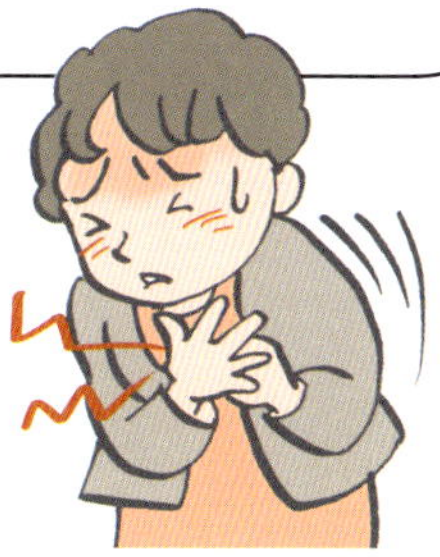

コレステロールや中性脂肪値の異常は、
さまざまな病気を引き起こす原因となります。
主な病気は以下の通りで、
全身に影響を及ぼすことがわかります。

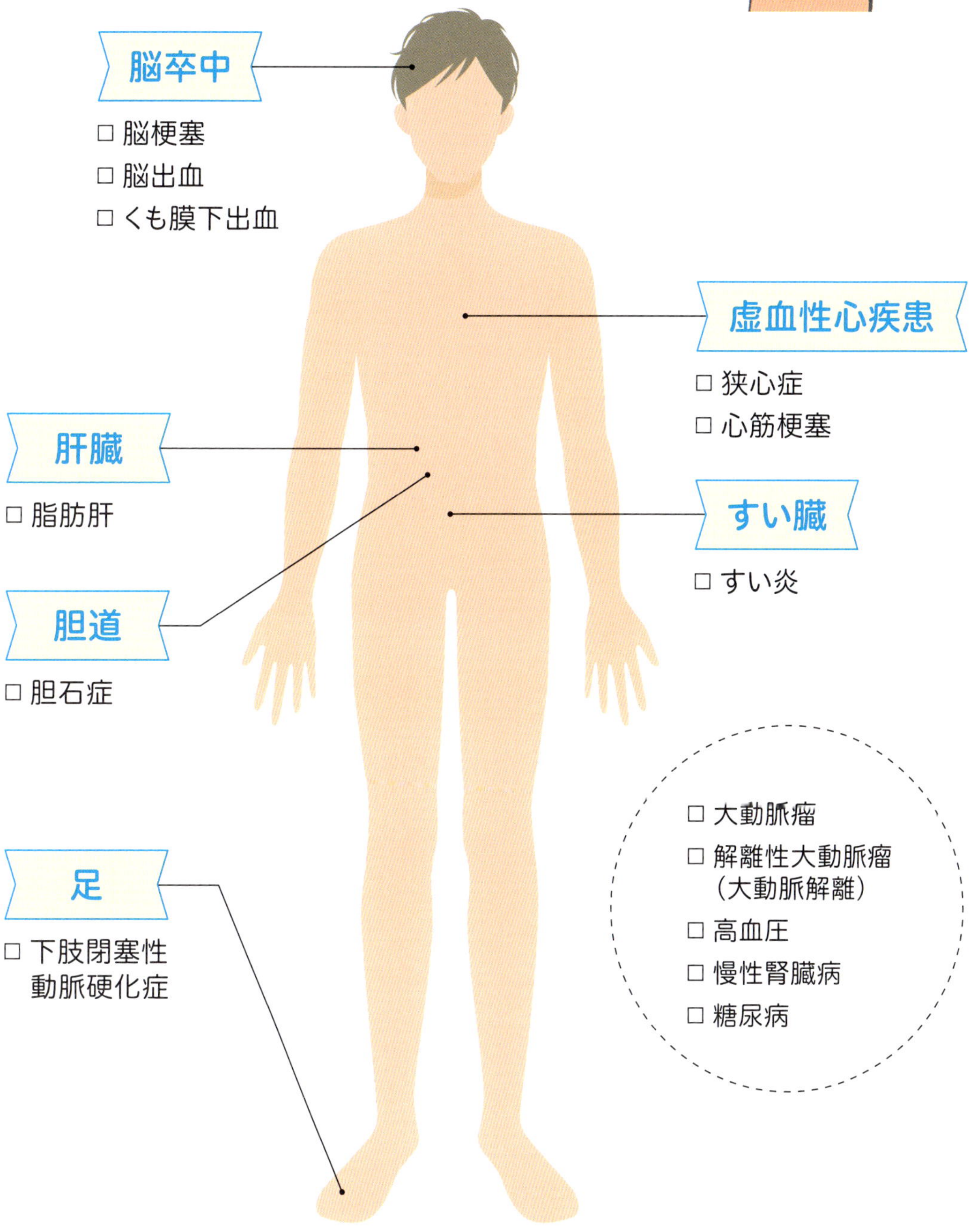

改善 1

脂質異常症の改善に必要な3つの基本

生活習慣の見直しが治療の基本

脂質異常症の治療は、以下の3つが基本となります。

- **食事療法**
- **運動療法**
- **薬物治療**

一般的な治療の流れは、3か月から半年ほど食事療法と運動療法を用いた生活習慣の改善を行います。これらの改善で脂質の値が目標値を下回らないなど思うような効果が得られなかった場合に、薬物療法が検討されます。

虚血性心疾患や脳卒中になる可能性が高めと判断された方にも、薬物療法は適用となることがあります。

■食事療法

日本では脂質異常症の方が年々増えていますが、その原因の1つが食生活の欧米化です。脂肪・コレステロール・糖質の多い食品を摂取しすぎている方は、食物繊維やビタミンを豊富に含む食材を積極的にとり、バランスのよい食生活を心がけましょう。食べすぎやアルコールの飲みすぎも中性脂肪値の上昇につながります。基本的なことですが、体が必要とするエネルギー量よりも、多く摂取しないことが大切です。詳しい食事のポイントやレシピは、25ページ以降を参考にしてください。

■運動療法

食事から摂取した脂質や糖質は、中性脂肪として肝臓に貯蔵されます。そのため、中性脂肪が高めの方、体重増加や肥満が進行している方は、日常の運動量を増やし、脂肪の代謝を促す必要があります。

運動には、とりすぎたエネルギーを消費するとともに、悪玉のLDLコレステロールを減らして、善玉のHDLコレステロールを増やす作用があります。その観点からも運動は欠かせません。

性別や年齢、体重などにより運動内容や運動量は異なりますが、一般的には中強度以上の有酸素運動を中心に、定期的に（毎日合計30分以上を目標に）行うことが推奨されています。運動については、157ページ以降で詳しく解説しています。

■薬物療法

使用される治療薬は、以下の3種類に分けられます。

①LDLコレステロールを下げる薬

②中性脂肪を下げる薬

③どちらも下げる薬

主な治療薬については、24ページを参考にしてください。

健康診断で肥満や高血圧などの生活習慣病を指摘されている方は、脂質異常症を併発していることが多いので、治療に専念しましょう。また、喫煙は動脈硬化の進行を促進し、虚血性心疾患、脳卒中などのリスクを高めるため、禁煙が必須です。

脂質異常症と診断されたら……

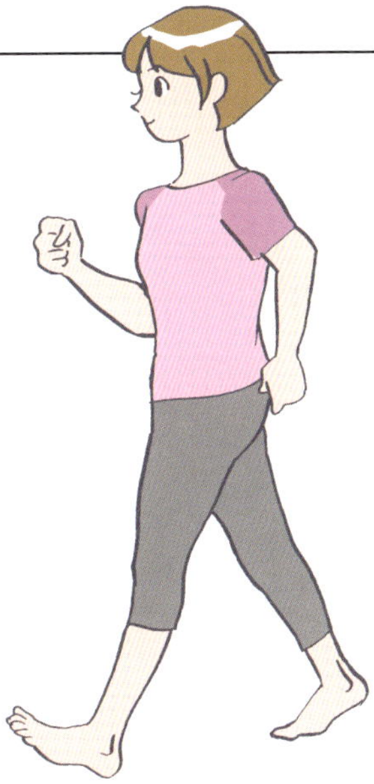

まずは食事と運動の習慣を見直す

薬物療法の前段階として、まずは医師の指導のもと、食事と運動の習慣を見直してもらいます。食事は脂肪・コレステロール・糖質・塩分などをコントロール。毎日の適度な運動も欠かせません。

改善されない場合は薬物療法

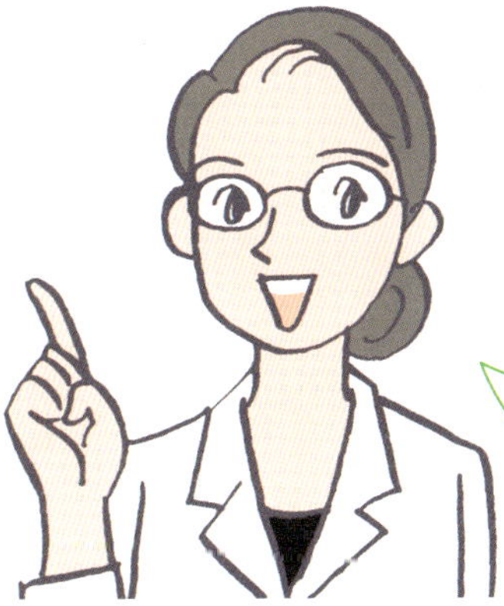

食事と運動を見直しても改善されない場合は、薬物療法を検討します。数値によって薬の種類や量が変わります。

タバコはすぐにやめる

喫煙は脂質異常症がなくても、命にかかわる病気を引き起こす原因となります。「善玉」HDL-C を減らす一方で、「悪玉」LDL-C をさらに増加しやすくします。「百害あって一利なし」のタバコは、今すぐやめるの一択です。

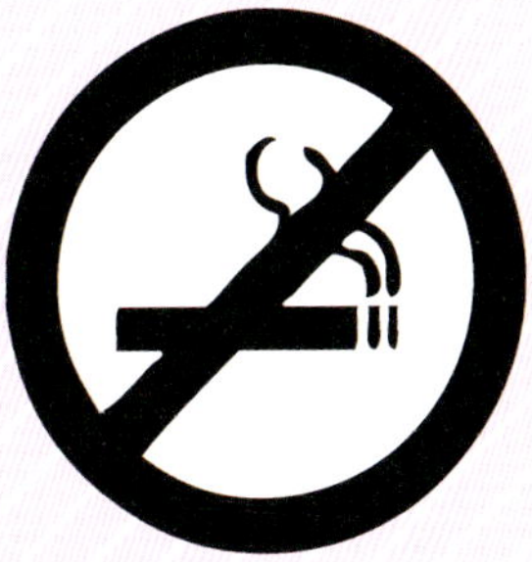

改善 2

一次予防と二次予防を重視する

一次予防、二次予防の目的と取り組み

ご存じの方も多いと思いますが、「健康寿命」とは「健康上の問題で日常生活が制限されることなく生活できる期間」のことで、厚生労働省の発表によると２０１９年の健康寿命は男性72・68歳、女性75・38歳です。一方で、２０１９年の平均寿命は男性81・41歳、女性87・45歳。つまり、**寝たきりや要介護が必要な「不健康な期間」を示す健康寿命と平均寿命の差は、男性で8・73年、女性で12・07年**となっており、その差を短縮すべく、早期からの予防や病気の再発予防が重要です。

不健康な期間の拡大は、医療費や介護給付費を増大させるだけでなく、介護や入院などの期間が長くなることは、その人自身の「生活の質（ＱＯＬ）」の低下も招きます。こうした背景から注目されるようになったのが、「予防医学（予防医療）」という考え方です。近年、予防の概念は「一次予防」「二次予防」「三次予防」の３つに分けるケースもありますが、ここでは一次予防と二次予防について説明します。

生活習慣病の予防を例に挙げると、**一次予防は、健康な方を対象に、発病そのものを予防する取り組みのこと。一方の二次予防は、すでに疾病をかかえる方を対象に、発症する前の段階で早期発見をして、早期治療する取り組み**を指します。

脂質異常症の一次予防と二次予防

脂質異常症の場合は、福岡県久山町で行われている研究のデータ「久山スコア」に基づき、コレステロールと中性脂肪の目標値から、一次予防と二次予防に分けて治療が行われます。

■一次予防

冠動脈疾患の発症を予防することが目的となり、生活習慣の改善が基本となります。食事療法と運動療法を行ったあと薬物治療を行うかを判断します（家族性高コレステロール血症の場合は薬物治療が優先されることもあります）。

具体的には、コレステロールや中性脂肪の数値、糖尿病や慢性腎臓病などの既往歴、喫煙や高血圧などの危険因子を考慮して診断を行い、低・中・高の発症リスクの高さに合わせた脂質の目標値を達成できるよう生活習慣の改善や治療を行います。

■二次予防

冠動脈疾患等の既往歴があり、再発や悪化を防ぐための治療となります。早期の薬物治療が必要となり、目標数値は一次予防よりも厳しめに設定されています。

健康寿命の延伸には一次予防と二次予防が欠かせません。生活習慣の改善を心がけ、病気の発症を予防しましょう。

一般的な予防の概念

■リスク区分別脂質管理目標値

出典：「動脈硬化性疾患予防ガイドライン2022」より

治療方針の原則	管理区分	脂質管理目標値（mg/dL）			
		LDL-C	Non-HDL-C	TG	HDL-C
一次予防 まず、生活習慣の改善を行ったあと、薬物療法の適用を考慮する	低リスク	160未満	190未満	150(空腹時)未満*** 175(随時)未満	40以上
	中リスク	140未満	170未満		
	高リスク	120未満 100未満*	150未満 130未満*		
二次予防 生活習慣の是正とともに薬物治療を考慮する	冠動脈疾患 または アテローム血栓性脳梗塞の既往	100未満 70未満**	130未満 100未満**		

* 糖尿病において、PAD、細小血管症（網膜症、腎症、神経障害）合併時、または喫煙ありの場合に考慮する
** 急性冠症候群、家族性高コレステロール血症、糖尿病、冠動脈疾患とアテローム血栓性脳梗塞のいずれかを合併する場合に考慮する
***10 時間以上の絶食を（空腹時）とする。カロリーのない水分の摂取は可。その他の条件を（随時）とする

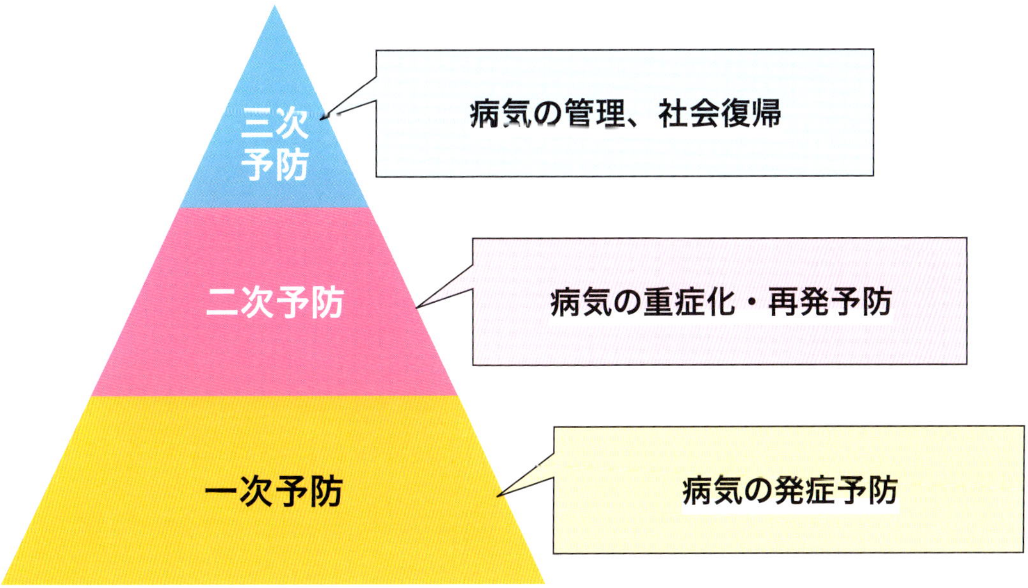

Column. 1

脂質異常症の治療薬

食事療法と運動療法を補う薬物治療

脂質異常症の治療で使われる薬には大きく分けて3種類あり、主な治療薬は以下のとおりです。

①LDLコレステロールを下げる薬
スタチン系薬剤、小腸コレステロールトランスポーター阻害薬、陰イオン交換樹脂、プロブコール、PCSK9阻害薬

②中性脂肪を下げる薬
フィブラート系薬、選択的PPARαモジュレーター、n-3系多価不飽和脂肪酸（EPA、DHA）

③どちらも下げる薬
ニコチン酸誘導体

ここで挙げた内容は代表的な薬で、実際は患者さんの年齢や性別、他の疾患の有無などを判断しながら薬を組み合わせて使用します。効果判定や副作用の有無を定期的に確認してください。

繰り返しになりますが、脂質異常症の治療で薬物治療が用いられるのは、**生活習慣の改善だけでは効果が不十分なケース、家族性高コレステロール血症などで虚血性心疾患や脳卒中のリスクが高い場合です。**

繰り返しになりますが、治療の基本は食事療法と運動療法等の生活習慣の改善が基本なので、短期間で劇的な効果は期待できなくとも、根気強く継続していきましょう。

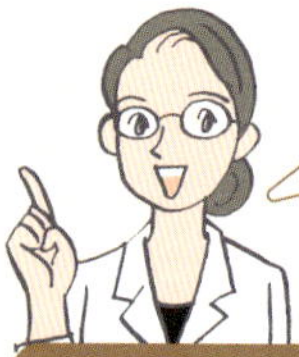

POINT

- □ 食事療法、運動療法で改善が十分でない場合、薬が処方されます
- □ 家族性コレステロール血症や狭心症がある場合、すぐに薬物療法を始めることもあります
- □ 医師や薬剤師と相談のうえ、症状に合わせて薬を飲むようにしてください
- □ 薬を飲んで異常を感じたときは、すぐに医師もしくは薬剤師に相談してください

Part. 2

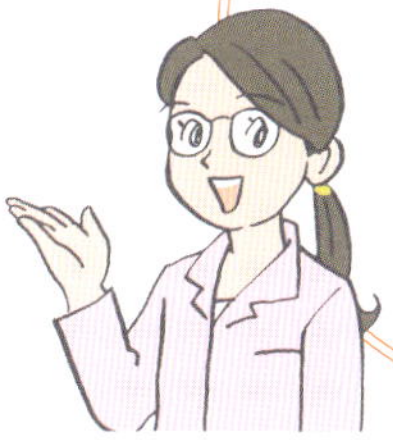

コレステロールを下げる食事の基礎知識

ふだんの食事はコレステロールなどの数値に大きな影響を与えます。
何をどう食べるのが大切なのか、
何をどう食べると数値が悪化してしまうのか？
食事のコツを押さえましょう。

食事の基礎

コレステロールを下げる食事のポイント

1日の摂取カロリーを適正範囲に収める

コレステロールをコントロールするためには、食生活の見直しが欠かせません。まず大切なのは、**1日の総摂取カロリーを適正に保ち、適正体重を保つこと**。過剰なカロリー摂取は、コレステロールや中性脂肪を増やす原因になります。

1日の摂取カロリーは個人差がありますが、たとえば**成人女性なら1800キロカロリーが目安**。そのなかで、肉や魚、野菜などバランスよく栄養がとれる献立を考える必要があります。

そこで参考にしていただきたいポイントがあります。以下は動脈硬化予防のための健康的な食様式ですが、コレステロールを気にする方にも効果的です。

①動物性の脂肪、鶏卵、清涼飲料、菓子などの砂糖や果糖を含む加工食品、アルコール飲料を控える

②魚、大豆や大豆製品、緑黄色野菜を含めた野菜、海藻、きのこ、こんにゃくを積極的にとる

③精製した穀類を減らして、未精製穀類や雑穀、麦を増やす

④甘みの少ない果実と乳製品を適度にとる。

⑤減塩して薄味にする

食のジャンルを問わず一汁三菜の献立が基本

これらの考え方に沿い、主食、主菜、副菜2つ、汁ものをそろえた**一汁三菜の献立が基本**です。和食に限らず、この考え方に沿った食事ならば、洋風やエスニック風の味つけでも問題ありません。

外食をするときや、お惣菜などの市販品を利用するときも、この考え方を基本にして料理を選び、適正量を食べるとよいでしょう。本書でもこの考え方に沿ったレシピを紹介しています。

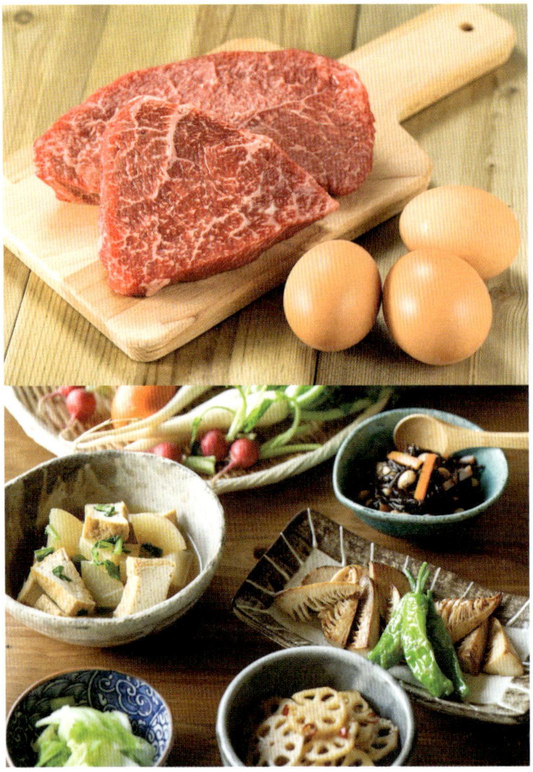

肉や卵などはなるべく控え、魚、大豆製品、野菜や海藻などを積極的に食べるようにしてください

「一汁三菜」を心がける

食事の組み合わせの基本は「一汁三菜」。
たとえば、以下のような組み合わせになります。

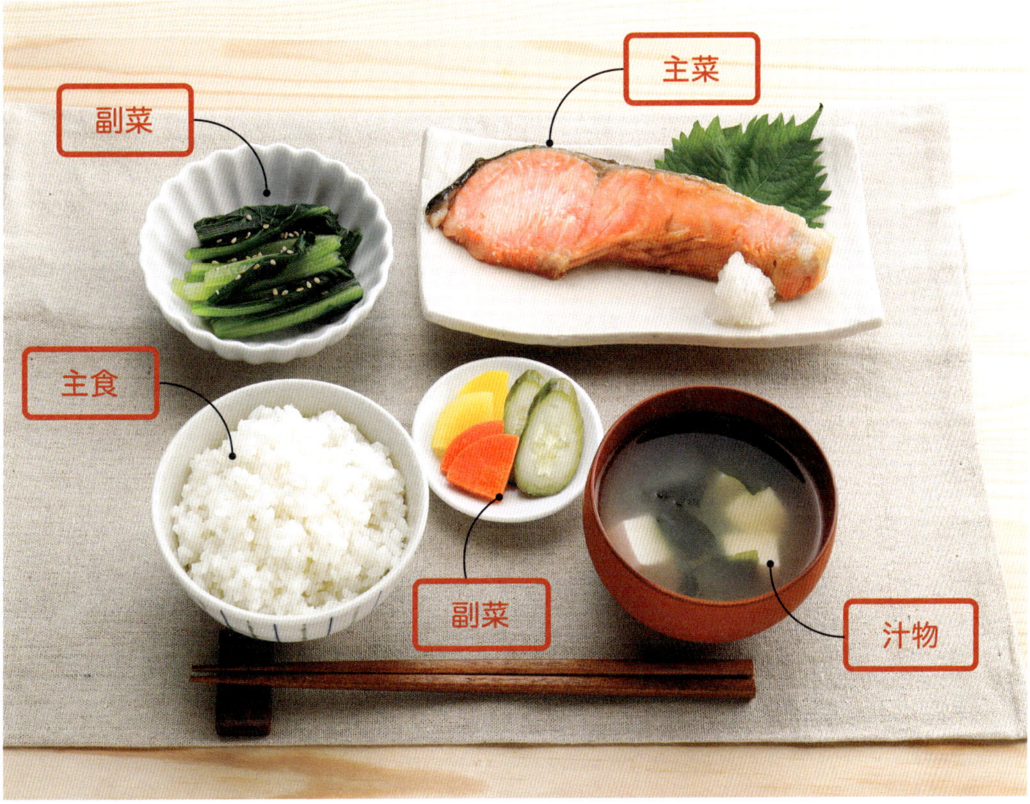

主食、主菜、副菜２つ、
汁物の一汁三菜は、
栄養バランスが良くなります

家での食事だけでなく、
外食をする際も、
この組み合わせを
意識するようにしましょう

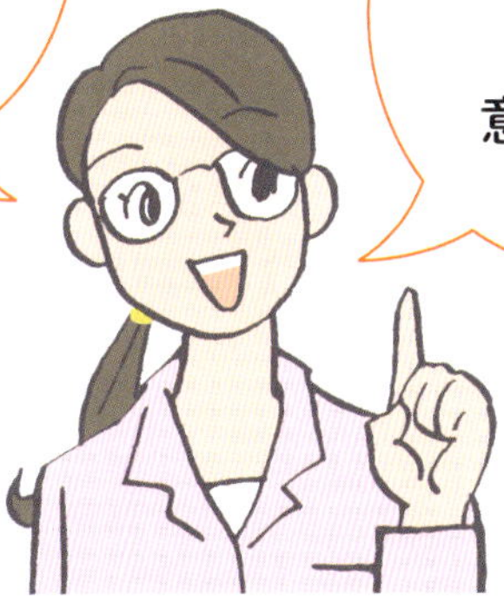

食事の基礎

食用油の種類を知る

飽和脂肪酸は LDL値を上昇させる

コレステロールを気にする人がまず注意しなければならないのは、脂質です。とくに脂質の種類が重要。脂質は大きく「飽和脂肪酸」と「不飽和脂肪酸」に分けられますが、この2つは健康への影響が異なります。

要注意なのが飽和脂肪酸。鶏肉や豚肉などの肉類や肉加工品、生クリーム、バターなどの乳製品に含まれる動物性の脂肪で、とりすぎると悪玉のLDLコレステロールを増やしてしまいます。

不飽和脂肪酸は LDLを減らす働きが

いっぽうで、不飽和脂肪酸はLDLコレステロールを減らす働きがあります。青魚や植物性の油などに含まれる脂質で、「多価不飽和脂肪酸」「一価不飽和脂肪酸」に分けられます。より働きが強いのは多価不飽和脂肪酸です。

多価不飽和脂肪酸は脂肪酸の種類により「オメガ3系」「オメガ6系」に分類されます。オメガ3系には、青魚に多く含まれる「EPA（エイコサペンタエンサン）」や「DHA（ドコサヘキサエン酸）」、えごま油、アマニ油などに含まれる「α-リノレン酸」があります。**LDLコレステロールを減らすほか、中性脂肪を減らす働きもあります。**

オメガ6系には、大豆油などに含まれる「リノール酸」があります。同じくLDLコレステロールを減らす効果がありますが、とりすぎると善玉のHDLコレステロールを減らしてしまう可能性もあります。

一価不飽和脂肪酸は、代表的なのがオリーブ油、なたね油などに含まれる「オレイン酸」です。作用は多価不飽和脂肪酸より弱いとされますが、LDLコレステロールや中性脂肪を減らす働きがあります。

加工食品に含まれる トランス脂肪酸に注意

「トランス脂肪酸」にも注意が必要です。おもに油脂を加工する工程でできるもので、**過剰摂取するとLDLコレステロールを増やし、動脈硬化を促進します。**

マーガリンやショートニング、それらを原材料にしたケーキ、スナック菓子、揚げ物、インスタント麺などに含まれています。

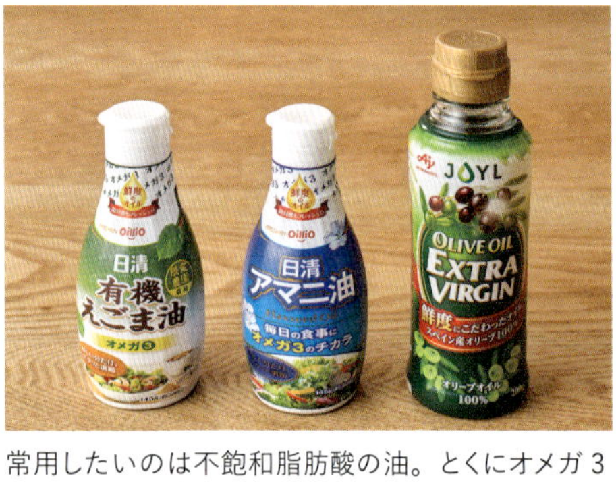

常用したいのは不飽和脂肪酸の油。とくにオメガ3系、オメガ6系がおすすめです

食用油の種類

油（脂肪酸）

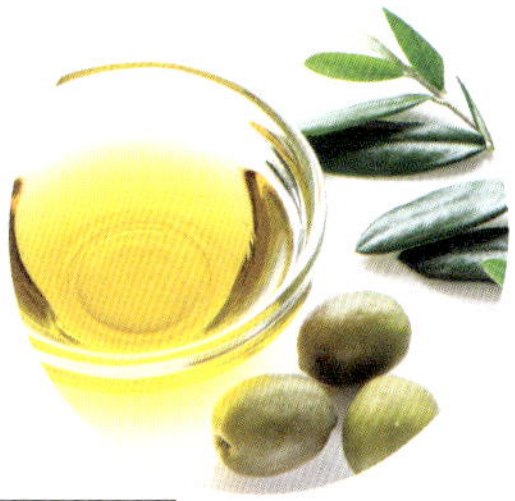

過剰にとらない

△

飽和脂肪酸

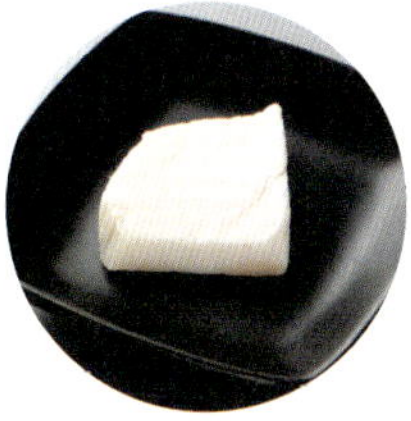

パルチミン酸、ステアリン酸など

バター、ラード、牛脂、ココナッツ油、ヤシ油など

不飽和脂肪酸

一価不飽和脂肪酸

多価不飽和脂肪酸

×

トランス脂肪酸

マーガリン、ショートニングなど、加工油脂を用いた食品などに含まれている

○

オメガ9系

加熱調理でも使える

オレイン酸など

オリーブ油、キャノーラ油など

過剰にとらない

△

オメガ6系

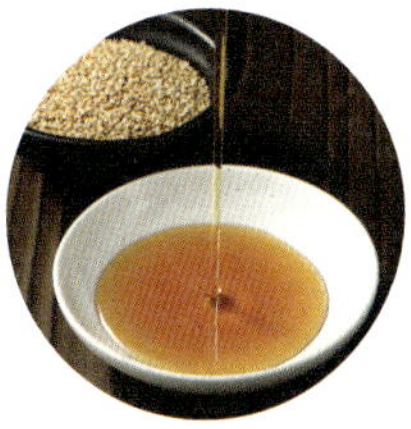

リノール酸、アラキドン酸など

サラダ油、ごま油、コーン油、大豆油など

生のままとる

○

オメガ3系

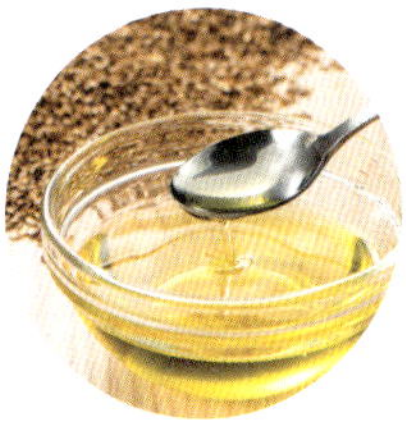

α-リノレン酸、EPA・DHAなど

アマニ油、えごま油、青魚などに含まれている

食事の基礎

積極的にとりたい食品と避けたい食品

食物繊維や抗酸化物質を含む野菜ときのこ

コレステロールの吸収を抑え、排出を促す働きがある食物繊維も、毎日たっぷりとる必要があります。野菜や大豆製品、きのこ、海藻、こんにゃく、豆類、雑穀などは食物繊維が豊富なので、毎日食べるのが理想です。

LDLコレステロールの酸化を防ぐ抗酸化物質も欠かせません。緑黄色野菜、いちご、ブルーベリー、なす、鮭、えびなど、おもに色鮮やかな食材に含まれています。

動物性の脂肪は控えめにする

LDLコレステロールを増やす原因の1つが飽和脂肪酸のとりすぎです。**動物性脂肪を含む食品は控えめにしてください。**

肉類は脂身の多い部位を避ける、調理で脂を落とすなどの工夫をしましょう。バターや生クリーム、チーズなども食べすぎないようにしてください。

高コレステロール食品は食べすぎに注意

卵、レバー、魚卵など、コレステロールを多く含む食品については、さまざまな意見があります。

食品から摂取したコレステロールが血中のコレステロール値に与える影響は個人差が大きいため、現行の厚生労働省「日本人の食事摂取基準」では、食事中のコレステロールの上限値はありません。

しかし、だからといって無制限に食べてよいわけではありません。コレステロールが気になる人は、食べすぎは控えましょう。

LDLコレステロールが高い人で、飽和脂肪酸やコレステロールを食べる量が非常に多い人は、**量を控えることでLDLコレステロールを下げられます**。また、脂質異常症の人には、コレステロール量の制限があります。

卵は１日何個までOK？

現在は「1日○個まで」といった明確な基準はありません。ただ、コレステロール値が高い人は1週間2〜3個までにするなど、食べすぎには注意が必要です。

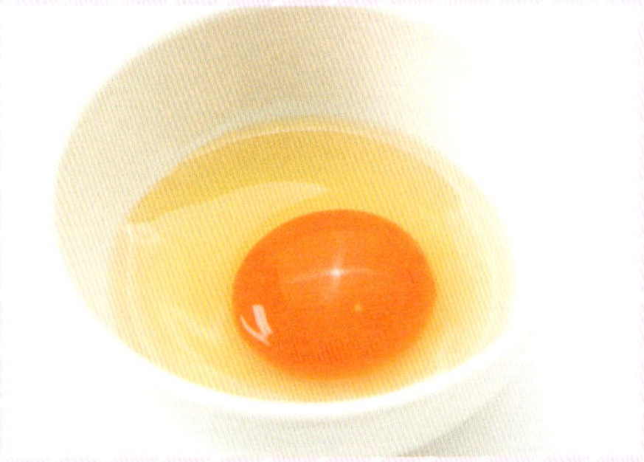

毎日積極的にとりたい食品

食物繊維、抗酸化物資を豊富に含む食品をとることで、
コレステロールの増加を抑制することができます。
代表的な食品は以下の通りです。

食物繊維が豊富

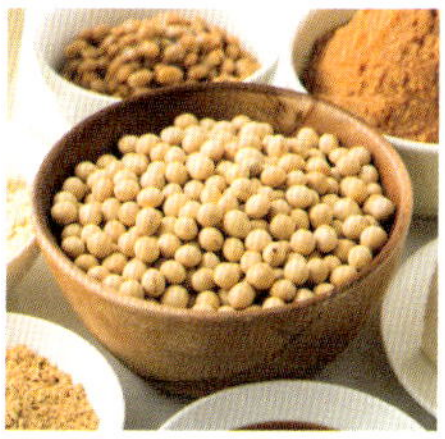
大豆製品

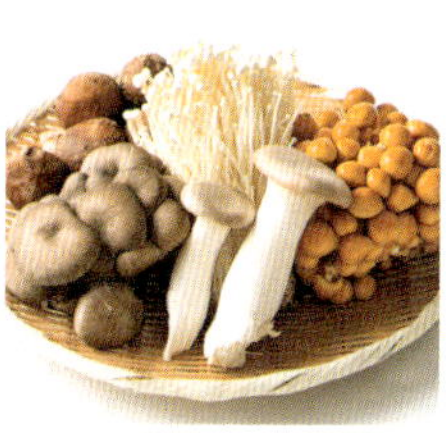
きのこ類

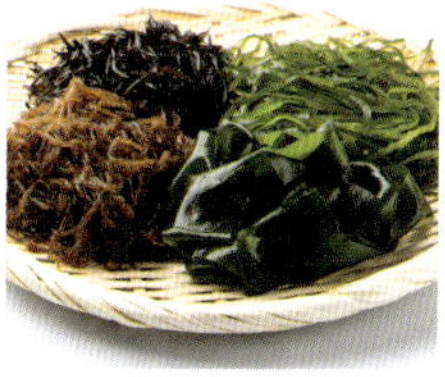
海藻類

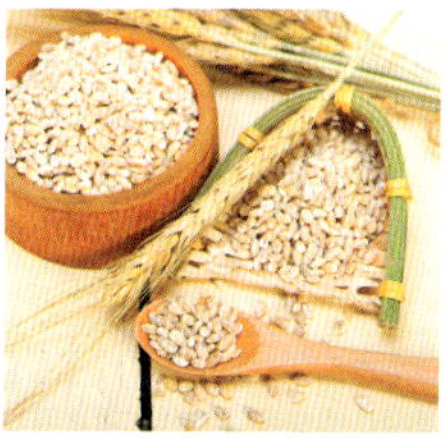
穀類

抗酸化物資が豊富

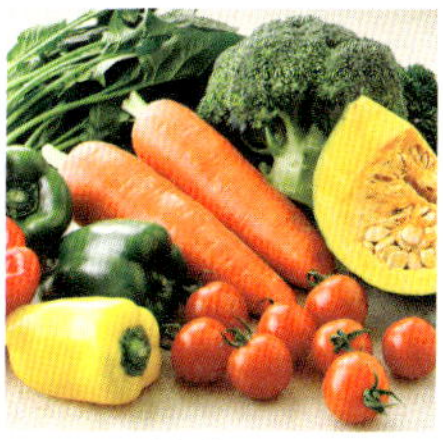
緑黄色野菜

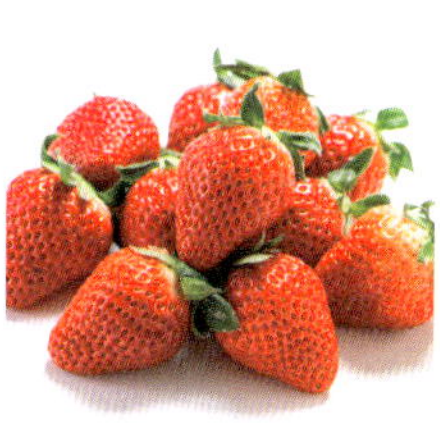
いちご

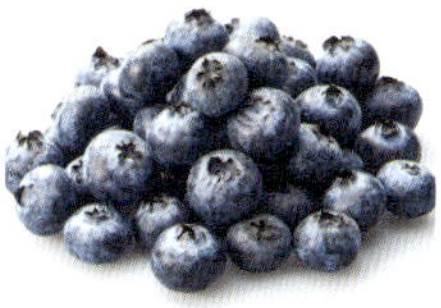
ブルーベリー

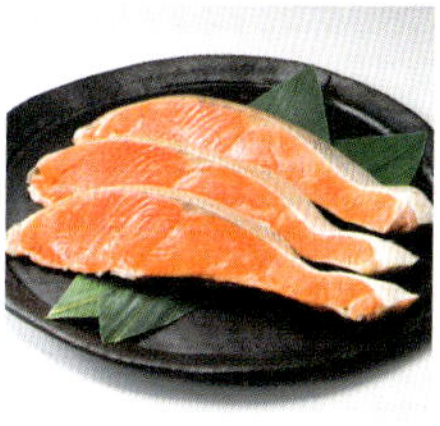
鮭

肉類は脂身を避ける

肉類を食べるのは問題ありませんが、
なるべく脂身の少ない肉を食べるようにしましょう。

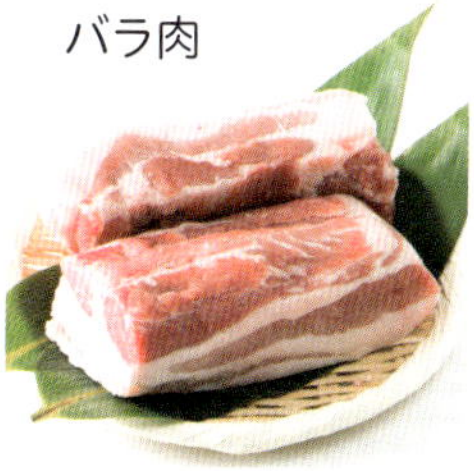
バラ肉

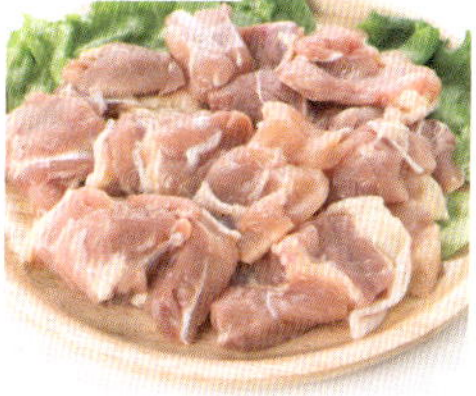
もも肉

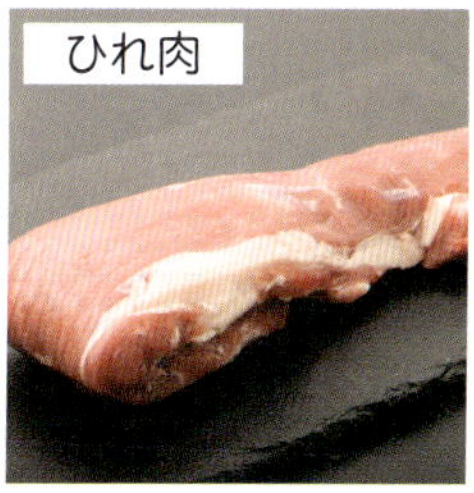
ひれ肉

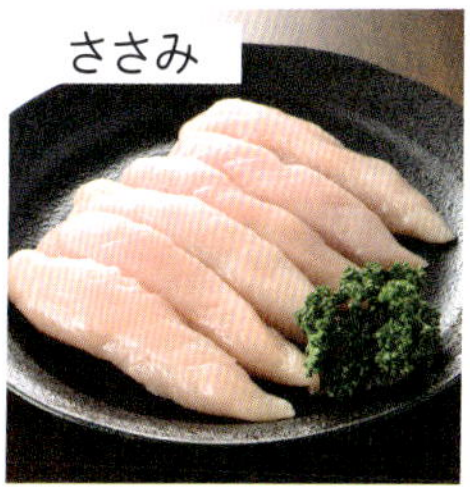
ささみ

バラ肉・もも肉 よりも ひれ肉・ささみ

食事の基礎

食物繊維と抗酸化物質の働き

コレステロールの吸収を抑える食物繊維

30ページでも取り上げた食物繊維、抗酸化物質について、より詳しく解説します。

野菜やきのこ、海草、豆などに多く含まれる食物繊維は、コレステロールの吸収を抑え、体外に排出する働きがあります。水に溶ける水溶性食物繊維と、水に溶けない不溶性食物繊維に分けられますが、どちらもコレステロールを抑えるために役立ちます。

コレステロールの吸収を抑える働きが高いのは水溶性食物繊維で、血糖値の上昇を緩やかにする働きもあります。もずく、めかぶ、モロヘイヤ、オクラ、長いもなど、ネバネバ、トロトロした食感の食材に含まれています。

不溶性食物繊維は野菜全般、きのこ、豆類、こんにゃくなどに含まれています。腸のぜん動運動を盛んにする、便のかさを増すなど、腸内環境を整える働きがあります。

抗酸化物質はLDLの酸化を防ぐ働きがある

体内に取り込まれた酸素は、一部が酸化力の強い「活性酸素」となります。活性酸素は免疫機能に関わる働きがありますが、**過剰に増えると細胞を酸化させ、傷害をもたらします**。LDLコレステロールが酸化されると血管の細胞にダメージを与え、動脈硬化が進行する要因に。抗酸化作用のある食品をとることで、これを防ぐことができます。

抗酸化力の高い代表的な栄養素は、ビタミンC、ビタミンEなど。ビタミンEはこめ油、ナッツ類など、ビタミンCはブルーベリー、キウイフルーツなどに含まれています。

動植物の赤や黄の色素成分である「カロテノイド」、植物に含まれる色素や苦み成分の総称である「ポリフェノール」も抗酸化力の強い成分です。カロテノイドの代表的なものが、緑黄色野菜に含まれるβ-カロテン。ポリフェノールはお茶、ブルーベリー、いちごなどに含まれています。

食物繊維の種類

食物繊維は水に溶けない不溶性と、水に溶ける水溶性に分けられます。両方をバランスよく食べましょう。

	不溶性食物繊維	水溶性食物繊維
主な食品	穀類 野菜 豆類 きのこ類	海藻類 こんにゃく 果物 里いも

抗酸化作用のある食品

抗酸化作用がある主な栄養素と食品を紹介します。

ビタミンC

- □パプリカ、ブロッコリー、青菜類などの緑黄色野菜
- □キウイフルーツ、柑橘類、いちごなどの果物

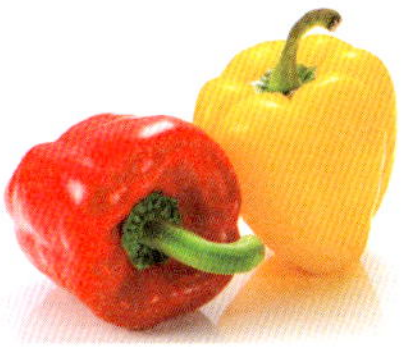
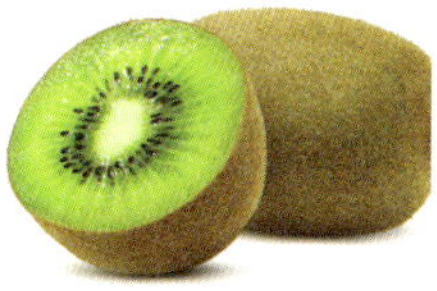

ビタミンE

- □ひまわり油、やし油、紅花油などの植物油
- □ごま、アーモンド、ピーナッツなどの種実類

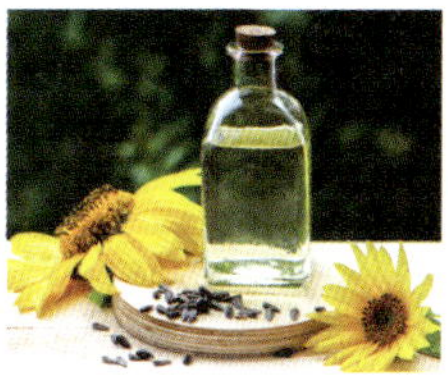
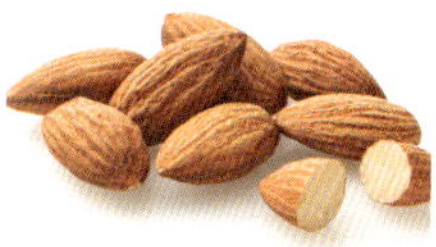

ポリフェノール類

- □りんご、プルーンなどの果実
- □赤ワイン、コーヒー、紅茶、緑茶などの飲み物

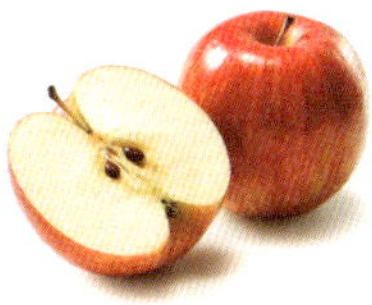
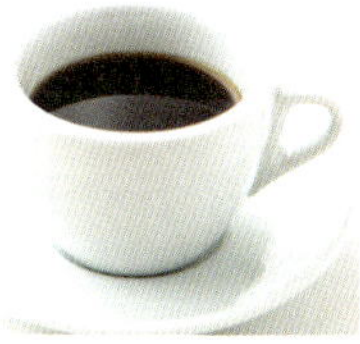

ミネラル類

- □わかめ、のり、昆布などの海藻類
- □桜エビ、うるめいわしなどの魚介類
- □納豆

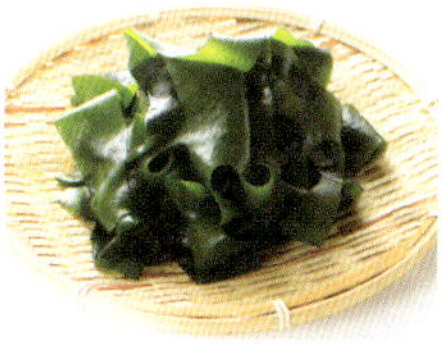
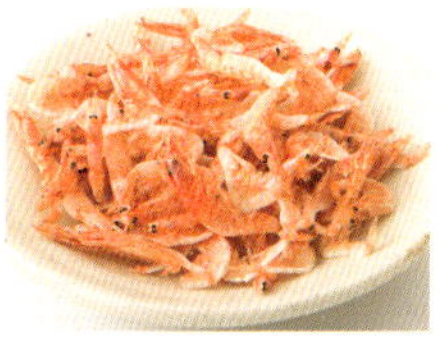

カロテノイド

- □黄色、オレンジ、赤色の色素成分がある野菜・果物
- □トマト、パプリカ、ほうれん草、みかんなどの野菜・果物

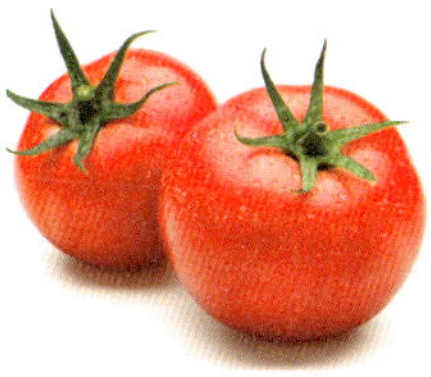
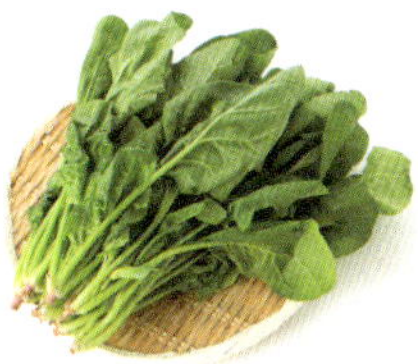

さらに生活習慣を見直すことも有効です。なるべくストレスを溜めず、日傘や帽子で過度な紫外線を防ぐ、運動は軽めにすることもおすすめです。また、お酒とタバコを控えるようにしましょう。

食事の基礎

コレステロールが下がる理想の食事

コレステロールの上昇を抑える食品やメニューは
ほかにもあります。
なるべく理想に近い形で食事をとりましょう。

主食は未精製のものも取り入れる

白米よりも玄米、七分づき米、麦飯、雑穀米などのほうが、食物繊維が多く、おすすめです。パンなら全粒粉パンやライ麦パン、めん類ならうどんよりそばのほうが、食物繊維が多く含まれています。

白いものより、茶色系の主食がおすすめ

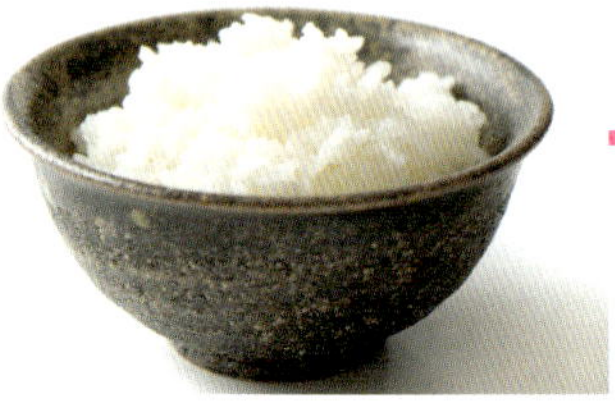

→

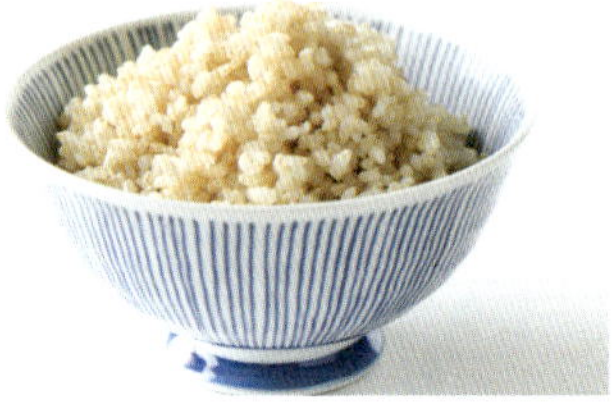

主菜は魚、大豆製品、脂の少ない肉などをバランスよく

青魚を中心とした魚を、週に2～3回夕食の主菜とするのが理想です。そのうえで、1日のなかで大豆・大豆製品、脂の少ない肉、卵なども偏りなく食べましょう。調理にはオリーブ油、こめ油などの植物油を活用。ただし、油を使いすぎるとカロリー過多になりがちなので、生(刺身など)、蒸す、焼く、煮るなど、油の少ない調理法も工夫します。

青魚を中心に、油の少ない調理法で食事する

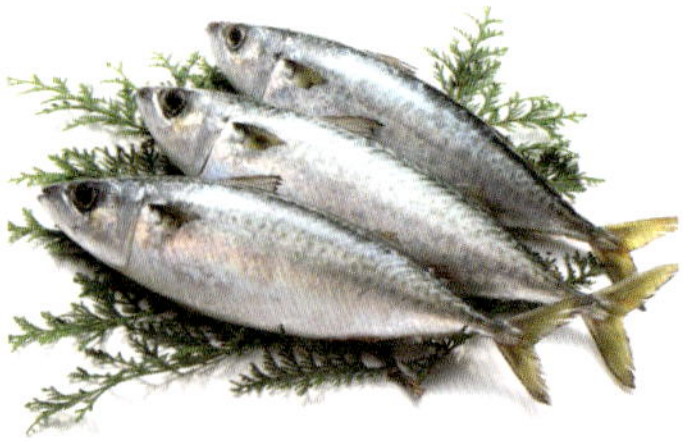

→

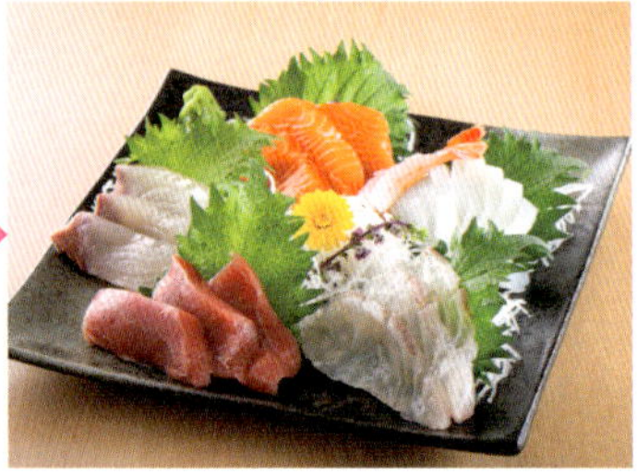

副菜は野菜、海藻、きのこなどをしっかりとる

副菜では食物繊維や抗酸化物質を含む野菜、きのこなどをしっかりとります。毎回の食事で小鉢２皿分、１日に野菜５皿以上と海藻、きのこ、こんにゃく１皿分を食べると、食事療法の効果があるとされます。塩分が多くなりすぎないよう、ドレッシングやたれなどは、控えめに。

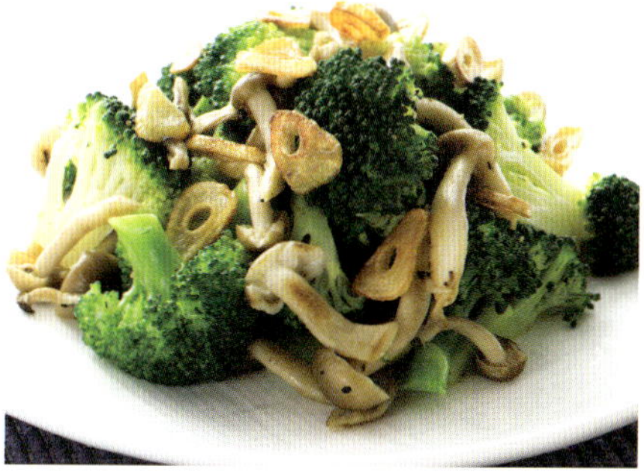

汁もので大豆製品、野菜、海藻などの補充する

食事の満足感を与えてくる汁もの。主菜や副菜との相性でメニューを選び、野菜や海藻、大豆製品などの補充に役立てましょう。主菜や副菜で野菜が十分に取れているようなら、減塩のためお茶でも構いません。

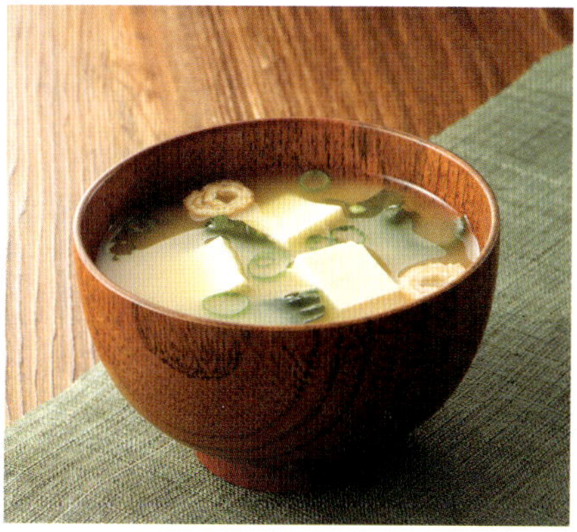

地中海食を参考にする

地中海食とは、ギリシャ、イタリアなどの地中海沿岸の国々の伝統的な食事様式。未精製の穀物や野菜が豊富で魚介類を適度にとる、赤身肉や乳製品は控えめ、油脂はおもにオリーブ油を使う、赤ワインを適量飲むなどの特徴があります。

心血管疾患や肥満、高血圧などの生活習慣病の予防・改善に効果があるとされ、健康食として注目されています。オリーブ油を多用するため脂質量が高めですが、大枠の考え方は26ページと同じです。

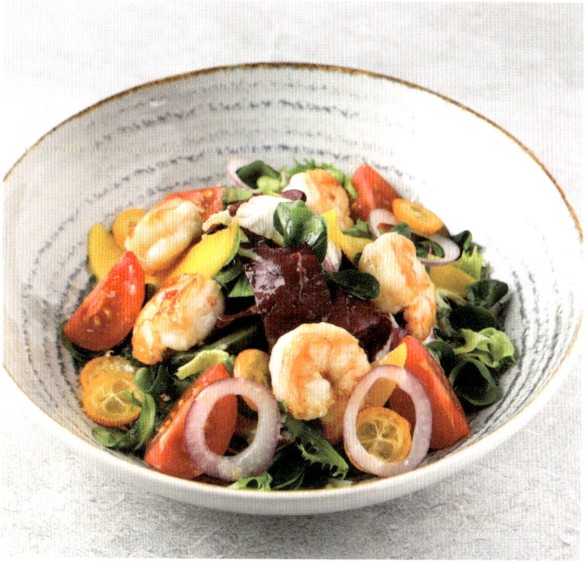

食事の基礎

調理を工夫してコレステロールを減らす

肉は下ごしらえで脂質を減らす

鶏肉、豚肉、牛肉などは、脂質の少ない部位を選ぶのが原則です。鶏なら胸肉やささみ、豚や牛ならもも肉、ひれ肉などがおすすめ。

脂質の多い部位を使う場合は、下ごしらえや調理でひと工夫します。たとえば、**鶏もも肉は皮をはがし、皮の下の脂肪も取り除きます。**

鶏手羽元、鶏手羽先、豚バラ肉などは下ゆでする、魚焼きグリルで脂を落としながら焼くなどして、脂質量を減らします。

ひき肉も脂質が多いので要注意。赤身が多いものを選びましょう。

魚は加工品の活用もおすすめ

魚の調理が手間だと感じるときは、加工品も活用してみましょう。魚の水煮缶詰は、そのまま使えるうえにストックもできておすすめです。缶汁にも栄養が含まれているので、**雑炊やスープ煮にするときは缶汁ごと使います。**魚肉ソーセージも魚のたんぱく質が手軽にとれる食材。最近ではＤＨＡなどの栄養を強化しているものもあります。

手軽な食べ方、調理法も覚えておきましょう。いちばん簡単なのは刺身です。**調理による栄養損失がなく、栄養を丸ごととれます。**

魚の包み焼きもおすすめです。魚ときのこ、野菜などをオーブンシートなどで包んで焼けば、魚からでたスープが野菜やきのこのたれ代わりになります。栄養を逃さずとれて後片づけもラクで、一石二鳥です。

植物油の活用と減塩の工夫

油は不飽和脂肪酸を含む植物油を積極的に使いましょう。洋風ならオリーブ油、和風ならこめ油などがおすすめです。えごま油、アマニ油は熱に弱く酸化しやすいため加熱調理には不向き。ドレッシングやあえものに使う、みそ汁、納豆、豆腐にかけるなどで取り入れます。

減塩のうす味が物足りないと感じたら、酸味や香り、辛みなどでアクセントをつけます。レモンなどのかんきつ類や酢、パセリ、青じそ、しょうが、こしょう、カレー粉などを足すと、うす味でも風味が増します。

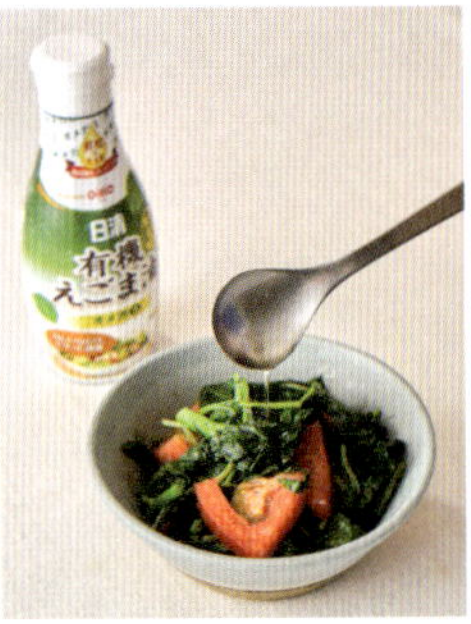
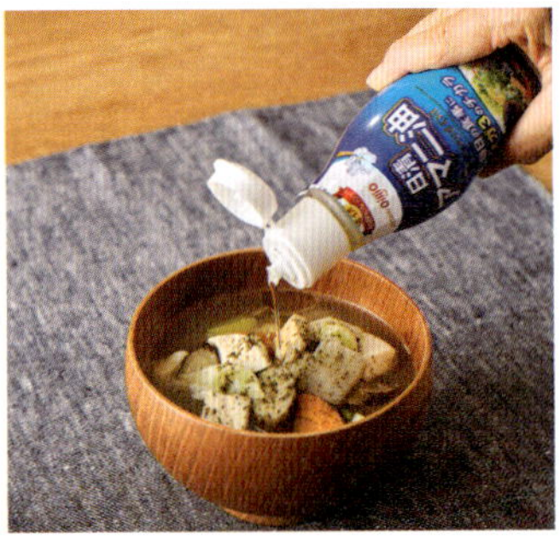

熱に弱いえごま油やアマニ油は、料理に直接かけて食べるのがおすすめです。

魚は焼くよりも生か蒸す

魚の栄養素を最大限とるには、なるべく生に近い形でとるのが理想的です。
焼いても栄養素はとれますが、良質な油が失われる量も多くなります。

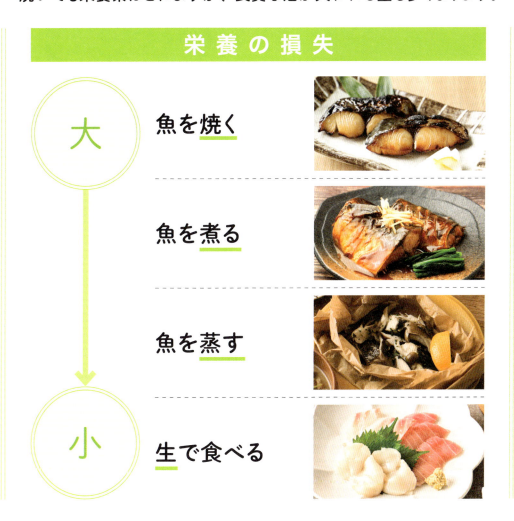

栄養の損失

大

魚を焼く

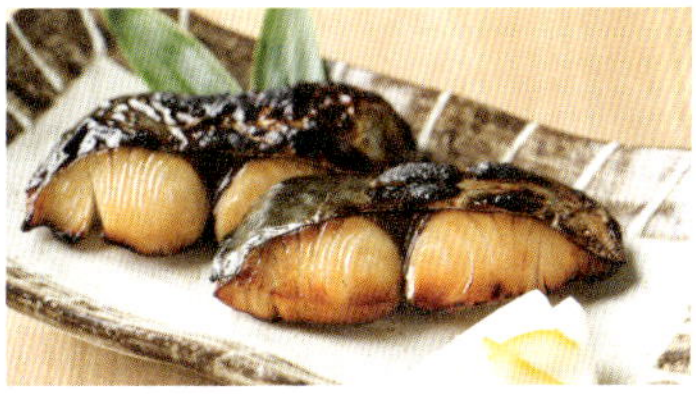

魚を煮る

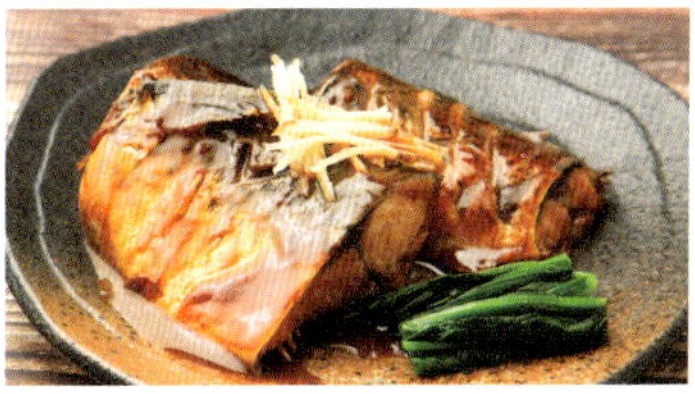

魚を蒸す

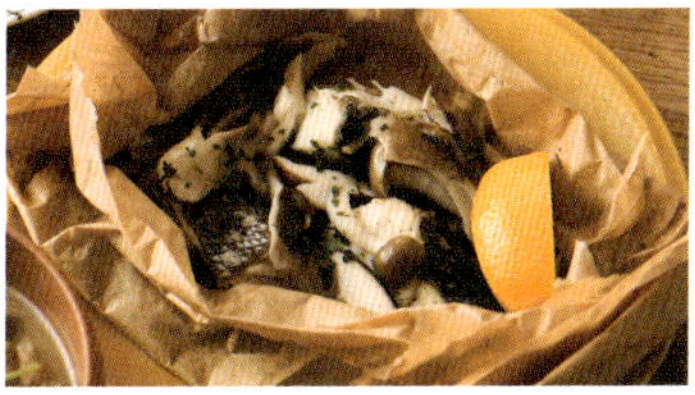

小

生で食べる

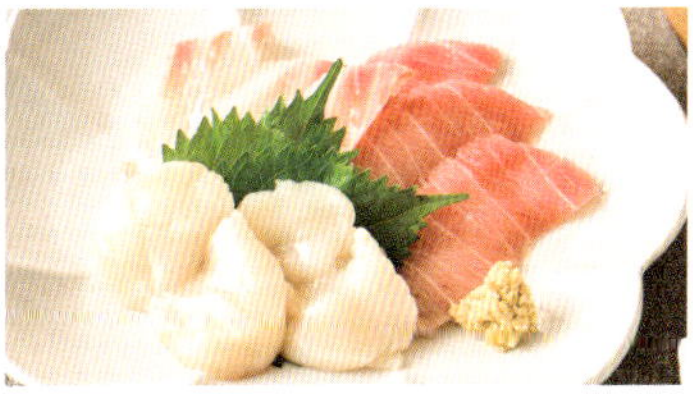

魚の缶詰を活用する

サバ缶など青魚の缶詰は、EPA・DHA をそのままとることができます。そのまま食べてもいいですし、料理のアクセントにも使えます。汁は捨てずに、料理にそのまま使いましょう。味付けされたものは濃く仕上がっていることが多いので、水煮がおすすめです。

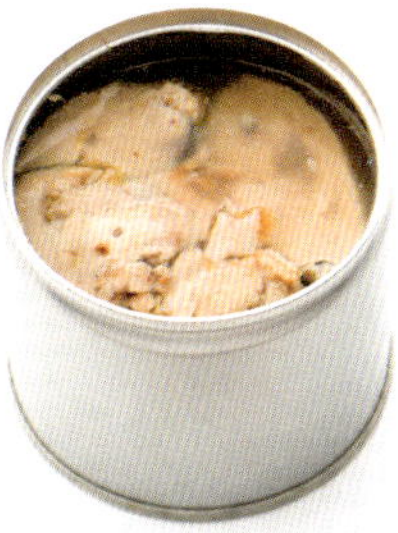

食事の基礎

コレステロールを上げない食べ方

1日3回の規則正しい食事を心がける

コレステロールを上げないためには、**1日3回の食事を規則正しく食べること、食べすぎないこと**が大切です。1食抜くと次の食事が「どか食い」になって、食べすぎてしまう心配もあります。

また、寝る前に夜食をとると、エネルギーとして消費しきれずに中性脂肪となって肥満につながります。夕食後に食べるのは控え、寝る2〜3時間前は何も食べないようにしましょう。また、デザートや果物は夕食後ではなく、朝や昼のあとにとるようにします。もちろん、寝る直前の甘いものもNGです。

よく噛んでゆっくり食べる

「早食い」は、体重増加や血糖値の上昇にも関連していることがわかっています。食事を始めてから満腹感を感じるまでには、15〜20分程度かかるため、早く食べるとつい食べすぎてしまうのです。

よく噛みながら、ゆっくり時間をかけて食べることが大切です。**1回の食事は20分くらい時間をかけるのが理想**。ゆっくり噛むことで少量の食事でも満腹感を感じやすくなり、食欲を抑えられます。

さらに、唾液の分泌が増えて消化吸収を助ける、素材本来の味を感じやすくなるのでうす味でも満足感が得られるなど、さまざまなメリットがあります。

ゆっくり食べるための食事のポイント

よく噛んで食べるためには、**おかずのなかに1つは根菜、こんにゃく、海藻など、噛み応えのあるものを入れましょう**。食材を大きめ、厚めに切って、噛み応えのある状態にするのもおすすめです。ひと口食べたらゆっくり噛んで、口の中になにもなくなってから、次のひと口を進めるようにします。

家族や友人と会話しながら食事をすると、食べることだけに集中しすぎず、時間をかけやすくなります。場合によっては、テレビを見ながらでもいいかもしれません。慣れないと難しいかもしれませんが、ぜひ実践してみてください。

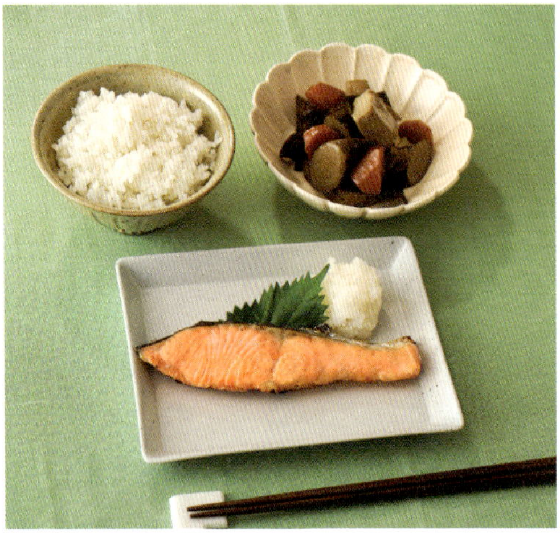

メニューの中に根菜やこんにゃくなど、噛みごたえのあるものを入れると、時間をかけて食事ができます

よく噛むことのメリット

よく噛んで食事をすることで、さまざまなメリットを得ることができます。

- 食べすぎを防ぐことができる
- 食後血糖値が上がりにくくなる
- 肥満対策になる
- 胃腸の負担が軽減する
- 認知症の予防につながる

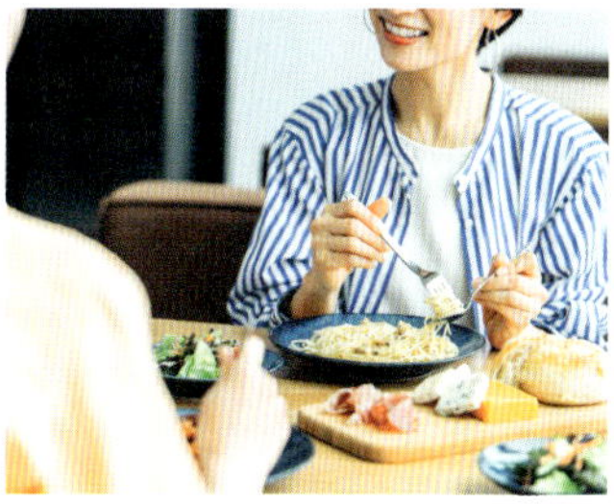

食事に時間をかけるコツ

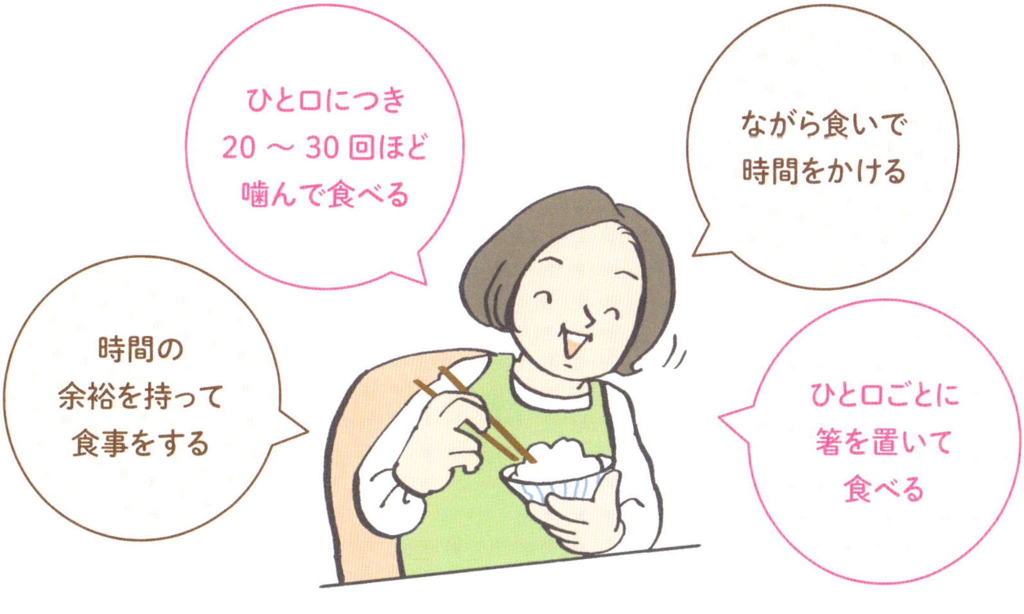
ひと口につき
20 ～ 30 回ほど
噛んで食べる
ながら食いで
時間をかける
時間の
余裕を持って
食事をする
ひと口ごとに
箸を置いて
食べる

食事の基礎

外食するときはここに気を付ける

外食は野菜不足になりがちなので注意

外食はカロリーや塩分の高くなりがちで、栄養をバランスよくとるのは難しいもの。たまのご褒美で好きなものを食べる程度なら構いませんが、習慣的に外食をする人はメニュー選びにも気をつけましょう。

とくに野菜が不足しがちになるので、1日3度の食事のなかでバランスをとるように心がけてください。たとえば、**昼に外食をしたときは、夜は自宅で野菜を多めに食べる**など、できる範囲で調整しましょう。

おすすめは魚メインの和定食

外食するときは、おかずが何品かある定食を選ぶのがおすすめです。できれば主菜は魚で、野菜や海藻の小鉢がついた和定食がベストです。

肉が主菜でも、トンカツ、天ぷらなどの揚げ物は避けて、蒸しものや焼きものなど、**油の少ない調理法のものを選びましょう**。脂肪分の少ない肉を選ぶ、脂身は食べずに残すなどの配慮も忘れずに。

単品料理は残す、小鉢を足すなどの工夫を

丼ものや麺類などの単品料理は、栄養が偏りがちです。特にラーメン類は高カロリーで塩分も多め。ラードなどの動物性脂肪が使われていることも多いので、避けたほうがいいメニューです。

食べるならスープ、チャーシューなどは残しましょう。丼ものやうどん、そばなどのめん類は、炭水化物が多めです。できれば野菜の小鉢、海藻の汁ものなどをプラスしましょう。

カロリーや塩分量を確認して注文

メニュー表にカロリーや塩分量が記載されているときは、ぜひチェックしてみましょう。成人1日の摂取カロリーの目安は1800キロカロリー。厚生労働省が推奨する塩分摂取量は成人男性7・5g未満、成人女性6・5g未満、**高血圧の予防や治療のためには6g未満**が推奨されています。

一見すると野菜が多そうな肉と野菜の炒めものなども、カロリーや塩分が高いことがあります。数値を確認して、健康的な料理を選びましょう。

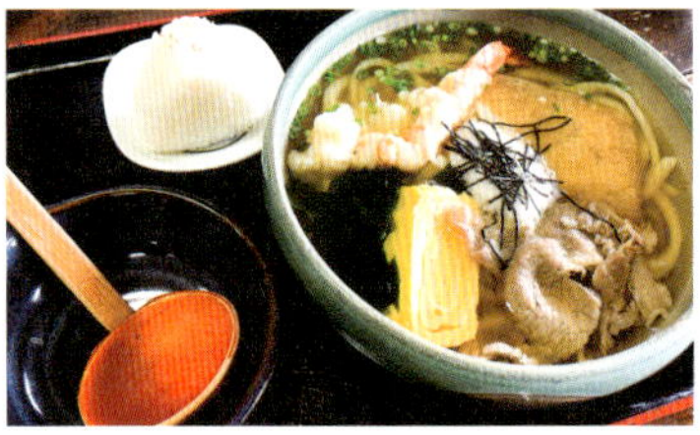

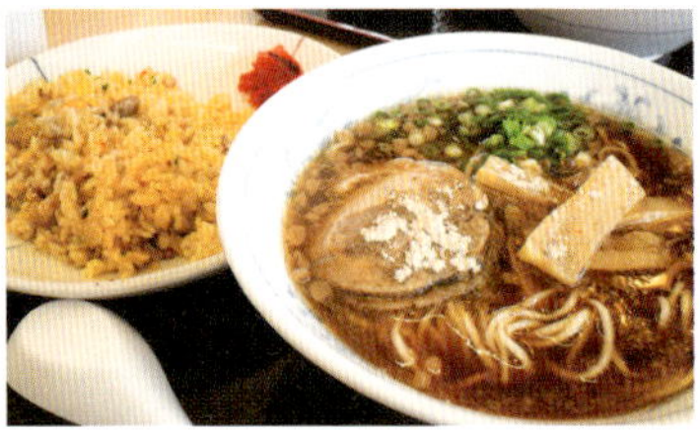

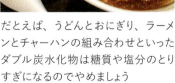

だとえば、うどんとおにぎり、ラーメンとチャーハンの組み合わせといったダブル炭水化物は糖質や塩分のとりすぎになるのでやめましょう

外食でのメニュー選び

定食屋

主菜が魚の定食を選ぶようにします。小鉢などの副菜が2品ほどついてくるのが理想です。脂っこいメニューは避けるようにしてください。

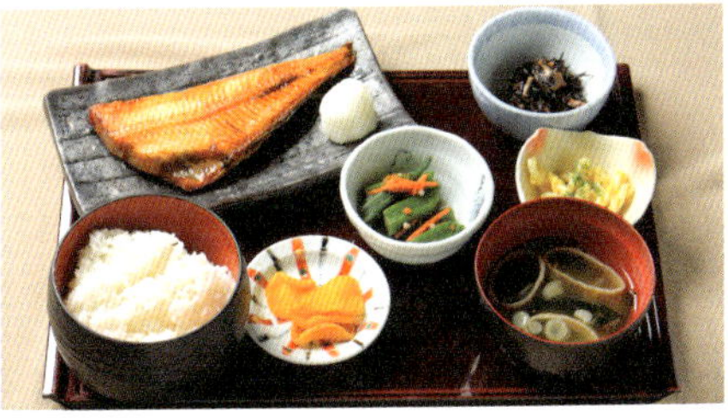

ラーメン店

澄んだスープのものを選び、スープを飲み干さないようにします。麺類は早食いになりがちなので、なるべく時間をかけて食べるようにしてください。

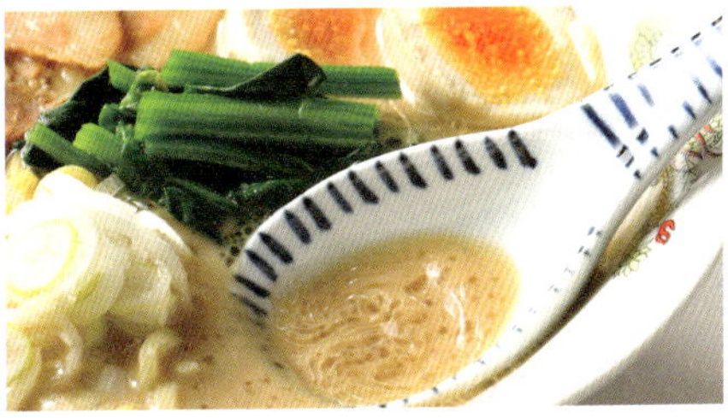

ファミレス

ハンバーグなどのセットメニューにサラダを追加してください。最近は小皿のメニューは充実しているので、うまく活用してバランスをとります。

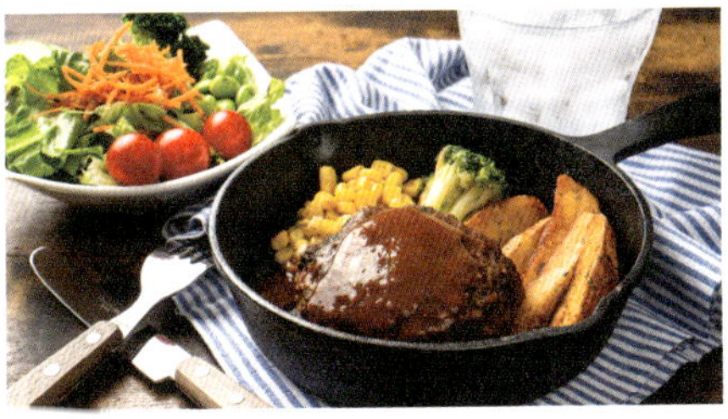

ファストフード

あまりおすすめできるメニューはありませんが、サイドメニューにカップサラダがあれば注文。フライドポテトはなるべく避けるようにしてください。

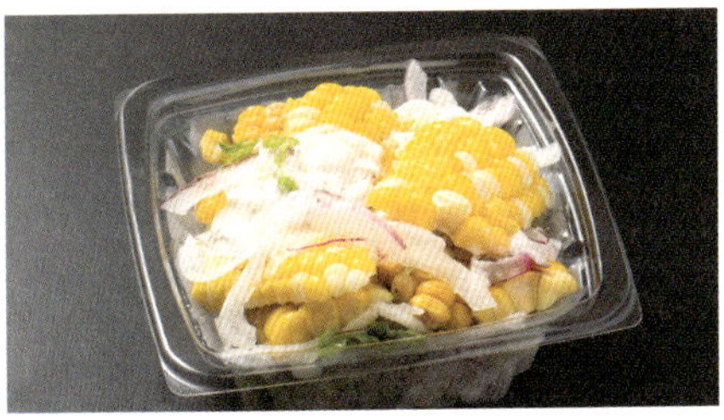

居酒屋

たんぱく質、食物繊維、肉や魚などメニューが豊富なので、バランスよく食事することが可能です。海藻や刺身などのメニューを注文しましょう。

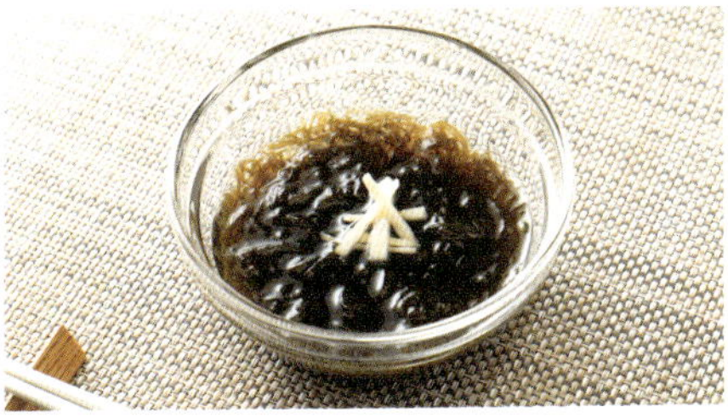

牛丼店

丼の単品食いにならないようにするのがポイントです。サイドメニューのサラダ、みそ汁、漬物なども注文します。ご飯の量は少なめにしましょう。

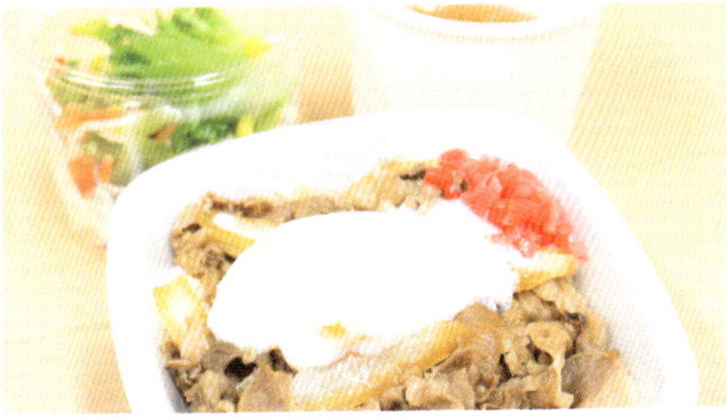

食事の基礎

デザートの糖分に注意する

過剰な糖分と脂質に注意

甘いものをとりすぎると中性脂肪が増えて、肥満や糖尿病を引き起こす原因になります。**糖分が過剰に含まれているものは避けましょう**。また、加工食品は「見えない油」を含んでいるものも多いので要注意。無意識に食べると、動物性脂肪やトランス脂肪酸を過剰にとってしまうことになります。

ケーキ、菓子パン、ドーナツなどのバター、生クリームなどを使ったお菓子、スナック菓子、アイスクリーム、チョコレートなどの脂質が多いお菓子は避けましょう。

トランス脂肪酸が含まれるマーガリン、ショートニングなどを原料にしたパンやケーキもおすすめできません。また、大福、まんじゅう、カステラなどの糖質が多い和菓子、ジュース、乳飲料、スポーツドリンクなどの甘い飲み物も、できれば避けたほうがよいでしょう。

たまに、少量食べるくらいならよいのですが、習慣的に食べるのは控えてください。

食べるなら適量の果物や和菓子

おやつを食べるなら、甘みの控えめな果物や和菓子がおすすめです。果物は食物繊維やポリフェノールなどの抗酸化物質を含むものも多いので、栄養補給にもなります。しかし、果糖が含まれているので食べすぎは良くありません。

厚生労働省が推奨している果物の摂取量は1日200g。たとえば**バナナなら中2本、キウイフルーツは大2個、いちごは大6粒程度**です。このあたりを目安に、甘みの控えめのものを適量食べましょう。

和菓子も糖質が多いものは避けて、ヘルシーなものを適度に。本書で紹介している「みつまめ」（P97）などの寒天を使ったものなら食物繊維もとれます。

甘さ控えめの「ヨーグルトのデザート」（P97、P100、P109、P117）もおすすめです。果物やきな粉と合わせるなど、さまざまなバリエーションが楽しめます。

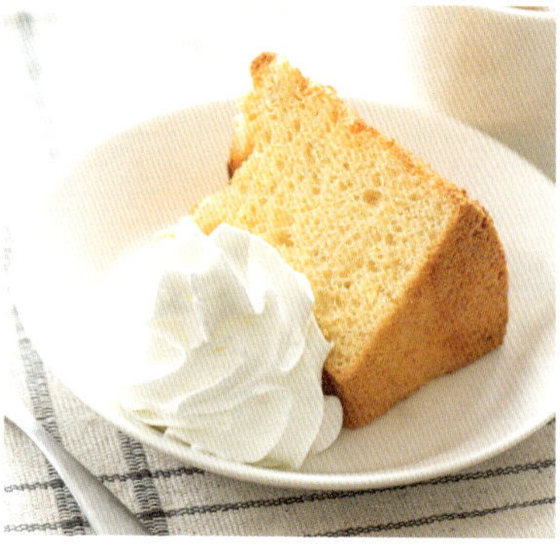

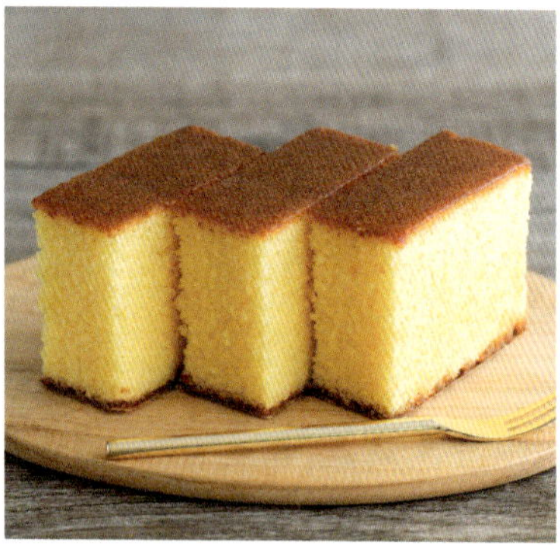

ケーキ、カステラなど糖質過多なデザートは多いです。たまに食べる程度、または食べても少量にしましょう

1日の果物の目安量

1日に食べても問題のない果物の量は最大で200g。
一度に食べず、2～3食に分けて食べるのがおすすめです。
デザートにするなら、夕食後よりも朝食後か昼食後がいいでしょう。

バナナ

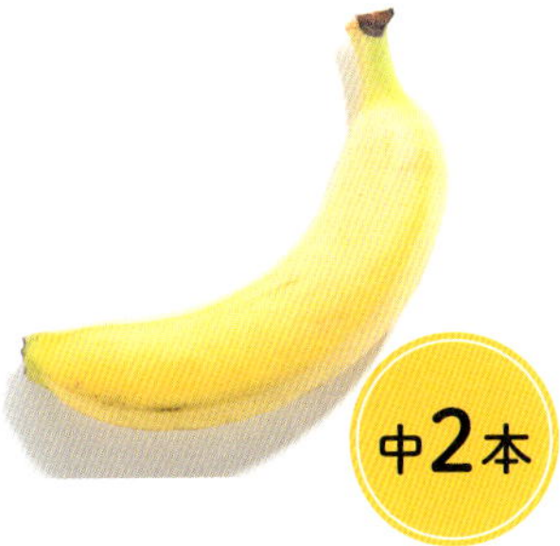
中2本

キウイフルーツ

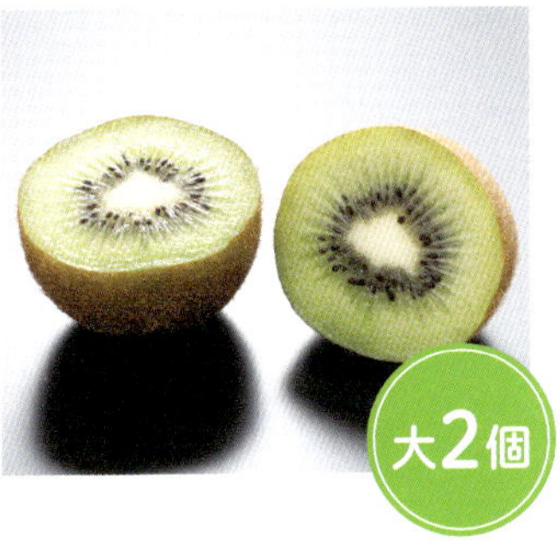
大2個

いちご

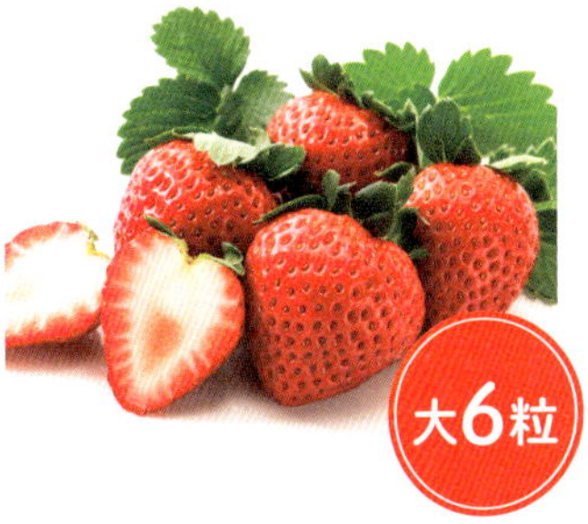
大6粒

みかん

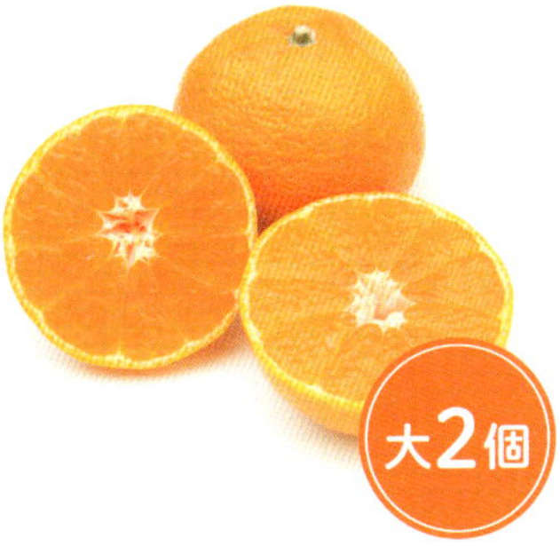
大2個

なし

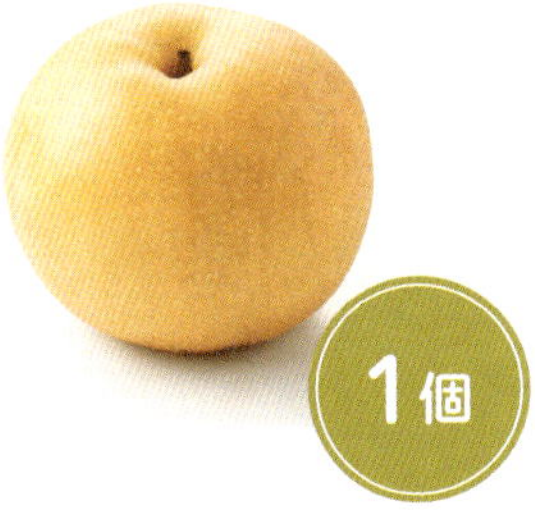
1個

ぶどう

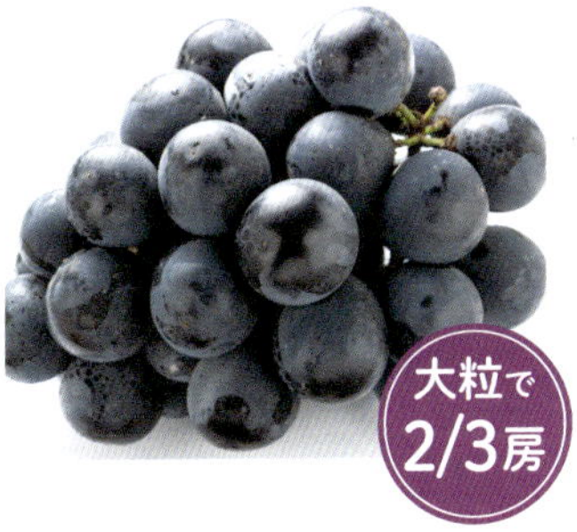
大粒で
2/3房

< おやつを食べるなら… >

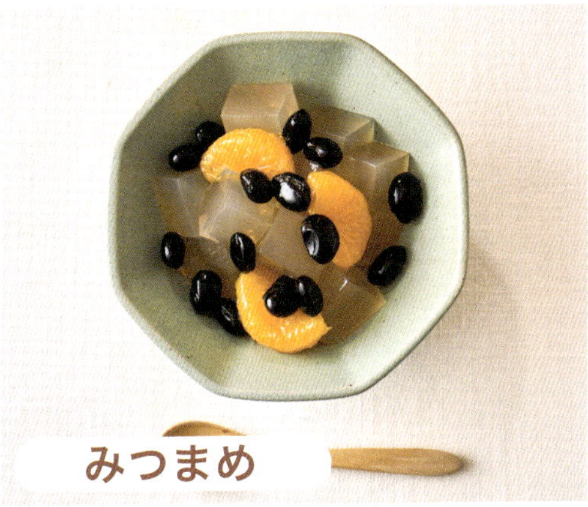
みつまめ

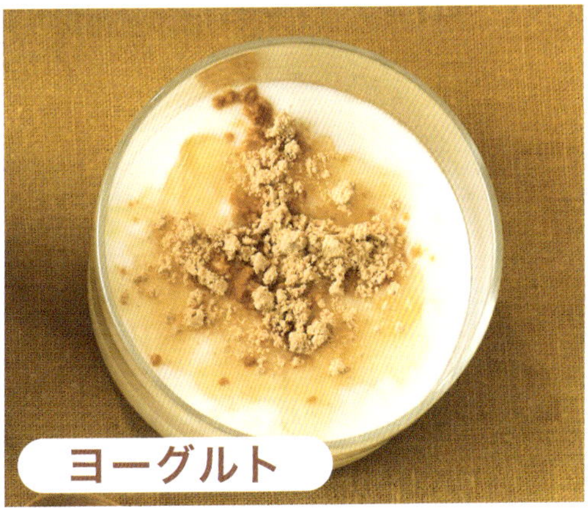
ヨーグルト

Column. 2

アルコールとのつきあい方

お酒の適量

お酒を飲む際、1日の適量は純アルコール量を25gにしてください。目安は以下の通りです。

■**ビール**（500mL）

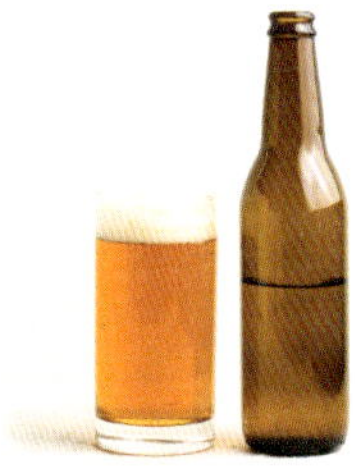

中瓶1本、ロング缶1缶

■**ワイン**（240mL）

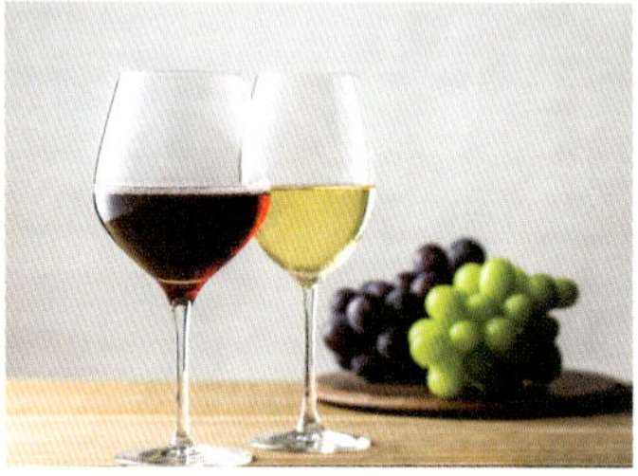

グラス2杯

■**日本酒**（180mL）

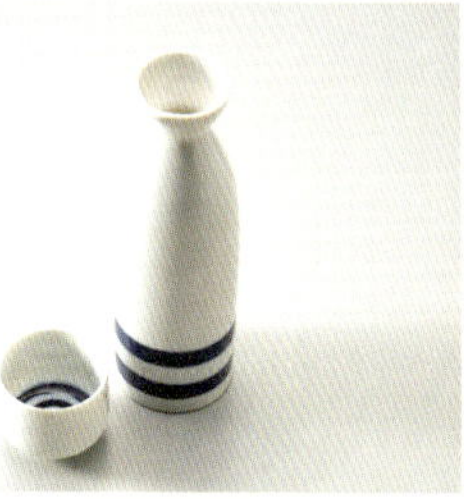

1合

■**焼酎**（901mL）

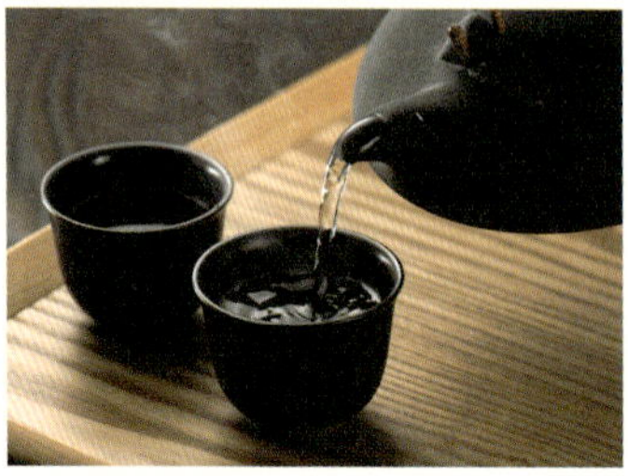

中瓶1本、ロング缶1缶

■**ウイスキー・ブランデー・ウォッカ・ラム**（60mL）

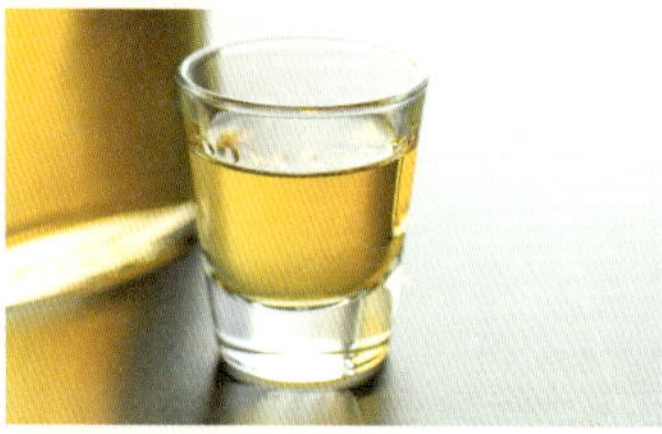

ダブル1杯

■**梅酒**（180mL）

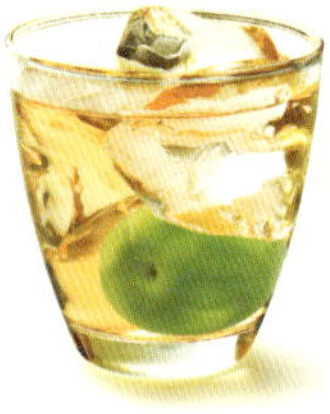

1合

アルコールは適量に おつまみにも注意

アルコールはとりすぎると中性脂肪を増やし、肥満につながります。ただ、お酒を飲むのがNGというわけではありません。

日本動脈硬化学会のガイドラインでは、1日のアルコール飲料の摂取は、1日に純アルコール量25g以下としています。これを目安に1日の飲酒量をコントロールしましょう。

また、お酒を飲むときに注意したいのがおつまみです。**揚げ物などのカロリーの高いものや、塩辛、漬け物などの塩分の高いものは避けてください。**冷ややっこ、酢のもの、刺身など、ヘルシーなものを選びましょう。飲んだ後に締めのラーメン、お茶漬けを食べるのもやめましょう。

Part. 3

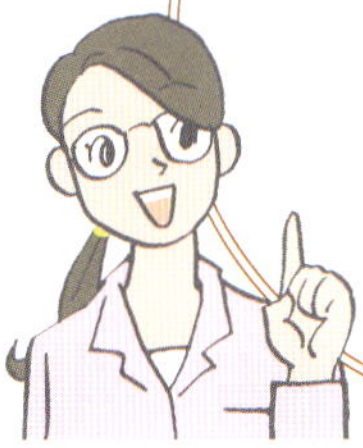

手間がかからない食事の工夫

毎日、食事療法を続けるためのコツがあります。
それは、なるべく無理をせず、食事の満足度を維持することです。
作り置きのメニューなどを活用し、
食事を楽しみながら数値を改善しましょう。

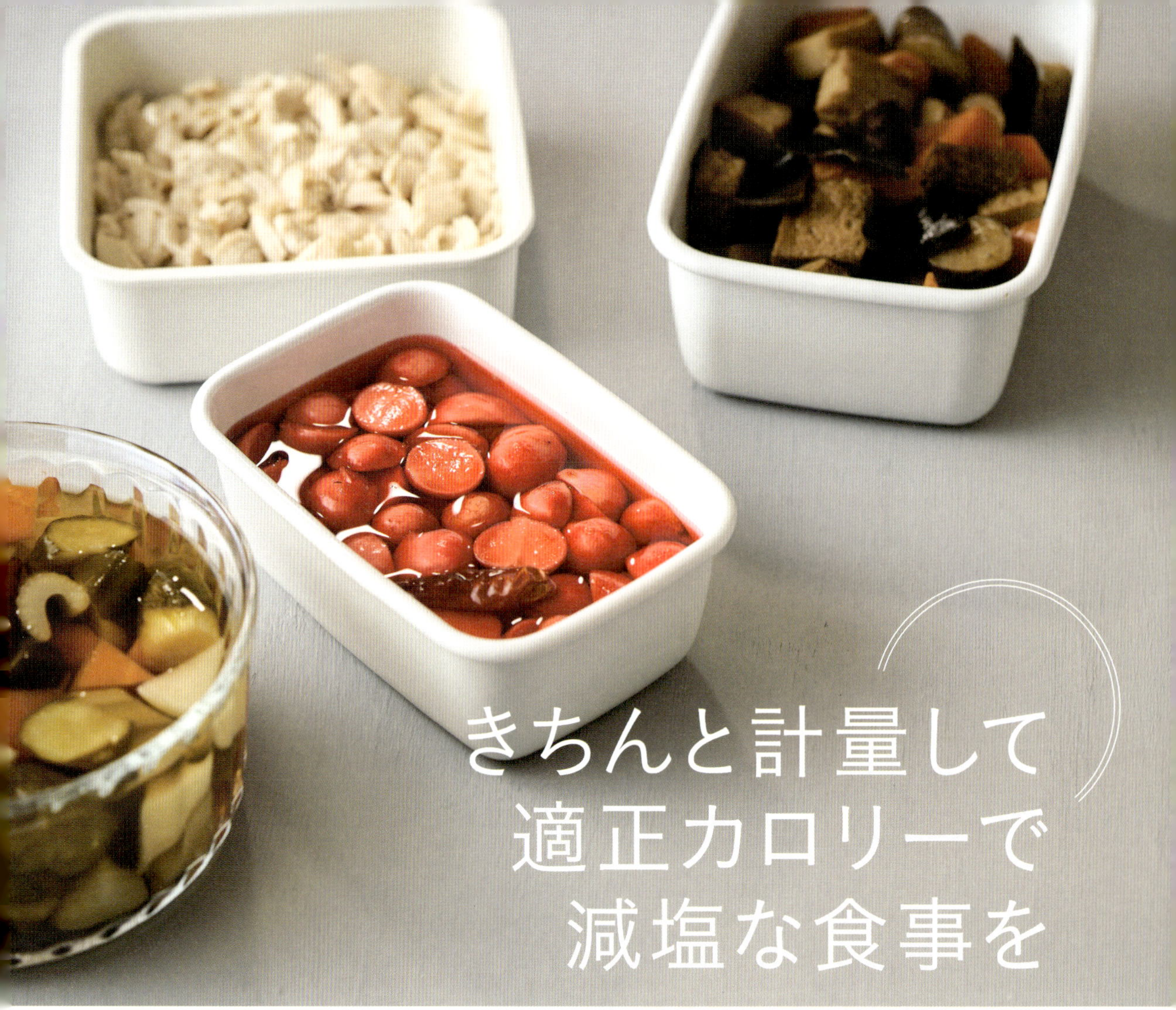

きちんと計量して適正カロリーで減塩な食事を

「作り置き」で手軽に必要な栄養を補給

3日〜1週間程度、冷蔵保存できる「作り置き」。まとめて作っておけば忙しい日に役立ちますし、おべんとうのおかずにもぴったりです。低脂肪の肉や魚の作り置きは、ソースやたれをかけるだけでメインの一品になりますし、パスタやサラダ、サンドイッチなど、さまざまな料理にアレンジもできます。野菜、海藻の副菜は、一品足すだけで献立の栄養バランスと満足度がぐんとアップします。

p49 〜

これからご紹介するのは、脂質や塩分量などに配慮したコレステロールが上がりにくくなるレシピ。難しいことはありませんが、まずは食材や調味料をきちんと量って作り、食事の量や味の目安を確認してください。かんきつ類や香味野菜なども多用しているので、うす味でも素材のおいしさをしっかり感じられるはずです。より気軽に取り組むために「作り置き」「差替えおかず」「ワンプレート」などのアイディアもご紹介しています。

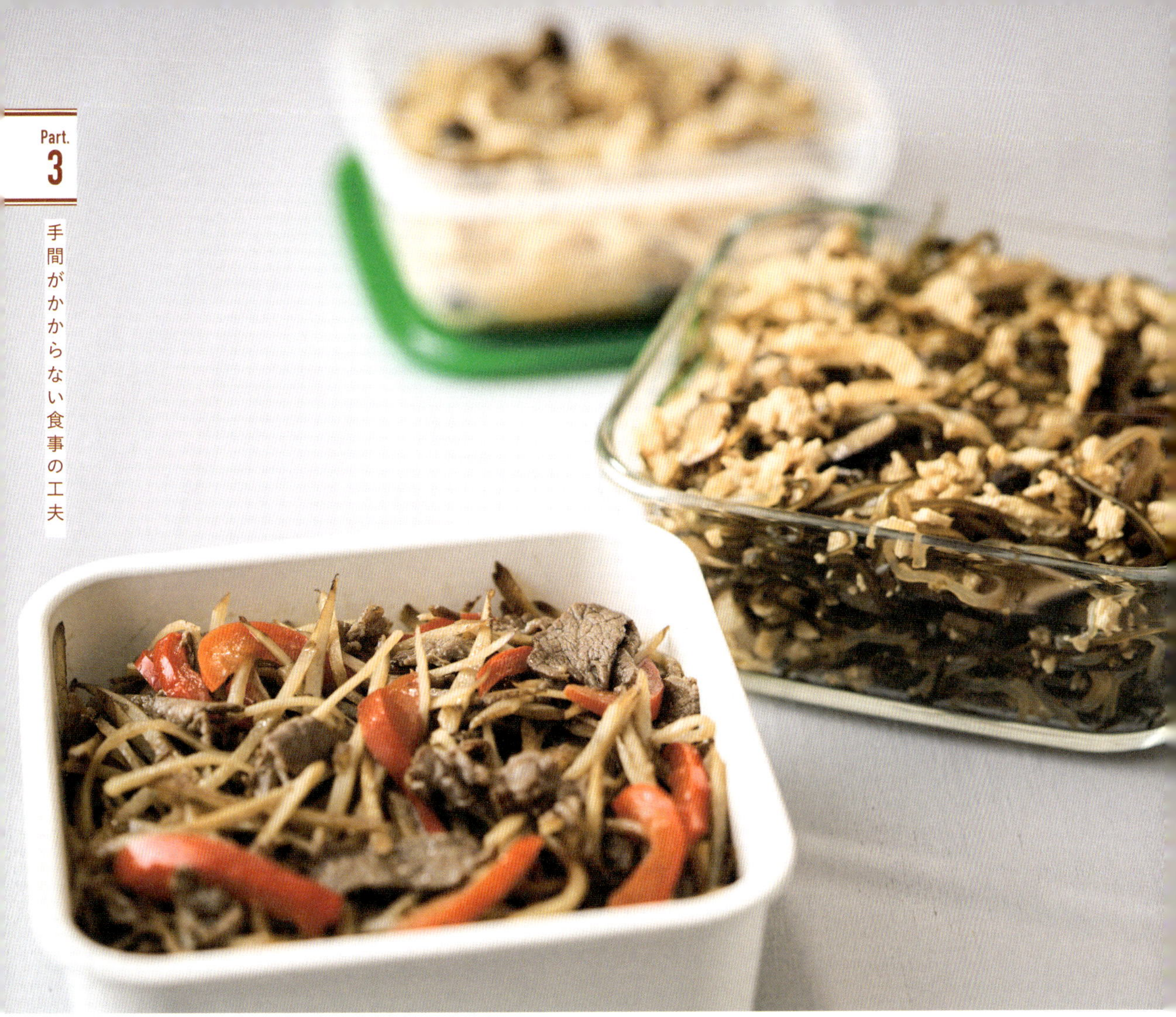

手軽に済ませたいときは「ワンプレート」で

ランチや朝食など、手軽に済ませたいときにおすすめなのが「ワンプレート」です。ひとつのお皿に主食、主菜、副菜を盛り合わせるので、準備も後片づけもラクチン。視覚効果も抜群です。作り置きが二〜三品あれば、そのまま盛るだけでもバランスのよい１食になります。

p61〜

いつものおかずを「差し替えおかず」にチェンジ

急にすべての食事を変えるのはハードルが高いと感じたら、いつもの献立を一品変えることから始めてもOKです。主菜や副菜をここで紹介している「差し替えおかず」に変えるだけで、ぐっと健康的な組み合わせになります。食卓にもう一品プラスしたいときにもおすすめです。

p56〜

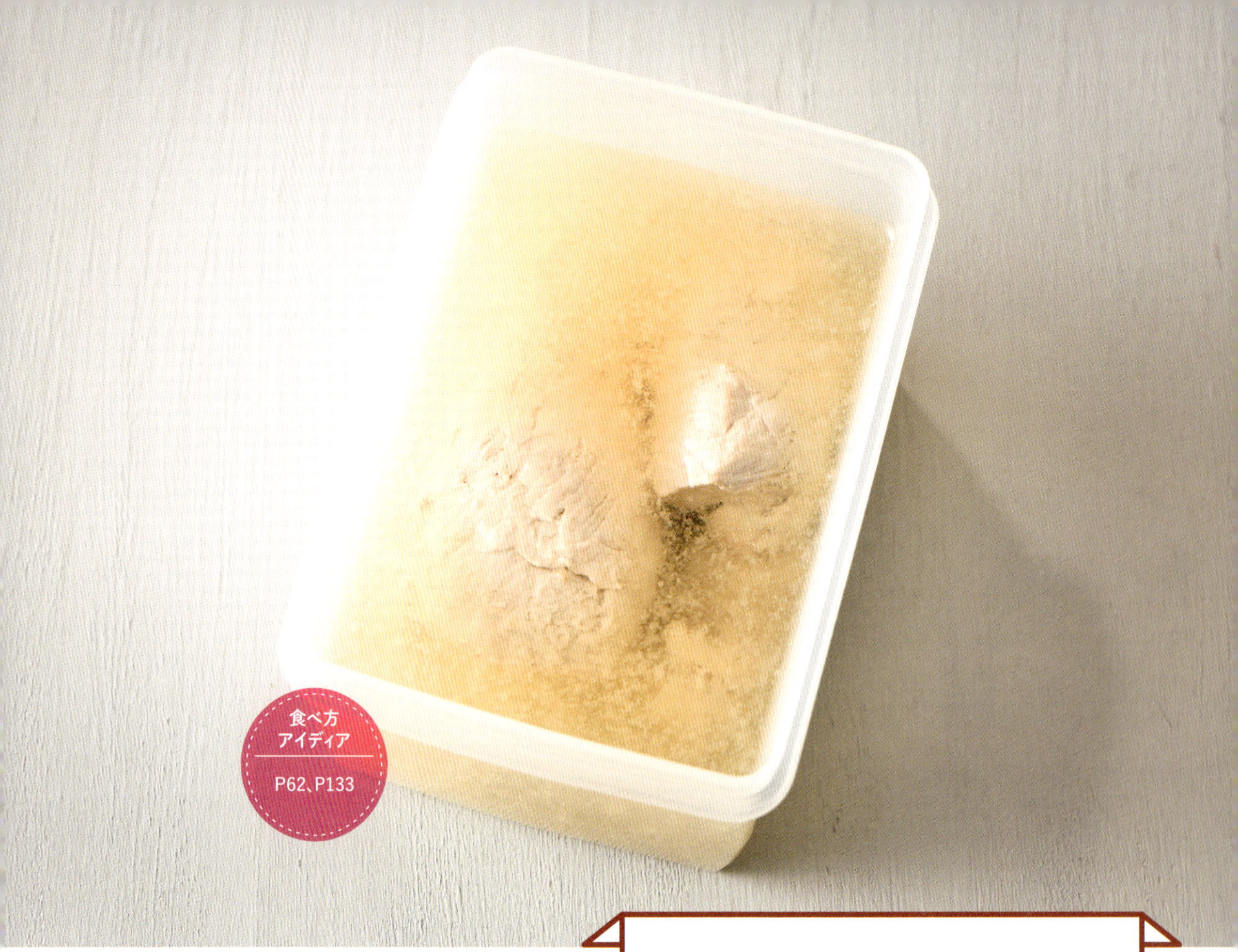

食べ方
アイディア
P62、P133

作り置きレシピ

作り置きで気軽に
メニューを一品プラス

ゆで豚

［材料］（4～5人分）

豚ひれ肉（かたまり）…300g
酒…100ml　ねぎの青い部分…15㎝
しょうが（薄切り）…5g（2～3枚）

［作り方］

1 鍋にたっぷりの水（分量外・豚肉がかぶるくらいの量）と酒、ねぎ、しょうがを入れ、中火にかける。沸騰したら豚肉を入れて弱火にし、ふたをして60分ほどゆでる。火を止めてねぎを取り出し、粗熱がとれるまでしばらくおく。

［保存の目安］冷蔵で3日

※ゆで汁に肉が浸った状態で保存する。

エネルギー	461kcal	コレステロール	177mg
脂質	9.9g	飽和脂肪酸	3.9g
食塩相当量	0.3g	食物繊維	0.0g

（※4～5人分として）

［保存について］

冷蔵：清潔なふたつきの保存容器に入れて保存し、取り分ける際は清潔な箸を使用する。

冷凍：冷凍用のジッパーつきポリ袋に入れ、できるだけ空気を抜いた状態で保存する。

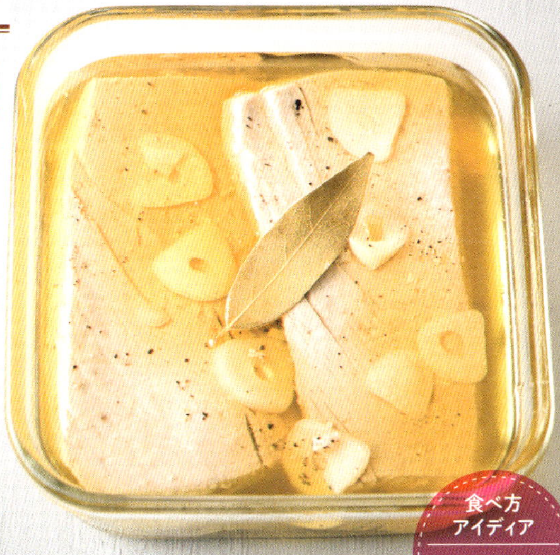

食べ方
アイディア
P122、P145

エネルギー	1366kcal	コレステロール	159mg
脂質	119.1g	飽和脂肪酸	18.5g
食塩相当量	7.1g	食物繊維	0.6g

（※4～5人分として）

まぐろのオイル煮

［材料］（4～5人分）

まぐろ（赤身・さく）…300～400g
塩…小さじ1強　オリーブ油…100ml
にんにく（薄切り）…5g（1かけ）
ローリエ…1枚　こしょう…少々

［作り方］

1 まぐろに塩をふり、冷蔵庫に入れて1時間おく。さっと水洗いして、ペーパータオルで水けを拭く。耐熱のジッパーつきポリ袋にまぐろ、オリーブ油、にんにく、ローリエ、こしょうを入れる。袋の中の空気を押し出しながら密閉する。

2 鍋に1を入れ、ポリ袋がかぶるくらいの量の水を入れ、弱火で20分ほど煮る（途中、上下を返すなどして均一に火が通るようにする）。火を止め、粗熱がとれるまでしばらくおく。

［保存の目安］冷蔵で3日

※まぐろがオイルに浸った状態で保存する。

ひじきと大豆の煮もの

［材料］（4～5人分）

ひじき（乾燥）…25g　大豆の水煮…40g
にんじん…40g（1/4本）
さやえんどう…20g（6枚）　こめ油…大さじ2/3
だし汁…200ml

A　きび砂糖…大さじ1強　酒…大さじ1と1/3
　　しょうゆ…大さじ1強

［作り方］

1 ひじきは水でもどし、3cm長さに切る。にんじんは3cm長さの細切りにする。さやえんどうは熱湯でさっとゆで、斜め細切りにする。

2 鍋にこめ油を中火で熱し、ひじき、大豆、にんじんを入れてさっと炒め、だし汁を加える。

3 ひと煮立ちしたらAを順に加え、落しぶたをする。汁けがなくなるまで煮て、さやえんどうを加え、さっと炒め合わせる。

［保存の目安］冷蔵で3日　冷凍で1か月

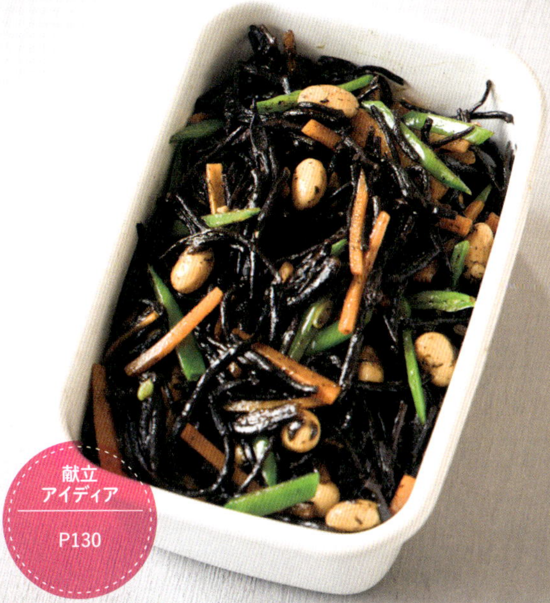

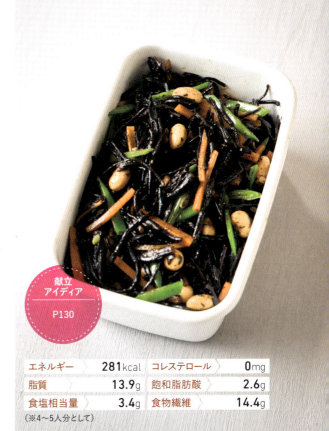

献立
アイディア
P130

エネルギー	281kcal	コレステロール	0mg
脂質	13.9g	飽和脂肪酸	2.6g
食塩相当量	3.4g	食物繊維	14.4g

（※4～5人分として）

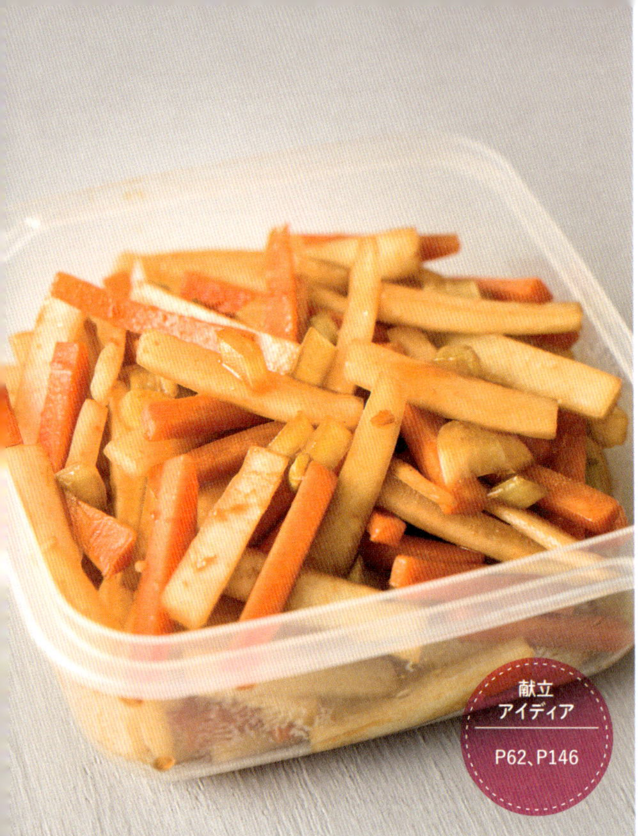
献立
アイディア
P62、P146

エネルギー	334kcal	コレステロール	0mg
脂質	19.8g	飽和脂肪酸	3.1g
食塩相当量	3.4g	食物繊維	7.6g

(※4〜5人分として)

大根とにんじんのピリ辛炒め

［材料］（4〜5人分）

大根の皮（5cm幅程度のもの）…250g（約1本分）
大根の葉…30g　にんじん…100g（2/3本）
ごま油…大さじ1と2/3　豆板醤…小さじ1

A　しょうゆ…大さじ1強　みりん…大さじ1強
酒…大さじ1

［作り方］

1. 大根の皮は7mm幅に切り、葉は細かく刻む。にんじんは皮つきのまま5mm幅の拍子切りにする。

2. フライパンにごま油を中火で熱し、豆板醤を炒める。香りがたったら、にんじん、大根の皮の順に加えて炒める。2分ほど炒めたら大根の葉、**A**を加え、汁けがなくなるまで手早く炒める。

［保存の目安］冷蔵で3日

切り昆布のそぼろ煮

［材料］（4〜5人分）

鶏胸ひき肉…100g　切り昆布（乾燥）…10g
干ししいたけ…5g（2枚）　油揚げ…25g（1/2枚）
しらたき（あく抜き済みのもの）…50g
こめ油…大さじ1/2

A　だし汁…50ml
干ししいたけの戻し汁…50ml
酒…小さじ1　きび砂糖…大さじ1強

B　しょうゆ…大さじ1強　みりん…小さじ1弱

［作り方］

1. 昆布、干ししいたけは水で戻す（しいたけの戻し汁は取っておく）。しいたけは石づきを切り、油揚げは熱湯をかけて油抜きして、ともに細切りにする。しらたきは4cm長さに切る。

2. フライパンにこめ油を中火で熱し、ひき肉を炒める。ぽろぽろになり肉の色が変わったら、昆布、しいたけ、油揚げ、しらたきを加えて全体を炒め合わせる。**A**を加えて5分ほど煮て、**B**を加える。強火にして、水分がほぼなくなるまで10分ほど炒め煮にする。

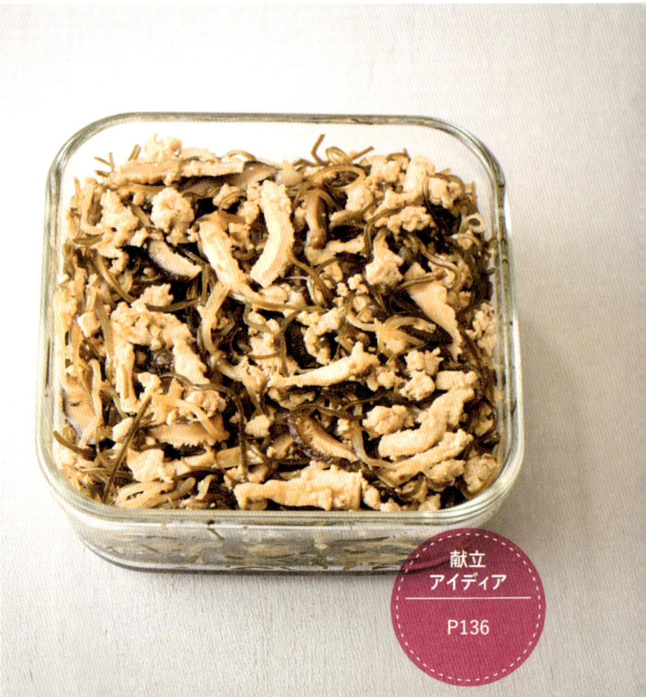
献立
アイディア
P136

［保存の目安］冷蔵で3日　冷凍で1か月

エネルギー	735kcal	コレステロール	146mg
脂質	35.5g	飽和脂肪酸	7.2g
食塩相当量	7.0g	食物繊維	15.9g

(※4〜5人分として)

牛肉とごぼう、パプリカのきんぴら

［材料］（4～5人分）

牛もも薄切り肉…100g
ごぼう…150g（1本）
赤パプリカ…75g（1/2個）
ごま油…大さじ1/2
こめ油…大さじ1/2

A
きび砂糖…大さじ1と1/3
酒…大さじ1と1/3
しょうゆ…大さじ1と1/3

［作り方］

1 牛肉は2㎝長さに切る。ごぼうは細切りにして、水にさっとくぐらせる。パプリカは縦3㎜幅に切る。

2 フライパンにごま油とこめ油を中火で熱し、牛肉を炒める。肉の色が変わったらごぼうを加え、ごぼうに透明感が出たら、パプリカを加えて軽く炒める。

3 **A**を順に加えてひと混ぜし、ふたをして弱火にする。2～3分煮てごぼうが軟らかくなったらふたを取り、火を強めて、汁けがほぼなくなるまで炒め合わせる。

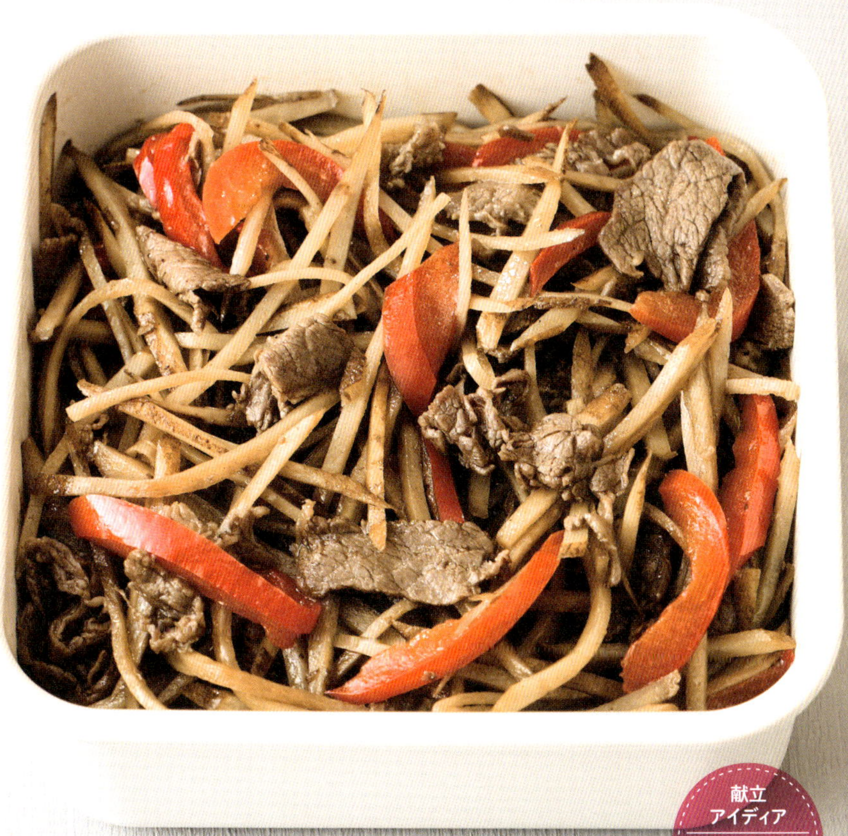

献立アイディア
P116

［保存の目安］ 冷蔵で3日　冷凍で1か月

エネルギー	513kcal	コレステロール	73mg
脂質	27.8g	飽和脂肪酸	7.8g
食塩相当量	3.6g	食物繊維	9.8g

（※4～5人分として）

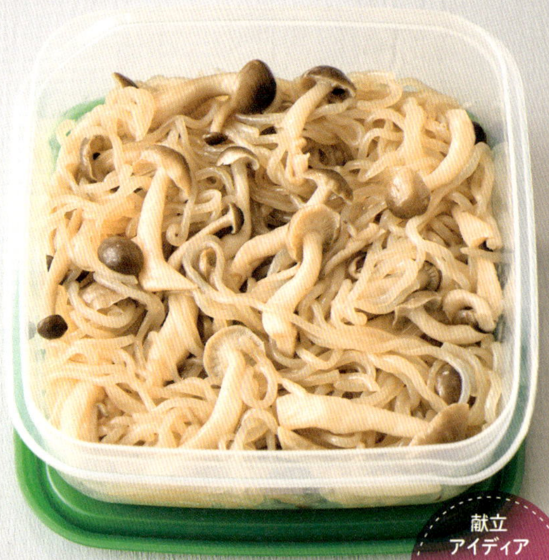

献立
アイディア
P149

エネルギー	148kcal	コレステロール	0mg
脂質	10.0g	飽和脂肪酸	1.6g
食塩相当量	2.0g	食物繊維	8.8g

(※4～5人分として)

しらたきとしめじの炒めもの

［材料］（4～5人分）

しらたき（あく抜き済みのもの）…200g
しめじ…100g（1パック）
ごま油…大さじ2/3
めんつゆ（3倍濃縮）…大さじ1強

［作り方］

1 しらたきは5cm長さに切る。しめじは石づきを切ってほぐす。

2 フライパンにごま油を中火で熱し、しらたきを炒める。ちりちりと音がするまで2～3分炒めたら、しめじを加えて炒める。しめじに油がまわったらめんつゆを加え、汁けがなくなるまで炒め合わせる。

［保存の目安］冷蔵で3日

ミックス野菜のピクルス

［材料］（10人分）

セロリ…150g（大1本）　にんじん…150g（1本）
きゅうり…200g（2本）　かぶ…150g（2個）

A | 白ワイン…100ml　水…75ml
　| きび砂糖…大さじ4弱　塩…小さじ1弱

酢…300ml
赤唐辛子…1本

［作り方］

1 野菜はすべて2cm程度の乱切りにする。

2 鍋にたっぷりの湯を沸かし、1を入れる。ひと煮立ちしたらざるにあげて冷ます。

3 別の鍋にAを入れて中火にかける。沸騰して砂糖と塩が溶けたら火を止め、酢を入れて冷ます。

4 保存容器に2を入れて3を注ぎ、赤唐辛子を入れる。半日程度漬けてから食べる。

［保存の目安］冷蔵で1週間

エネルギー	475kcal	コレステロール	0mg
脂質	0.5g	飽和脂肪酸	0.1g
食塩相当量	5.3g	食物繊維	11.4g

(※10人分として)

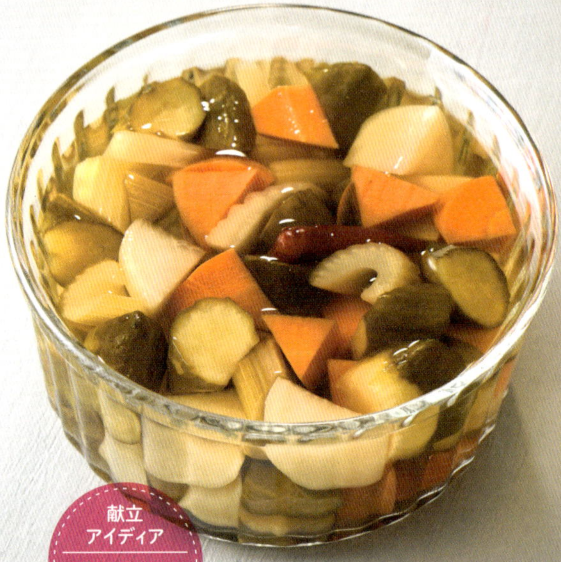

献立
アイディア
P61、P106、P144

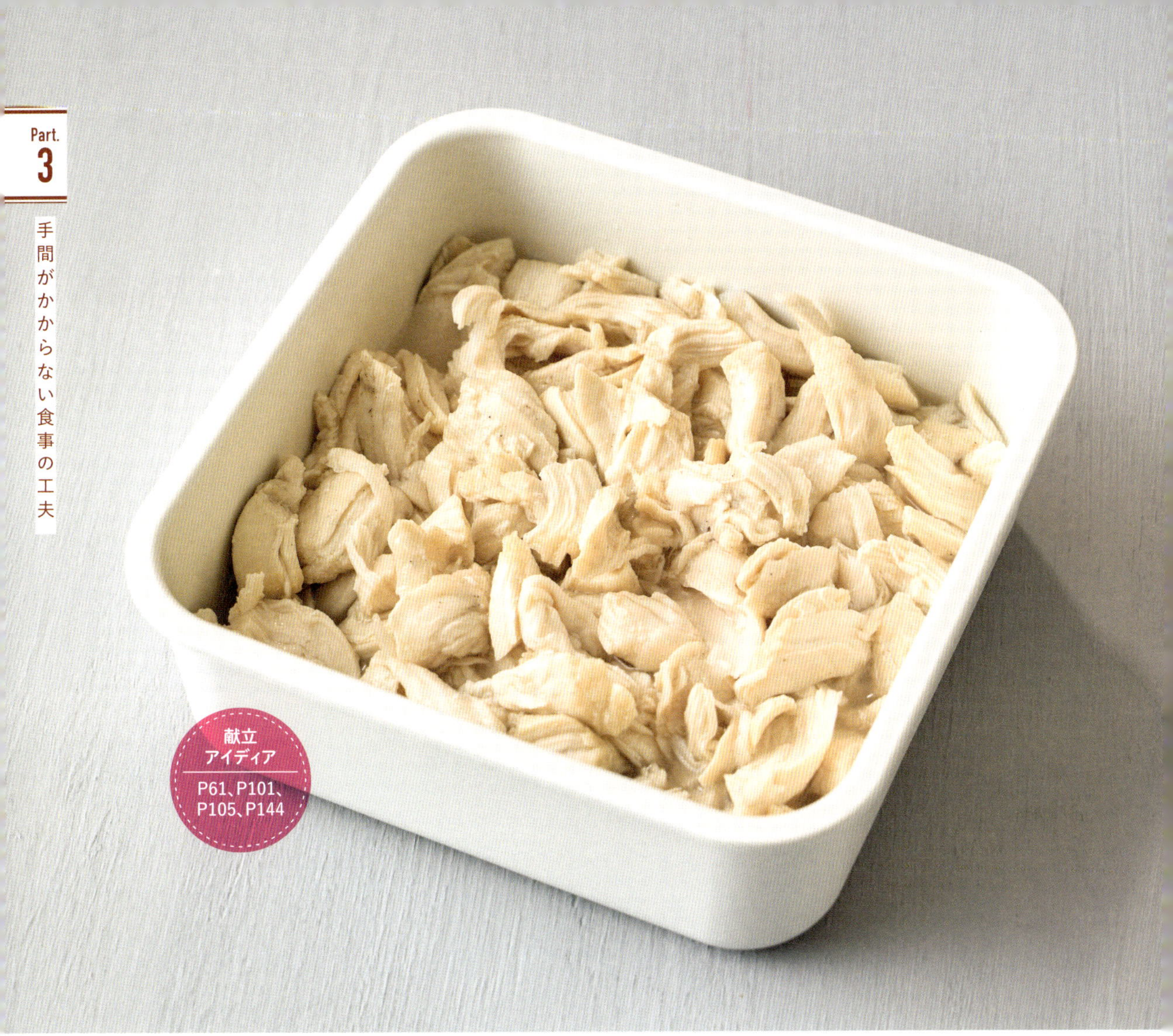

献立アイディア
P61、P101、P105、P144

鶏ささみの酒蒸し

［材料］（4～5人分）

鶏ささみ…300g
塩…小さじ1/6
こしょう…少々

A 酒…大さじ3と1/3
水…大さじ3と1/3

［作り方］

1 ささみの筋を取り、フォークでところどころ穴をあける。

2 フライパンにささみを入れて塩、こしょうをふり、**A**を回しかける。ふたをして弱火にかけ、10分ほど蒸し煮にする。火を止めてしばらくおき、粗熱が取れたらささみをほぐす。

［保存の目安］冷蔵で3日
※ささみからでたスープもいっしょに保存する。

エネルギー	347kcal	コレステロール	73mg
脂質	1.5g	飽和脂肪酸	0.5g
食塩相当量	1.2g	食物繊維	0g

（※4～5人分として）

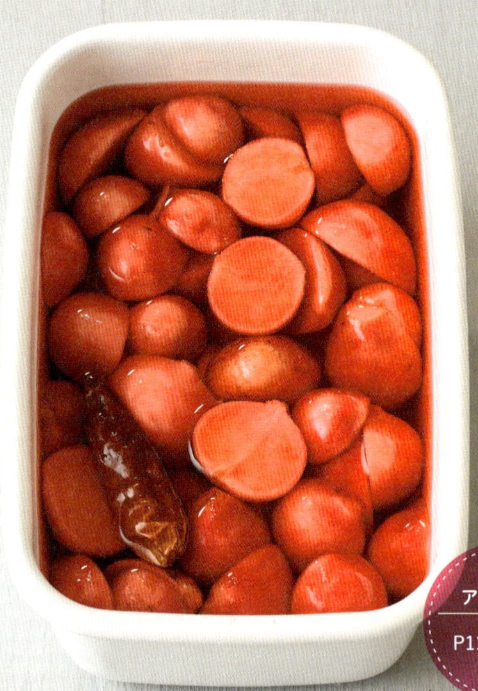

献立
アイディア
P110、P141

ラディッシュの甘酢漬け

［材料］（4～5人分）

ラディッシュ…200g（20個）

A 水…70ml
　きび砂糖…大さじ2と2/3
　塩…小さじ1/3強

酢（またはりんご酢）…100ml
赤唐辛子（種とへたを取る）…1/2本

［作り方］

1 ラディッシュは縦半分に切る。

2 鍋にAを入れて中火にかける。沸騰して砂糖と塩がとけたら火を止め、酢を加えて冷ます。

3 保存容器に1を入れて2を注ぎ、赤唐辛子を入れる。半日程度漬けてから食べる。

［保存の目安］冷蔵で1週間

エネルギー	172kcal	コレステロール	0mg
脂質	0.2g	飽和脂肪酸	0.1g
食塩相当量	2.4g	食物繊維	2.9g

（※4～5人分として）

にんにくしょうゆ

エネルギー	11kcal	コレステロール	0mg
脂質	0g	飽和脂肪酸	0g
食塩相当量	0.9g	食物繊維	0g

※具抜き、小さじ2杯

［材料］（作りやすい分量）

にんにく…100g（20かけ）
昆布（乾燥）…3g　酒…80ml
みりん…大さじ1強　しょうゆ…120ml

［作り方］

1 昆布は濡らして絞ったペーパータオルで拭き、2cm角に切る。

2 鍋に酒、みりんを入れて中火にかけ、沸騰させてアルコール分を飛ばす。火を止めてしょうゆを加える。

3 保存容器ににんにく、昆布を入れ、粗熱がとれた2を注ぐ。冷蔵庫で保存し、1週間ほど漬けてから使う。

［保存の目安］冷蔵で1年程度

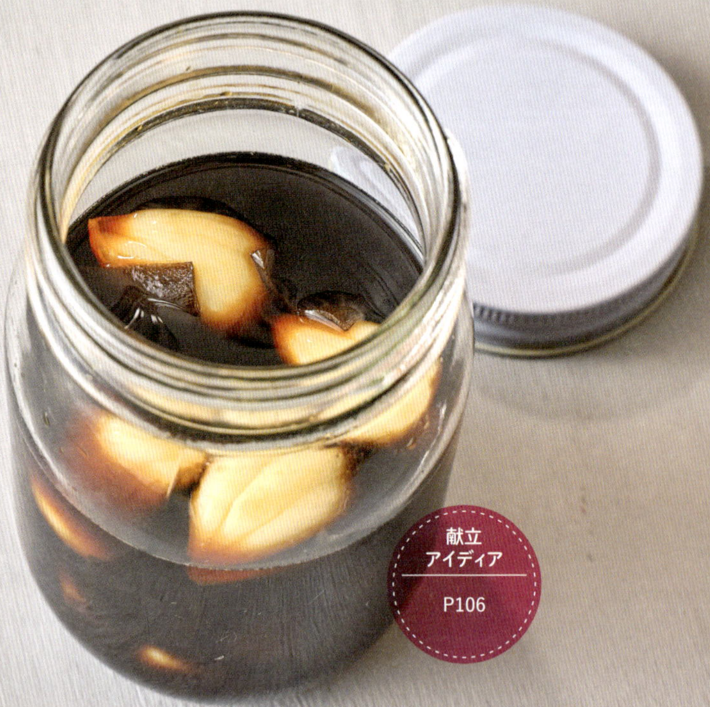

献立
アイディア
P106

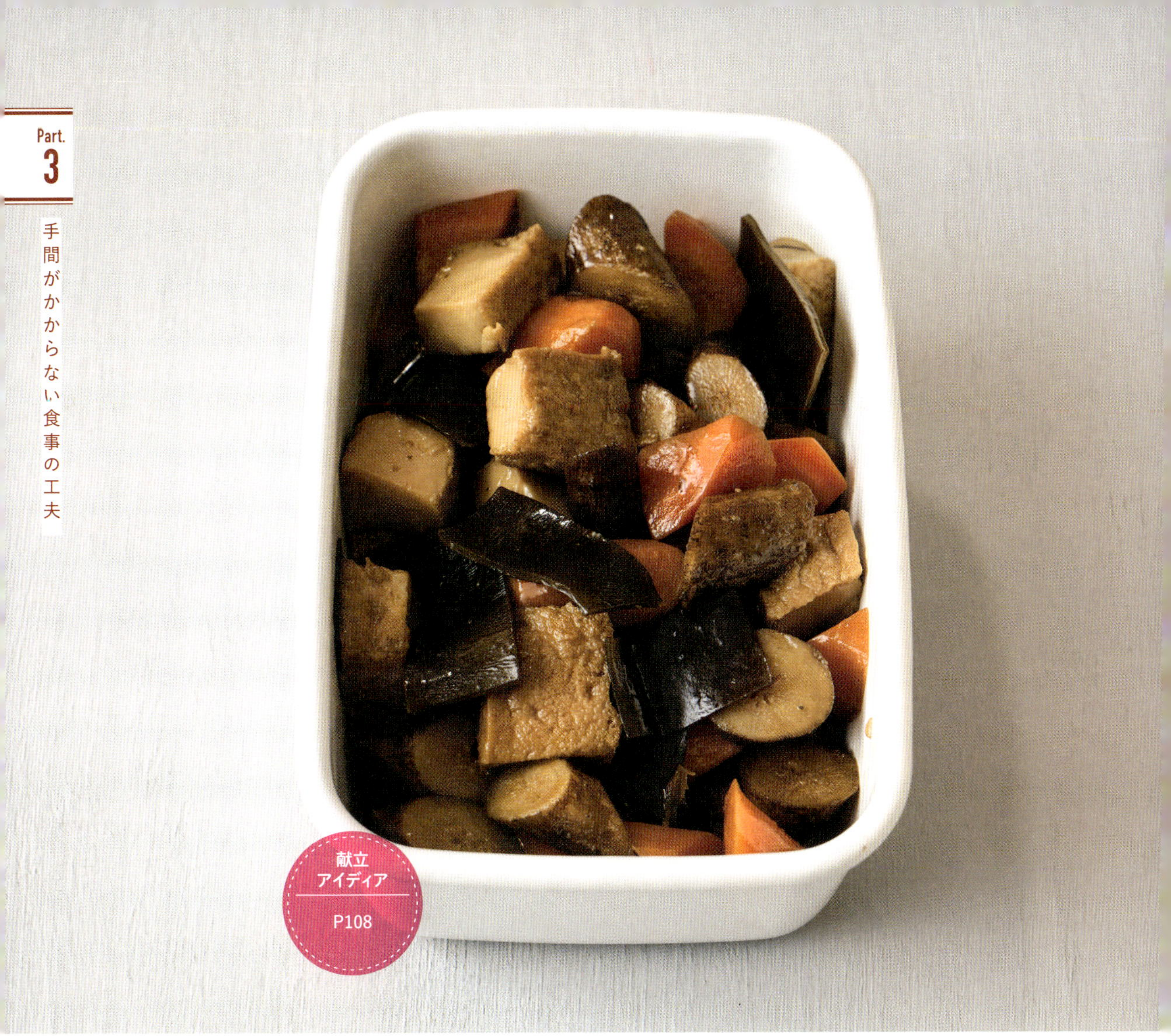

献立
アイディア
P108

根菜と厚揚げの炒り煮

［材料］（4～5人分）

ごぼう…1本（150g）
にんじん…1本（150g）
昆布（だしを取った後のもの）…10g
厚揚げ…150g（1枚）
ごま油…大さじ1と1/3弱
だし汁…300ml

A
きび砂糖…大さじ1と2/3
みりん…大さじ1強
酒…大さじ1

しょうゆ…大さじ1と2/3

［作り方］

1 ごぼうとにんじんはひと口大の乱切りにし、ごぼうは水にさっとくぐらせる。昆布は3×4cm程度に切る。厚揚げは熱湯をかけて油抜きし、1cm角に切る。

2 鍋にごま油を中火で熱し、ごぼう、にんじん、昆布、厚揚げを炒める。具材に油が回ったら、だし汁、**A**を加え、ふたをして5分ほど煮る。

3 しょうゆを加えて弱火にし、落としぶたをして15分ほど、汁けがほぼなくなるまで煮る。

［保存の目安］ 冷蔵で3日

エネルギー	650kcal	コレステロール	0mg
脂質	31.1g	飽和脂肪酸	4.8g
食塩相当量	5.1g	食物繊維	16.6g

（※4～5人分として）

差し替えメニュー

いつものメニューを一品だけ差し替える

主菜をひとつ変えるだけでも健康的な食事に

「コレステロール値は気になるけれど、いつもの食事を変えるのはハードルが高い」「今まで濃いめの味つけの料理を食べていたので、急に減塩料理にするのは不安がある」などと感じるようなら、まずは一品変えることから始めてみませんか？　副菜や主食はいつものままでも、主菜をここで紹介している「差替えおかず」に変えれば、ぐんと健康的な献立になります。減塩料理が始めての方も、一品からなら挑戦しやすいはずです。

肉や魚、魚の缶詰など、取り入れやすい素材を使った、ステーキ、蒸しもの、煮もの、炒めものなど。なじみのある手軽なおかずを紹介していますので、ぜひ試してみてください。

Part 5ではコレステロールが上がりにくい2週間・42食分の献立を紹介していますが、好みや気分で主菜を替えたいときは「差し替えおかず」をご参考に。栄養的にはどちらの主菜でもOKです。あまり堅苦しく考えすぎず、好みに合わせてさまざまな献立のバリエーションを楽しんでください。

たとえば
魚を食べたいとき…

弁当内の豚肉のロール巻きを
ぶりのオイスター炒めに

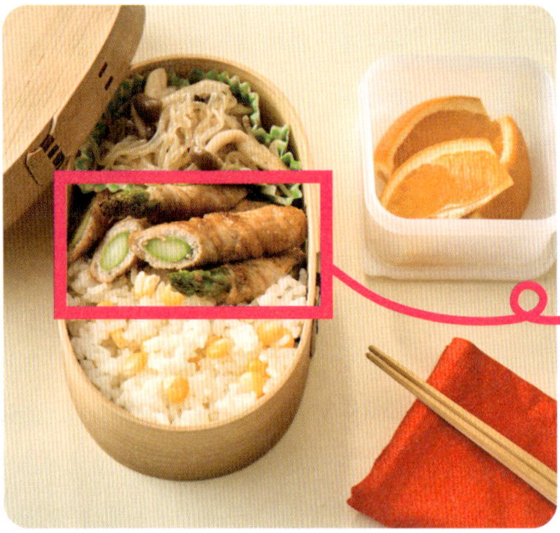

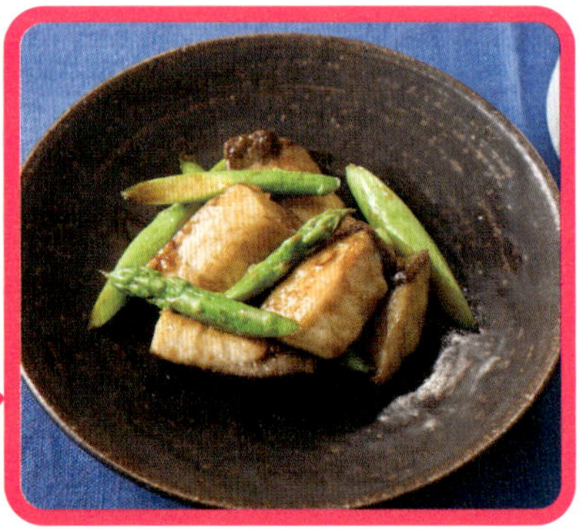

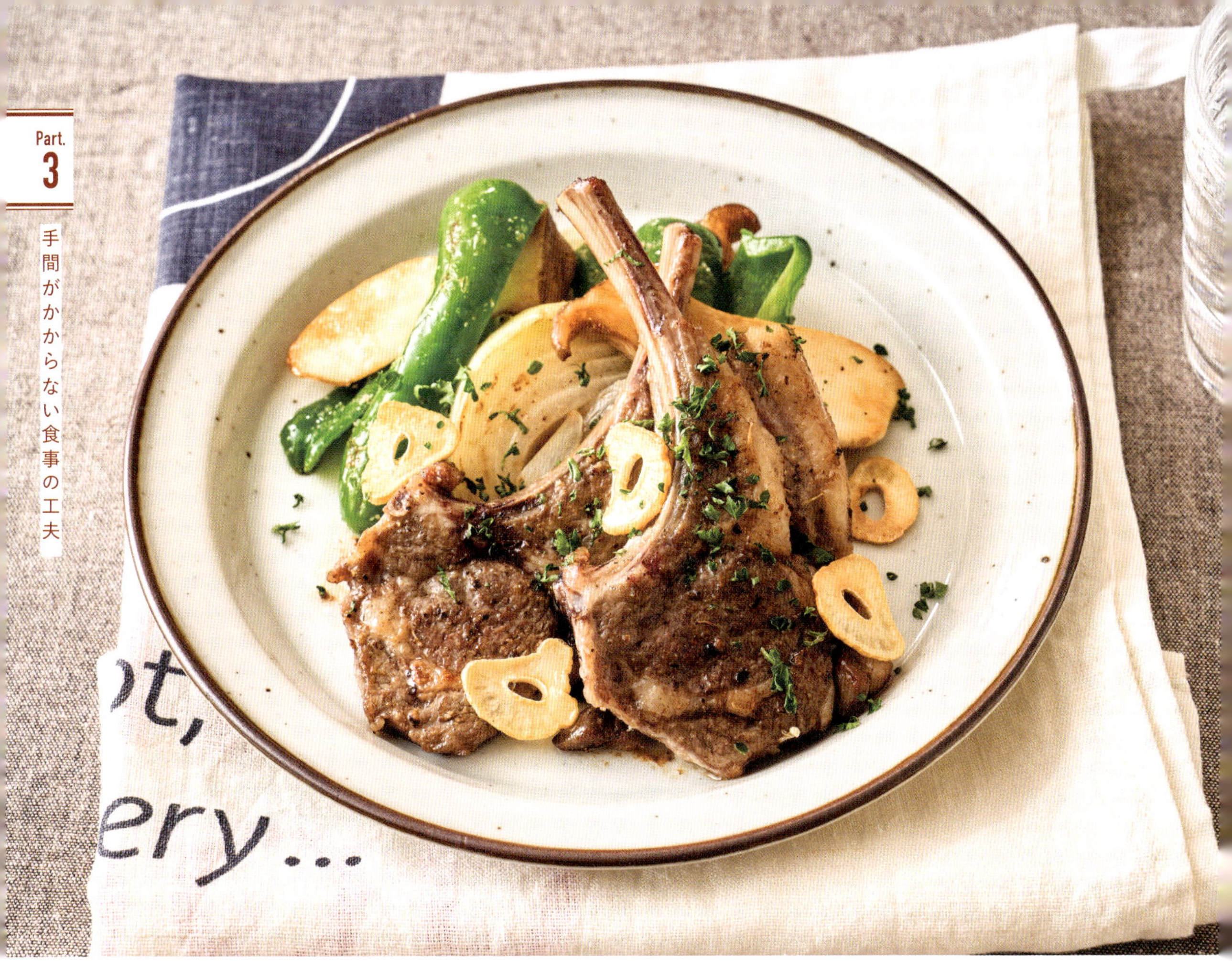

ラムチョップのステーキ

例　1日目夕食(P102)：あじの南蛮漬けと差し替え

［材料］（1人分）

ピーマン…40g(1個)
玉ねぎ…50g(1/4個)
エリンギ…50g(1本)
にんにく…5g(1かけ)
ラムチョップ…80g(2本)

A　ハーブソルト…小さじ1/6
　　こしょう…少々

オリーブ油…大さじ1/2強
ハーブソルト…小さじ1/6
パセリ(みじん切り)…適宜

［作り方］

1 ピーマンは縦4等分に切る。玉ねぎは1cm幅のくし形、エリンギは縦に1cm幅に切る。にんにくは薄切りにする。ラム肉は焼く直前に **A** をふる。

2 フライパンにオリーブ油、にんにくを入れて弱火で熱し、にんにくがきつね色になったら取り出す。中火にしてラム肉と野菜を入れる。ラム肉は両面、側面を各1～2分焼いて焼き色をつける。野菜は途中で裏返し、まんべんなく焼いたら、火を止めて取り出す。器に盛り、ハーブソルトをふる。

3 ラム肉が入ったフライパンにふたをして5分ほどおき、肉汁を落ち着かせる。器に盛り、にんにくをかけ、パセリをふる。

エネルギー	294kcal	コレステロール	64mg
脂質	18.4g	飽和脂肪酸	6.0g
食塩相当量	1.9g	食物繊維	3.9g

豚肉ともやしのレンジ蒸し

例 6日目夕食（P122）：えびと豆腐の茶碗蒸しと差替え

［材料］（1人分）

豚もも薄切り肉
（しゃぶしゃぶ用）…80g
塩…ひとつまみ
もやし…100g
しいたけ…20g（1個）
にんじん…5g

A
だし汁…小さじ2
酒…小さじ1弱
薄口しょうゆ…小さじ2/3
みりん…小さじ2/3

万能ねぎ（小口切り）…5g（大さじ1）

［作り方］

1 豚肉は食べやすく切り、塩をふる。しいたけは石づきを切り、薄切りにする。にんじんはせん切りにする。**A**を混ぜる。

2 深めの耐熱の器にもやし、広げた豚肉、しいたけ、にんじんを順にのせ、**A**をかける。ふんわりとラップをかけ、電子レンジで3～4分加熱する。ラップを外し、万能ねぎを散らす。

エネルギー	151kcal	コレステロール	52mg
脂質	4.4g	飽和脂肪酸	1.6g
食塩相当量	1.0g	食物繊維	2.7g

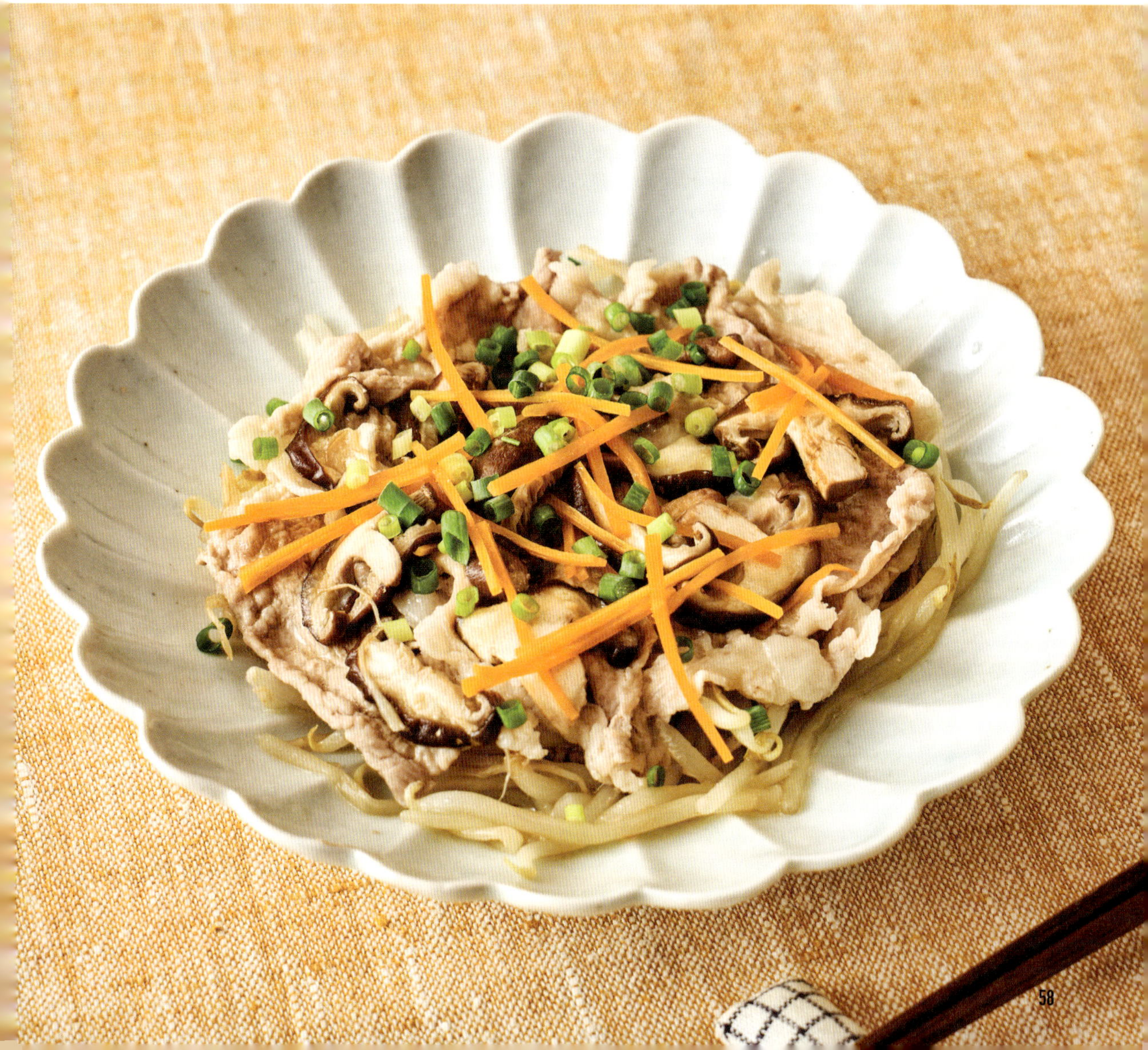

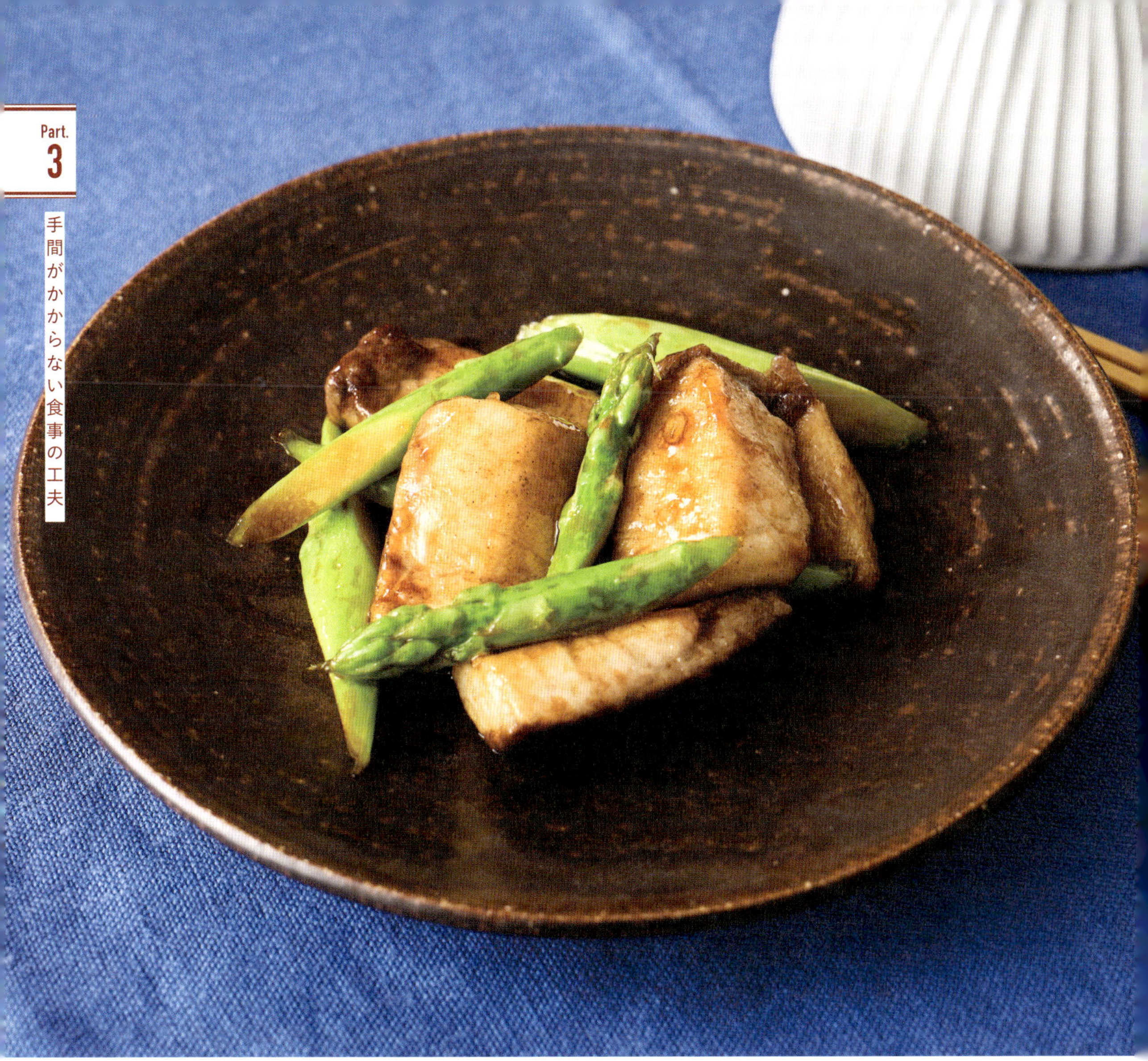

ぶりのオイスター炒め

例 13日目昼食（P149）：アスパラの豚肉巻きと差替え

［材料］（1人分）

ぶり（切り身）…60g（3/4切れ）
塩、こしょう…各少々
片栗粉…小さじ1と1/3
アスパラガス…30g（1本）

A
酒…小さじ1
きび砂糖…小さじ1/2
オイスターソース…小さじ1/2
しょうゆ…小さじ1/6

ごま油…小さじ1/2
こめ油…小さじ1/2

［作り方］

1 ぶりは皮を取って一口大に切る。塩、こしょうをふって少しおき、ペーパータオルで水けを拭き、片栗粉をはたきつける。アスパラは4㎝長さの斜め切りにする。**A**を混ぜる。

2 フライパンにごま油、こめ油を中火で熱し、ぶりを入れる。両面を軽く焼き、アスパラ、**A**を加え、照りが出るまで炒め合わせる。

エネルギー	203kcal	コレステロール	43mg
脂質	11.8g	飽和脂肪酸	3.4g
食塩相当量	0.7g	食物繊維	0.5g

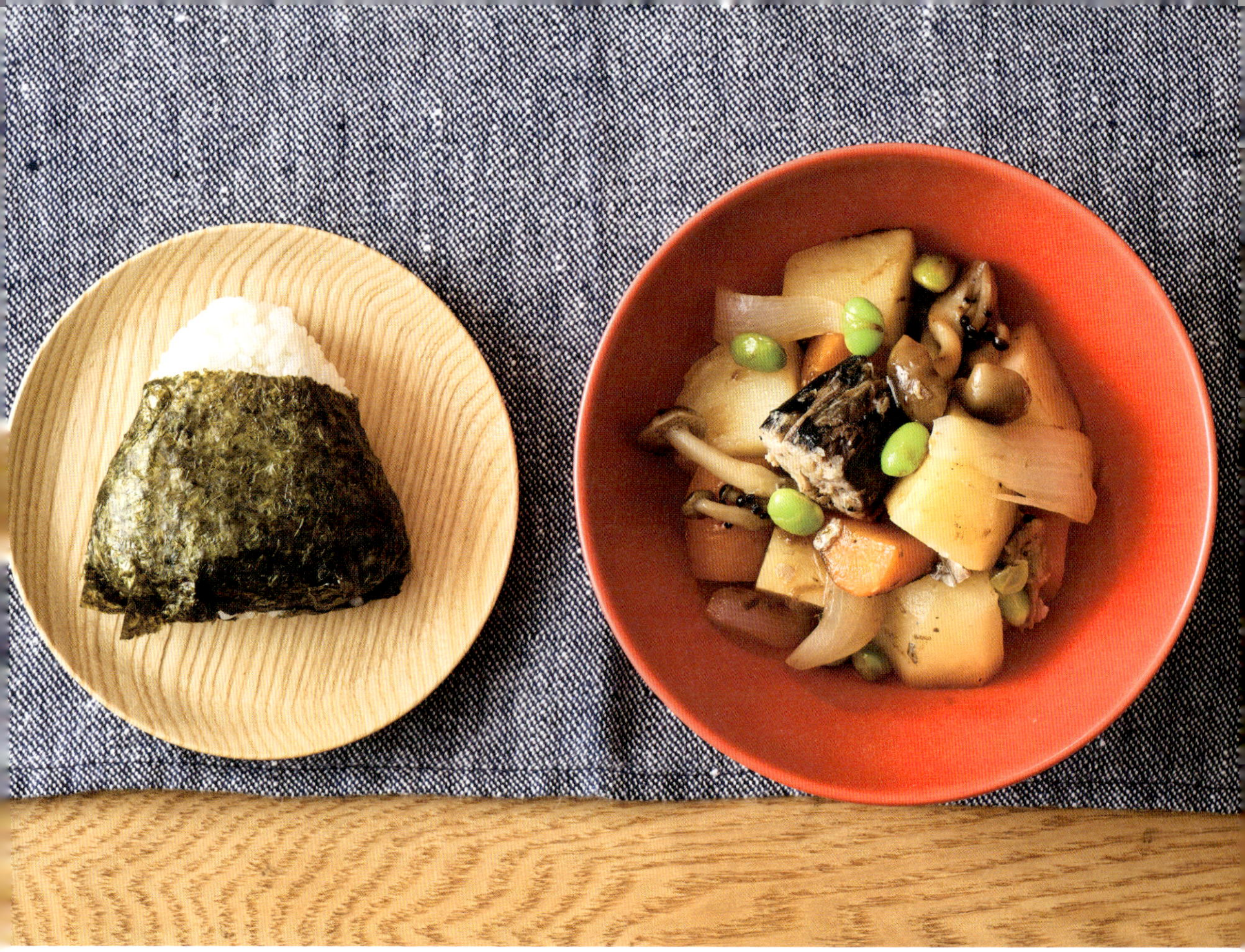

おにぎり

［材料］（1人分）

ご飯…80g
好みの具
（佃煮、梅干しなど）…8g
のり（1/3切）…1枚

［作り方］

ご飯に好みの具を入れ、好みの形に握り、のりを巻く。

エネルギー	254kcal
コレステロール	34mg
脂質	8.4g
飽和脂肪酸	1.9g
食塩相当量	2.5g
食物繊維	13.4g

さばじゃが

例　14日目昼食（P153）：さば缶とトマトのパスタと差替え

［材料］（1人分）

さばの水煮（缶詰）…40g　　じゃがいも…100g（2/3個）
玉ねぎ… 50g（1/4個）　　にんじん…20g
しめじ…30g　　こめ油…小さじ1　　だし汁…130ml

A
酒…小さじ2
きび砂糖…小さじ1と2/3
みりん…小さじ2/3

薄口しょうゆ…小さじ1と2/3　　枝豆（ゆでてさやを除いたもの）…3g

［作り方］

1 じゃがいもは一口大に切り、水にさらす。玉ねぎは5㎜幅のくし形切り、にんじんは一口大の乱切りにする。しめじは石づきを切ってほぐす。

2 鍋にこめ油を中火で熱し、**1**を中火で炒める。野菜に油が回ったら、ひたひたになる程度のだし汁を入れる。ひと煮たちしたらアクを取り、**A**を順に加え、5分ほど煮て薄口しょうゆを入れる。

3 煮立ったら枝豆、さばを缶汁ごと加える。落としぶたをしてふたをして、汁けがほぼなくなるまで10分ほど煮る。

ワンプレート

バランスの良い食事で
用意・後片づけも楽チン

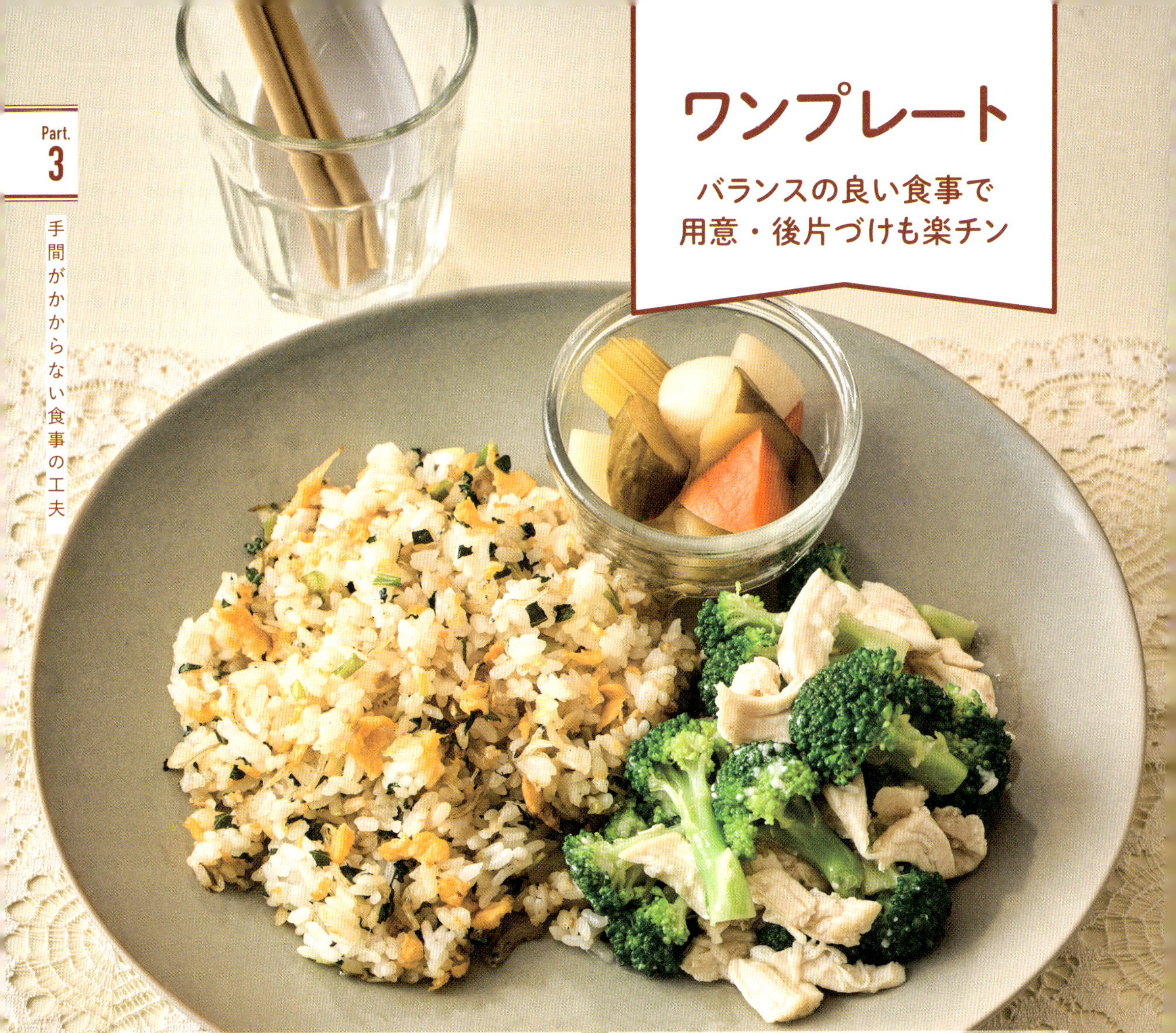

じゃことねぎの炒飯

［材料］（1人分）

ご飯…180g　こめ油…大さじ1/2
ちりめんじゃこ…8g（大さじ2）
ねぎ（みじん切り）…20g（大さじ2強）
溶き卵…25g（1/2個分）　しょうゆ…小さじ1/3
青じそ（粗みじん切り）…2枚分
塩…ひとつまみ　こしょう…少々

［作り方］

フライパンにこめ油を中火で熱し、じゃこ、ねぎを炒める。溶き卵を加え、卵が半熟状のうちにご飯を加え、炒め合わせる。鍋肌からしょうゆを加えてさっと炒め、青じそを加え、塩、こしょうで味を調える。

エネルギー	592kcal	コレステロール	170mg
脂質	16.0g	飽和脂肪酸	3.4g
食塩相当量	2.8g	食物繊維	7.5g

蒸し鶏とブロッコリーのサラダ 塩麹ドレッシング

［材料］（1人分）

鶏ささみの酒蒸し（P53参照）…70g
ブロッコリー…60g（3房）
A　塩麹…小さじ1と1/2強
　ごま油…小さじ1と1/2

［作り方］

ブロッコリーは小房に分けて塩少々（分量外）を加えた熱湯でさっとゆで、冷ます。Aをボールに混ぜ、ささみ、ブロッコリーを加えてあえる。

ミックス野菜のピクルス

［材料］（1人分）

ミックス野菜のピクルス（P52参照）…60g

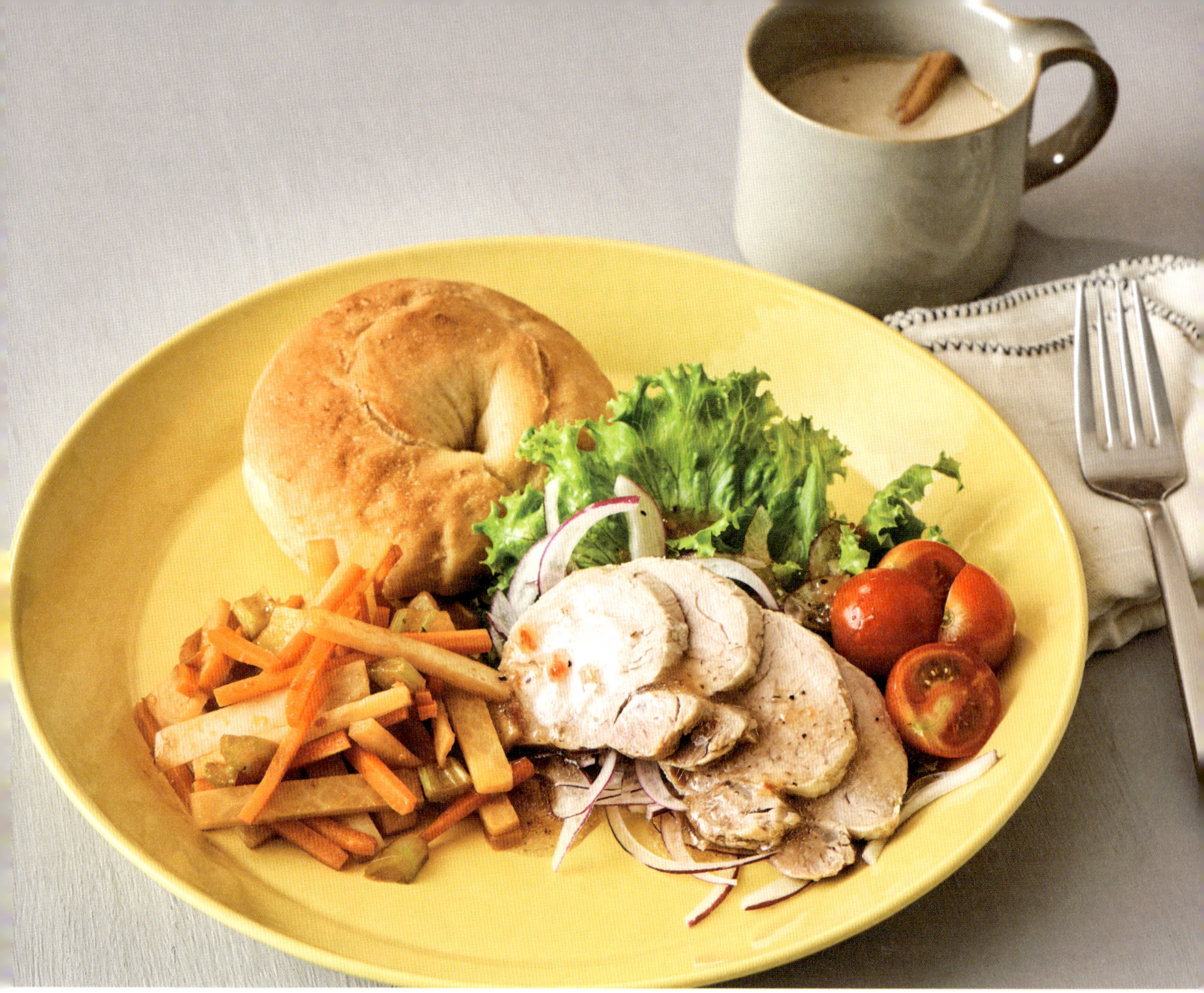

ゆで豚と生野菜のサラダ

［材料］（1人分）
ゆで豚（P48参照）…70g
リーフレタス（食べやすくちぎる）…20g
紫玉ねぎ（薄切り）…15g
ミニトマト（半分に切る）…20g（2個）
好みのドレッシング…大さじ1強

［作り方］

ゆで豚は食べやすく切り、野菜と盛り合わせ、ドレッシングをかける。

大根とにんじんのきんぴら

［材料］（1人分）
大根とにんじんのピリ辛炒め
（P50参照）…80g

豆乳チャイ

［材料］（1人分）
紅茶ティーバッグ…1個
水…50ml
シナモンスティック…1本
豆乳…150ml
はちみつ…小さじ2/3強
しょうがのしぼり汁…小さじ3/5
ガラムマサラ…少々

［作り方］

鍋に水、ティーバッグ、シナモンを入れて弱火にかける。沸騰して紅茶が濃いめに出たら、豆乳、はちみつ、しょうがのしぼり汁を加え、煮立つ直前に火を止める。ティーバッグを取り除いてカップに注ぎ、ガラムマサラをふる。

エネルギー	512kcal	コレステロール	41mg
脂質	12.2g	飽和脂肪酸	2.8g
食塩相当量	2.0g	食物繊維	2.7g

Column. 3

コレステロールが気になる人におすすめの調味料・食材

この本のレシピで使用している、おすすめの調味料や食材をピックアップ。
なじみのないものもあるかもしれませんが、風味が増す、減塩に役立つなど、
コレステロールが気になる方にはメリットがたくさんあります。
ぜひ取り入れてみてください。

■こめ油

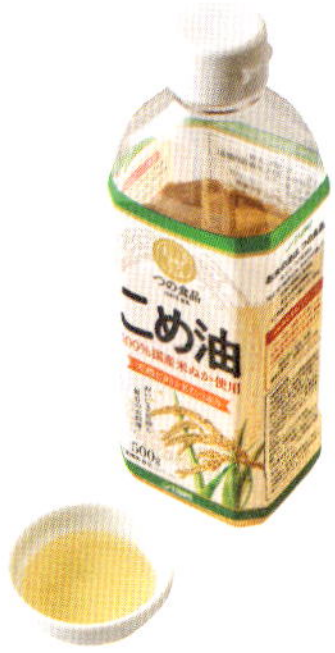

抗酸化作用の強いビタミンEを多く含み、LDLコレステロールを減らす作用のあるオメガ6系のリノール酸とオメガ9系のオレイン酸のバランスが良い。くせがない風味で和食をはじめ、どんな料理にもよく合います。

■ゆず酢

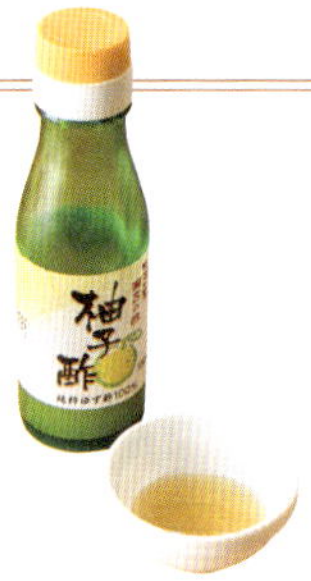

ゆず果汁100%のしぼり汁で、酢のように発酵、熟成させたものではありません。ゆずの香りと酸味が和食に合い、うす味料理のアクセントにおすすめ。刺身、焼き魚などを、しょうゆでなくゆず酢で食べれば減塩に。

■きび砂糖

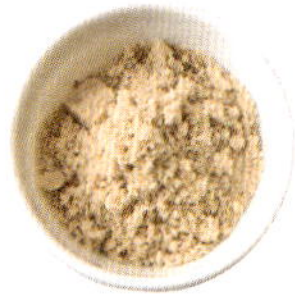

さとうきびが精製される途中過程のものを結晶化したもので、さとうきび本来の風味や栄養も残っています。上白糖に比べるとカリウムなどのミネラルも豊富。こくがある甘さで、料理に使うと少量でも深みのある味になります。

■カッテージチーズ

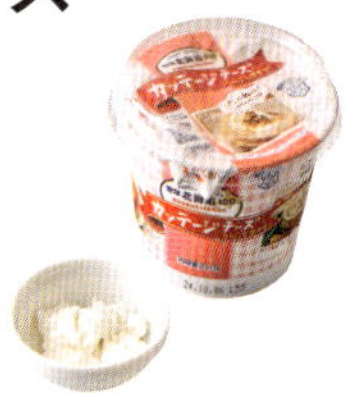

乳脂肪分を取り除いた脱脂乳が原料で、チーズのなかでは脂質や塩分が少なめ。くせのないさわやかな酸味でさまざまな料理に活用できます。ドレッシングやソースに使うとうす味でもコクのある味わいになり、満足感がアップ。

■てんさい糖

サトウダイコンともよばれる甜菜が原料で、まろやかでやさしい甘さが特徴。食後血糖値の上昇を示す指標であるGI値が低く、腸内環境を整える作用のあるオリゴ糖が含まれています。

※本書では料理にきび砂糖、お菓子にてんさい糖を使用していますが、好みによって使い分けても構いません。

■アマニ油ドレッシング

オメガ6系脂肪酸を含むアマニ油を手軽に取れる市販のドレッシング。単体のアマニ油に比べると含有量は低いですが、手軽に取り入れるにはおすすめ。さまざまな製品があるので、好みの味を探してみましょう。

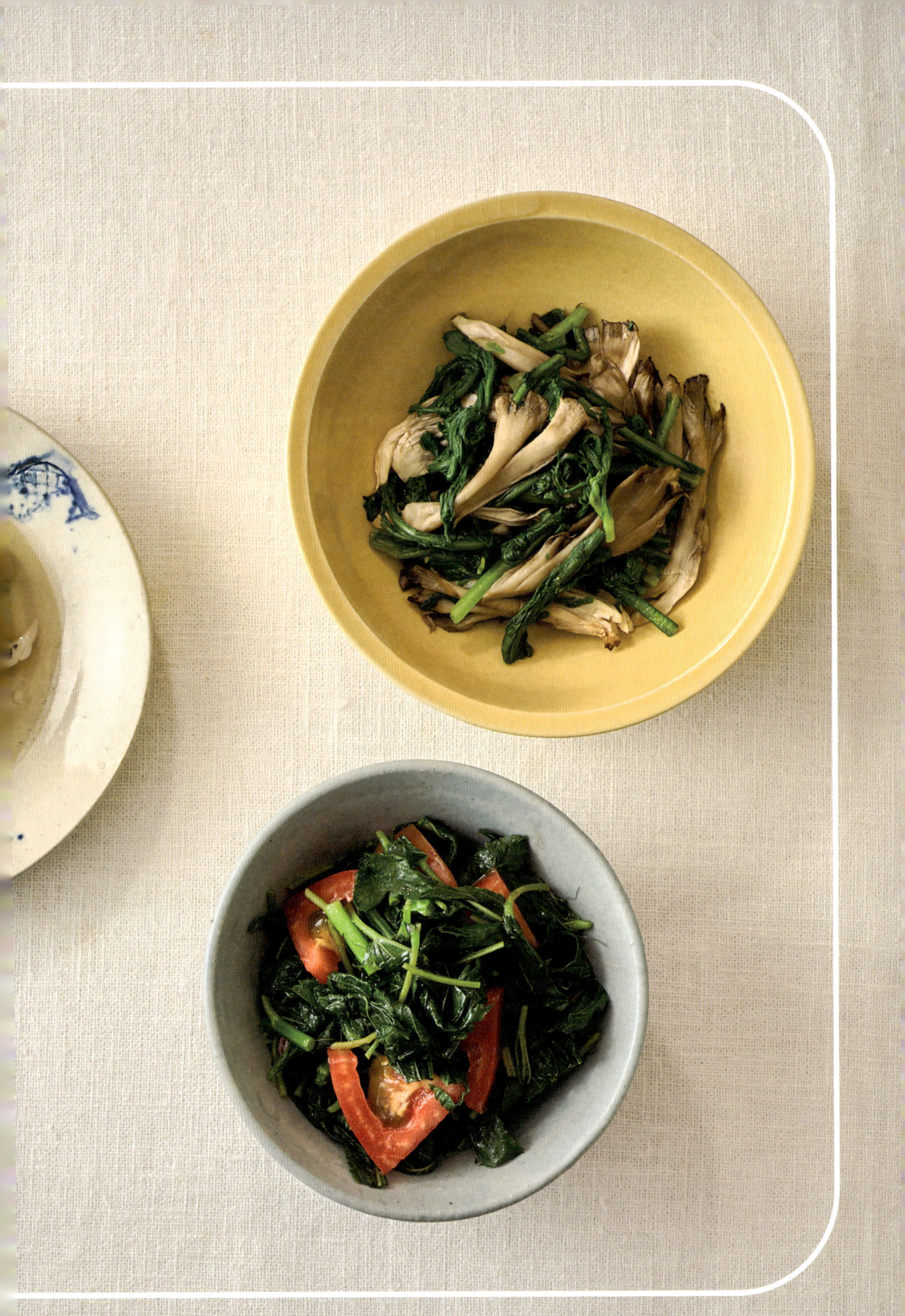

Part. 4

コレステロールの上昇を抑える一品料理

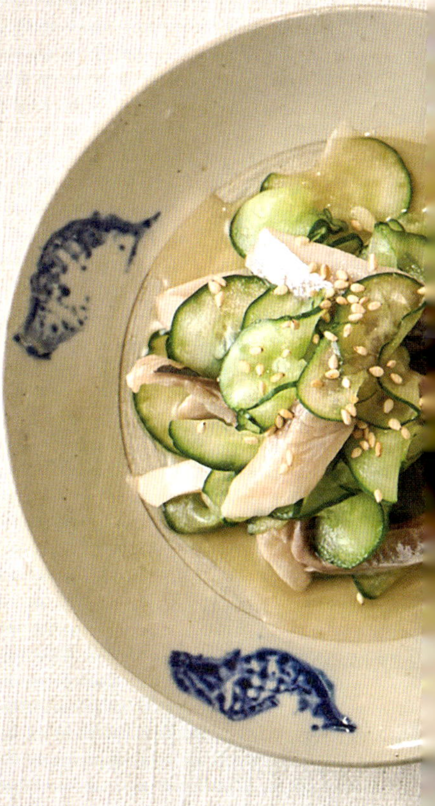

肉、魚、大豆などの主菜、煮物などの副菜、
そして汁物、ご飯、デザートまで。
コレステロールの上昇を抑える一品料理を作り、
その日のメニューを組み合わせていきましょう。

主菜

肉料理

牛ひき肉と高野豆腐のハンバーグ

［材料］（1人分）

高野豆腐…16g（1枚）
溶き卵…25g（1/2個分）
牛乳…大さじ1
牛ひき肉（赤身）…80g
玉ねぎ（みじん切り）…50g（1/4個分）
塩、こしょう、ナツメグ…各少々
オリーブ油…小さじ1強

A
トマトの缶詰（カット）…30g
赤ワイン…大さじ2
中濃ソース…大さじ1弱
コンソメ（顆粒）…小さじ1/3弱
こしょう…少々
マッシュルーム（薄切り）…20g

クレソン…適宜

［作り方］

1 高野豆腐は大根おろし器ですりおろす。ボールに溶き卵、牛乳、高野豆腐を入れて浸す。

2 **1** にひき肉、玉ねぎ、塩、こしょう、ナツメグを加え、粘りがでるまでよく混ぜる。中の空気を抜きながら、小判形にまとめる。

3 フライパンにオリーブ油を中火で熱し、**2** を入れて焼く。両面を各2分ほど、こんがりと焼いて取り出す。

4 フライパンに **A** を入れて中火で熱し、ハンバーグを戻す。ソースを回しかけ、ふたをして火が通るまで3～4分煮る。ソースごと器に盛り、クレソンを添える。

エネルギー	429kcal	コレステロール	154mg
脂質	26.5g	飽和脂肪酸	7.5g
食塩相当量	2.1g	食物繊維	2.2g

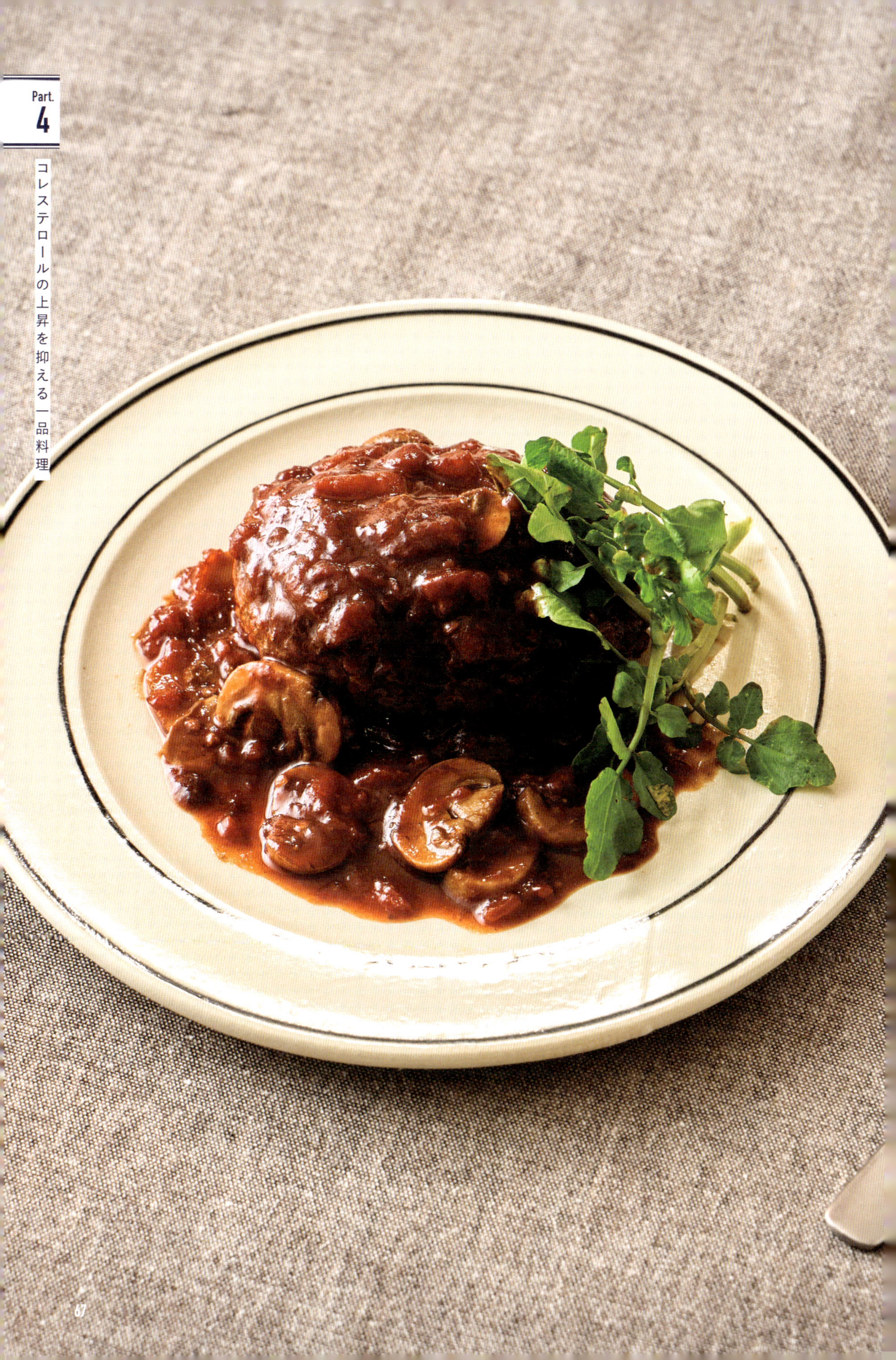

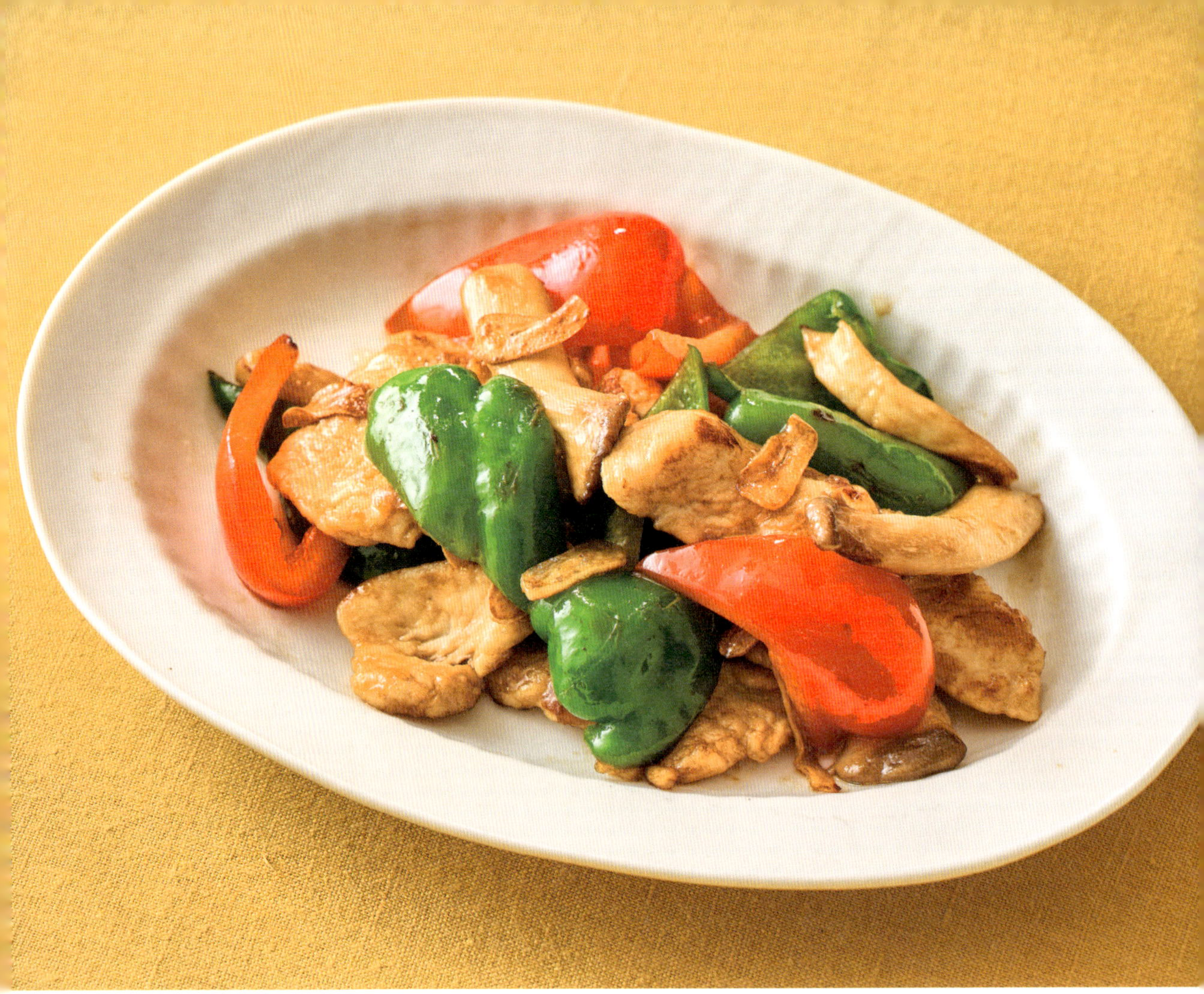

鶏むね肉とパプリカのエスニック炒め

［材料］（1人分）

赤パプリカ…30g（1/3個）
ピーマン…30g（1個）
エリンギ…30g（小1本）
にんにく…5g（1かけ）
鶏むね肉…80g
小麦粉…小さじ1と2/3

A｜ナンプラー…小さじ1
　｜オイスターソース…小さじ1/2

オリーブ油…大さじ1/2強
酒…小さじ1

エネルギー	214kcal
コレステロール	57mg
脂質	9.4g
飽和脂肪酸	1.5g
食塩相当量	0.8g
食物繊維	2.6g

［作り方］

1 パプリカ、ピーマンは大きめの乱切りにする。エリンギは大きいものは長さを半分に切り、手で裂く。にんにくは薄切りにする。

2 鶏むね肉は1㎝幅のそぎ切りにする。ポリ袋に小麦粉と鶏むね肉を入れる。袋に空気を入れて大きく膨らませ、振り混ぜて肉に粉を均等にまぶす。**A**を混ぜる。

3 フライパンにオリーブ油を中火で熱してにんにくを炒め、きつね色になったら取り出す。鶏肉を入れて1分半ほど焼き、裏返してふたをして、さらに1分半ほど焼き、取り出す。

4 フライパンに**1**を入れ、中火でさっと炒めて酒を加え、ふたをして1分ほど蒸し焼きにする。**3**を戻し入れ、**A**を加えて火を強め、煮汁をからめながら炒める。

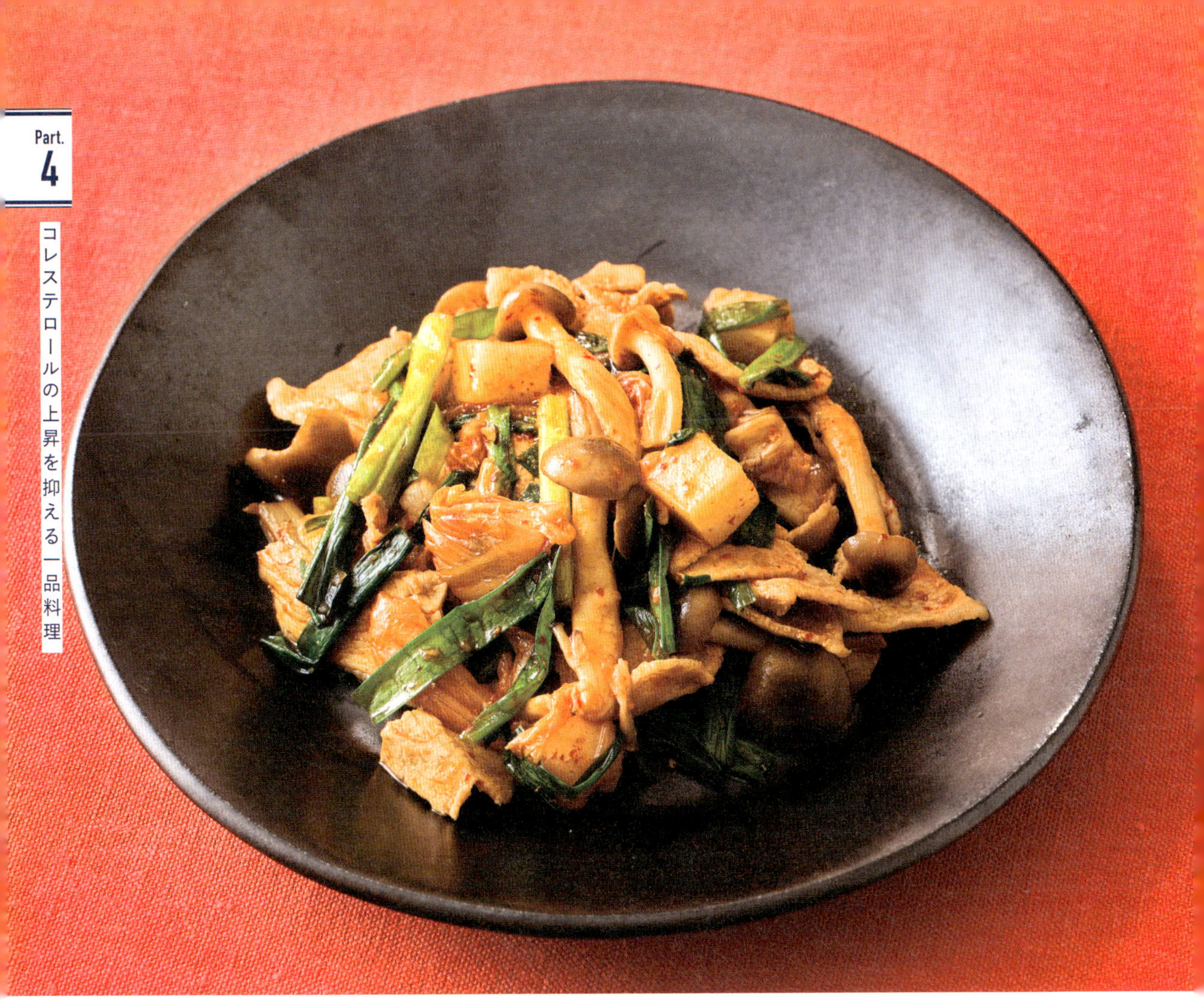

豚肉と餅のキムチ炒め

［材料］（1人分）

豚もも薄切り肉…80g
切り餅…30g
しめじ…40g
にら…30g
白菜キムチ…40g
ごま油…大さじ1/2
酒…小さじ1弱
しょうゆ…小さじ1/2

［作り方］

1 豚肉は5cm幅に切る。餅は1.5cm幅の棒状に切る。しめじは石づきを切ってほぐし、にらは4cm長さに切る。

2 フライパンにごま油を中火で熱し、豚肉を炒める。肉の色が変わってきたらキムチ、しめじを順に加えてさっと炒める。弱めの中火にして餅を加えて軽く炒め、にら、酒、しょうゆを加える。ひと混ぜしてふたをして、餅が柔らかくなるまで1分ほど蒸し焼きにする。

エネルギー	266kcal	コレステロール	52mg
脂質	11.5g	飽和脂肪酸	2.7g
食塩相当量	1.5g	食物繊維	2.2g

豚肉と青菜のやわらか炒め

［材料］（1人分）

豚もも薄切り肉…80g

A
- 酒…小さじ3/5
- しょうゆ…小さじ1/2

片栗粉…小さじ1と2/3
青梗菜…30g
にら…30g
玉ねぎ…30g
ごま油…大さじ1/2強

B
- 酢…小さじ1弱
- しょうゆ…小さじ2/3
- みりん…小さじ2/3

［作り方］

1 豚肉は5cm長さに切る。ボールに豚肉、**A**を入れてもみ込み、片栗粉を加えて混ぜる。

2 青梗菜は4cm長さに切り、茎と葉を分ける。にらは4cm長さ、玉ねぎは縦1cm幅に切る。**B**を混ぜる。

3 フライパンにごま油を中火で熱し、豚肉を炒める。肉の色が変わったら、玉ねぎ、青梗菜の茎を加えて炒める。玉ねぎが透き通ってきたら、青梗菜の葉、にらを加えてさらに炒める。葉がしんなりしたら**B**を加え、さっと炒め合わせる。

エネルギー	236kcal	コレステロール	53mg
脂質	12.2g	飽和脂肪酸	2.8g
食塩相当量	1.1g	食物繊維	1.6g

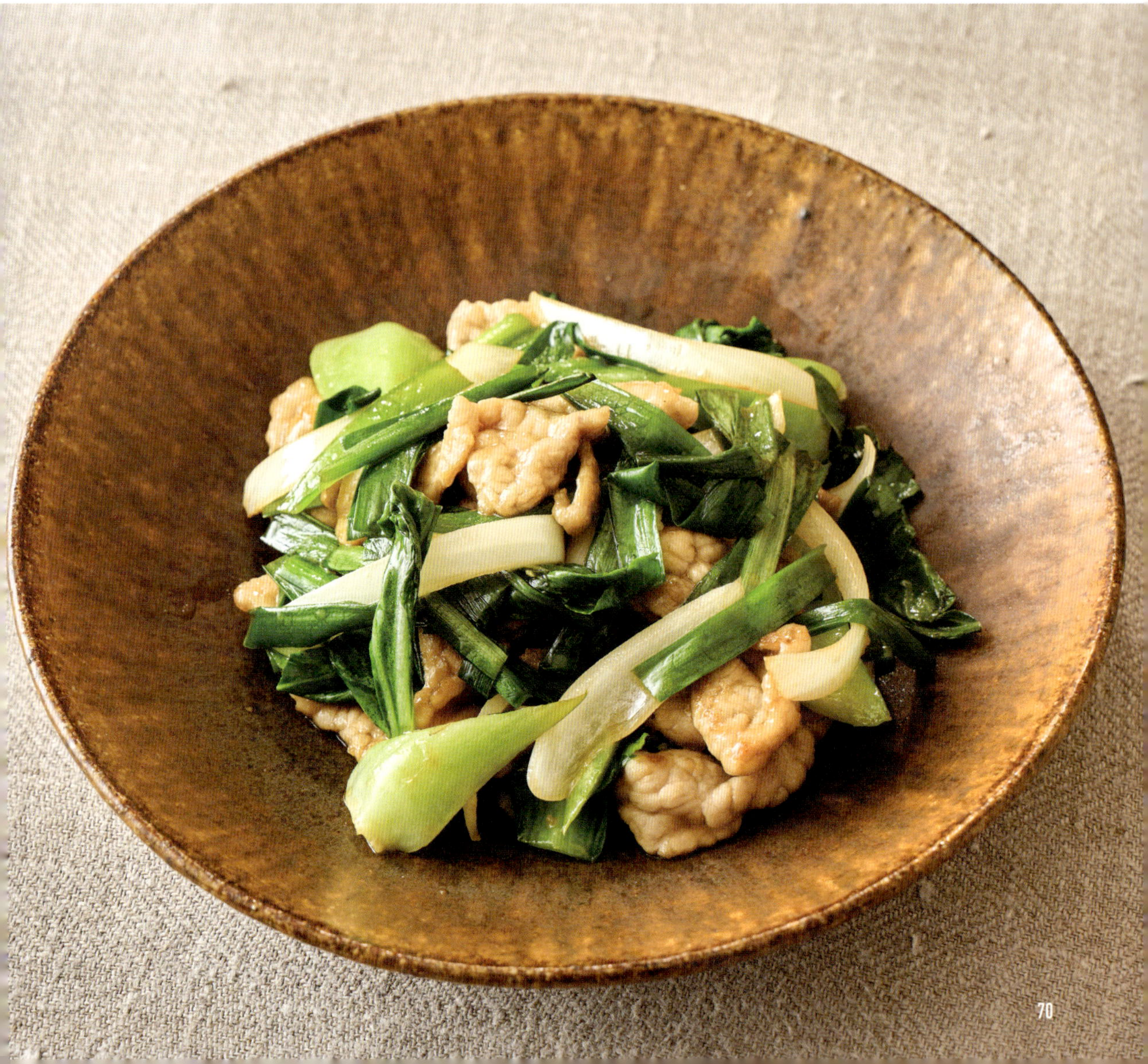

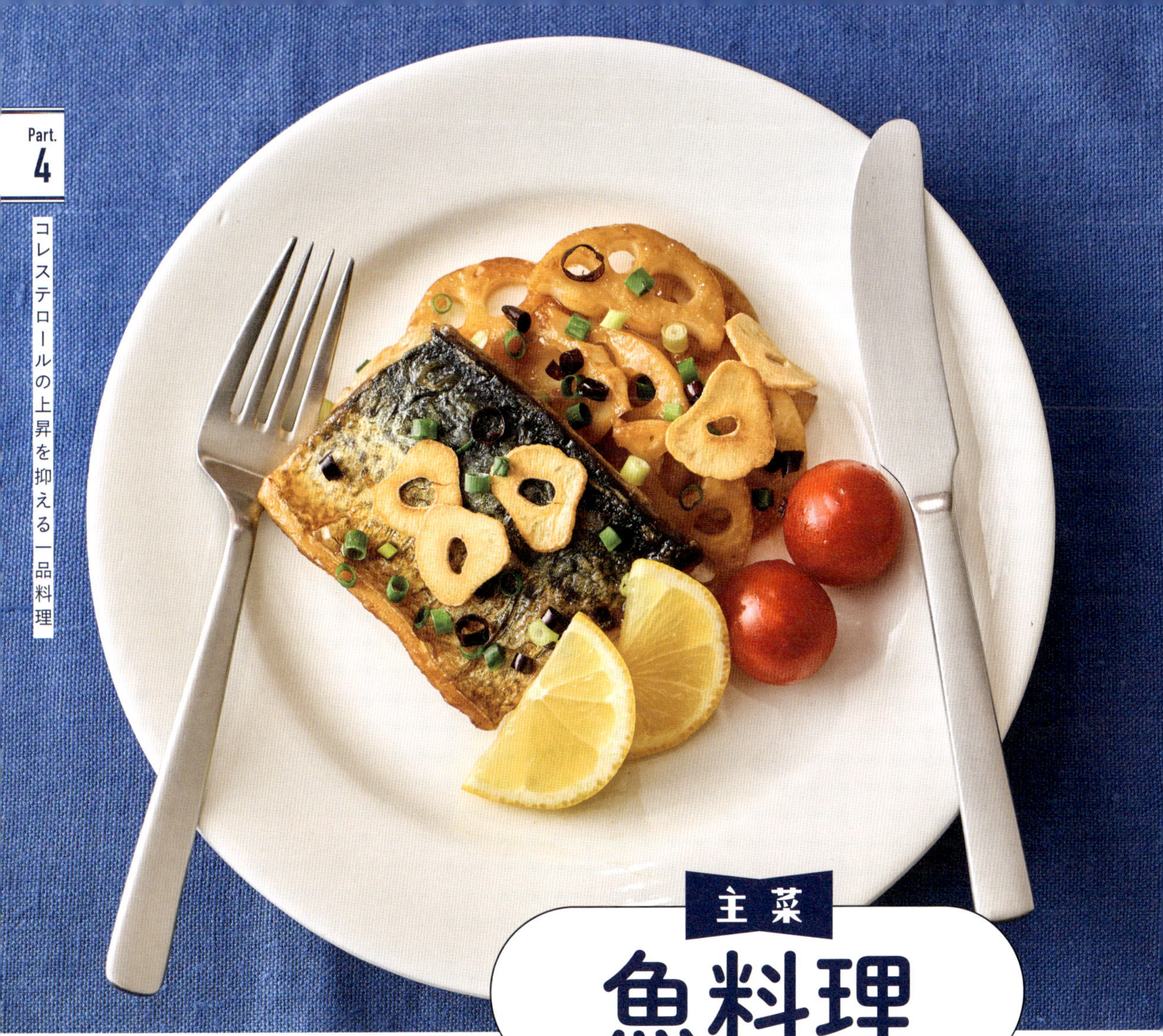

主菜

魚料理

さばの香味焼き

［材料］（1人分）

さば（切り身）…70g（1切れ）
片栗粉　小さじ1と1/3
れんこん…30g
にんにく…3g（1/2かけ）

A｜しょうゆ…小さじ1弱
　｜みりん…小さじ1/2弱
　｜酢…小さじ1

ごま油…小さじ1
赤唐辛子（輪切り）…少々
レモン（半月切り）…5g（2枚）
ミニトマト…20g（2個）
万能ねぎ（小口切り）…適宜

［作り方］

1 さばはペーパータオルで水けをふき取り、片栗粉をはたきつける。れんこんは5㎜幅の半月切りにして水にさらし、水けをきる。にんにくは薄切りにする。**A**を混ぜる。

2 フライパンにごま油、にんにく、赤唐辛子を入れて弱火にかけ、にんにくに焼き色がついたら取り出す。中火にしてさば、れんこんを入れる。両面を各2分ほど、焼き色がつくまで焼いたら**A**を加え、煮からめる。器に盛り、レモン、ミニトマトを添え、にんにく、赤唐辛子、万能ねぎを散らす。

エネルギー	549kcal	コレステロール	42mg
脂質	14.9g	飽和脂肪酸	4.1g
食塩相当量	1.0g	食物繊維	1.4g

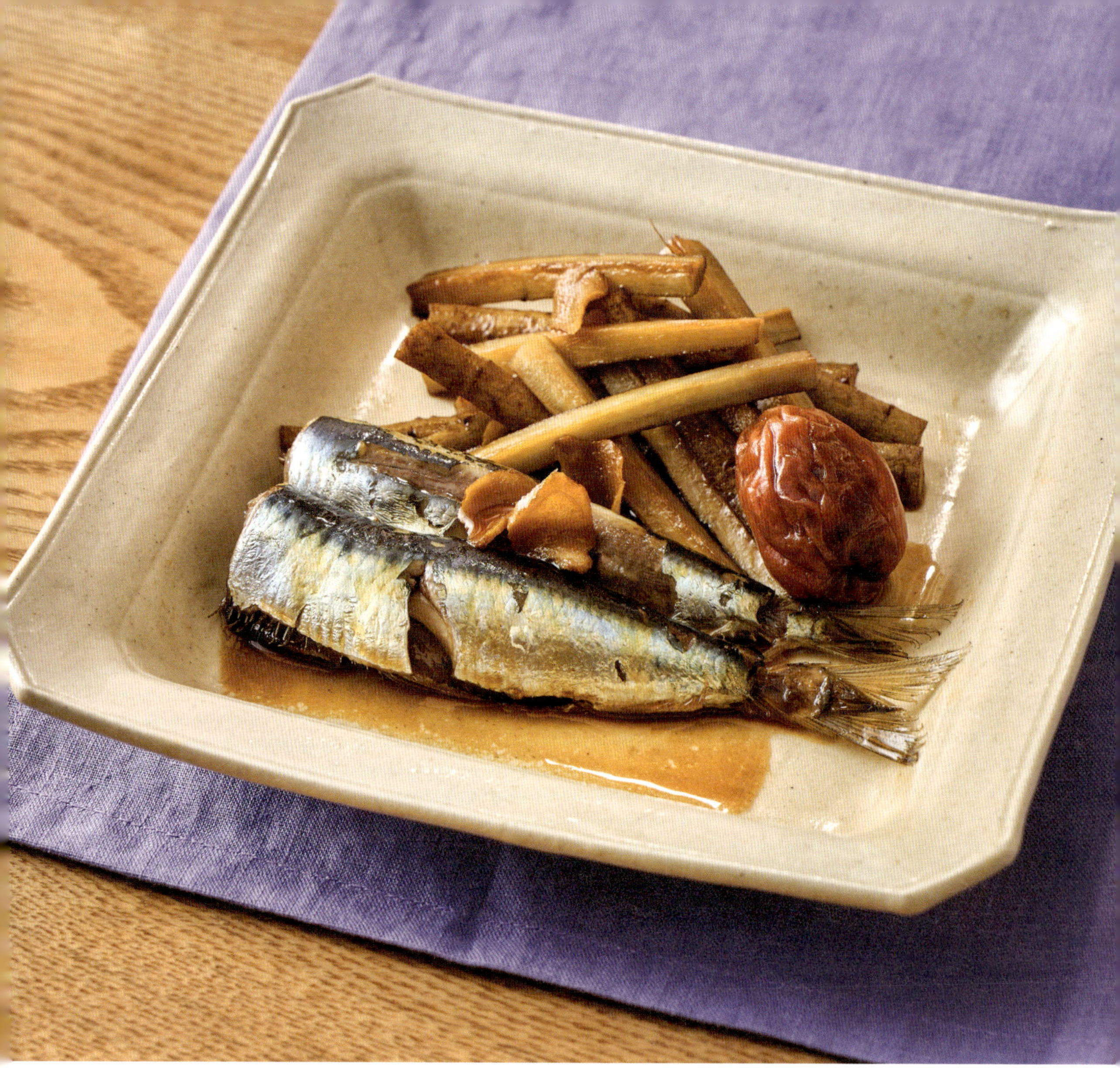

いわしの梅煮

［材料］（1人分）

いわし（頭、内臓を除いたもの）
…80g（中2尾）
ごぼう…60g
しょうが…5g
梅干し（塩分8%）…10g（1個）

A
水…100ml
酒…大さじ1と2/3
しょうゆ…小さじ2弱
きび砂糖…小さじ1と2/3
みりん…小さじ1強

［作り方］

1 ごぼうは7～8cm長さに切り、1mm角の棒状に切る。しょうがは皮つきのまま薄切りにする。

2 鍋にごぼう、しょうが、梅干し、**A**を入れて中火にかける。沸騰したらいわしを入れて弱火にし、落しぶたとふたをして、10分ほど煮る。

エネルギー	240kcal	コレステロール	53mg
脂質	5.9g	飽和脂肪酸	2.1g
食塩相当量	2.5g	食物繊維	3.7g

鮭とえびのムニエル トマトバジルソース

［材料］（4人分）

えび（ブラックタイガーなど）…40g（中2本）
生鮭（切り身）…40g（1/2切れ）

A 塩…ひとつまみ
こしょう…少々

小麦粉…小さじ1と2/3

B トマト（1cm角）…40g
玉ねぎ（みじん切り・水にさらして絞る）…10g
バジル（みじん切り）…2g
にんにく（すりおろし）…小さじ1/6
えごま油…小さじ1
塩…ふたつまみ
こしょう…少々

オリーブ油…小さじ1強
白ワイン…大さじ1　　バジル…適宜

［作り方］

1 えびは尾の1節を残して殻をむき、背わたがあれば竹串などで取る。鮭、えびはペーパータオルで水けを拭き、**A** で下味をつけ、小麦粉をはたきつける。**B** を混ぜる。

2 フライパンにオリーブ油を中火で熱し、えび、鮭を入れる。1分ほど焼いて裏返し、さらに1分ほど焼いたら白ワインをふり、ふたをして30秒ほど蒸し焼きにする。器に **B** を広げてえびと鮭を盛り、バジルを添える。

エネルギー	203kcal	コレステロール	83mg
脂質	10.6g	飽和脂肪酸	1.3g
食塩相当量	1.2g	食物繊維	0.8g

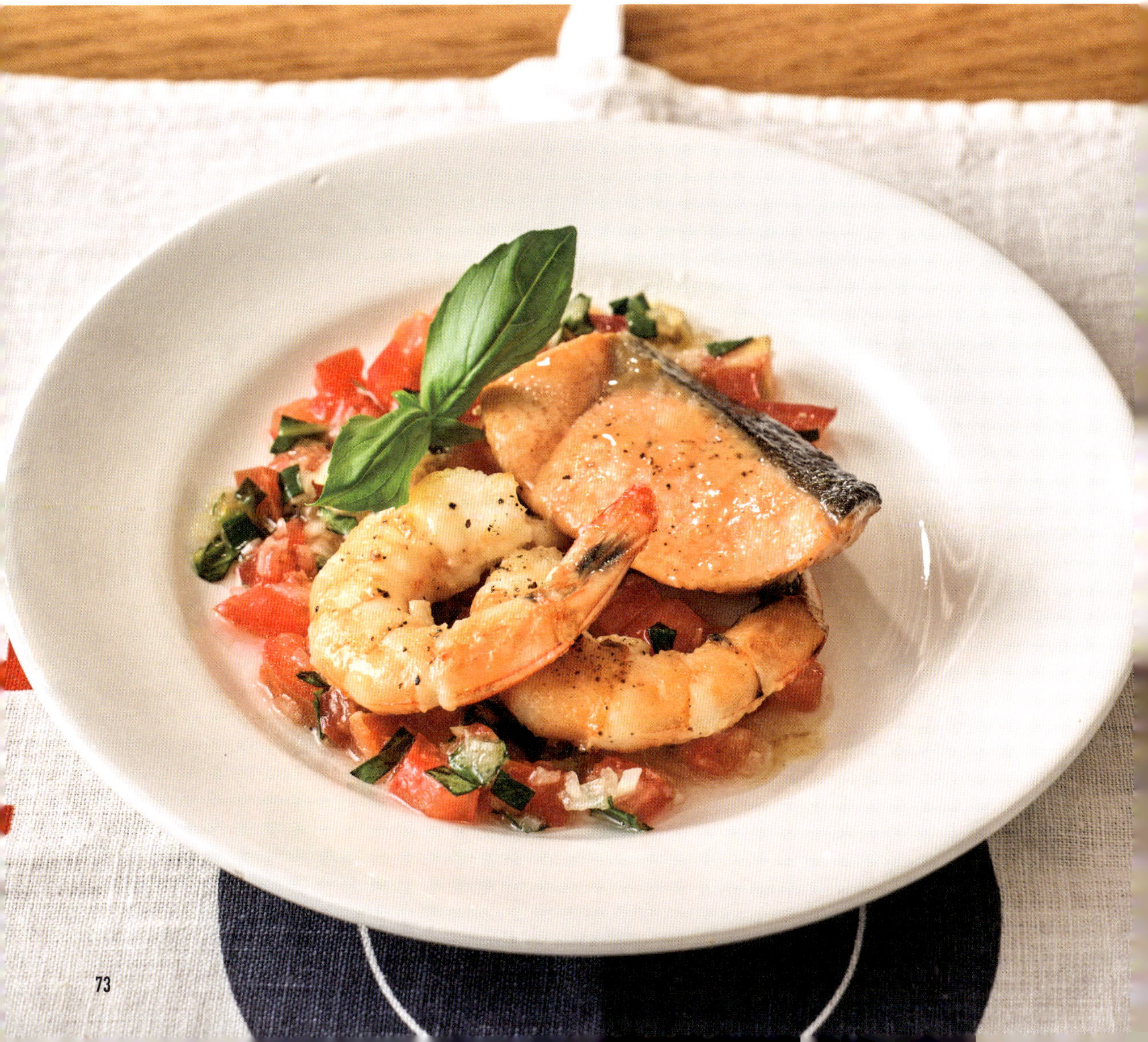

かじきのカレーソテー

［材料］（1人分）

めかじき（切り身）…80g（1切れ）
じゃがいも…50g（1/3個）

A
小麦粉…小さじ1
カレー粉…少々
塩…小さじ1/6強
こしょう、クミン…各少々

オリーブ油…大さじ1/2強
パセリ（みじん切り）…適宜
キャベツ（せん切り）…50g（大1枚）
ラディッシュ（薄切り）…10g（1個）

［作り方］

1 かじきは半分に切り、ペーパータオルで水けをふき取る。じゃがいもは皮つきのまま半分に切って水にさっとさらし、ラップにふんわりと包んで電子レンジで1分ほど加熱する。

2 ポリ袋に**A**、かじき、粗熱が取れたじゃがいもを入れる。袋に空気を入れて大きく膨らませ、振り混ぜてかじきとじゃがいもに**A**を均等にまぶす。

3 フライパンにオリーブ油を中火で熱し、かじき、じゃがいもを入れて両面を各2〜3分焼く（カレー粉は焦げやすいので注意）。かじき、じゃがいもを器に盛り、パセリをふる。キャベツとラディッシュを混ぜて添える。

エネルギー	232kcal	コレステロール	57mg
脂質	13.3g	飽和脂肪酸	2.4g
食塩相当量	1.4g	食物繊維	6.1g

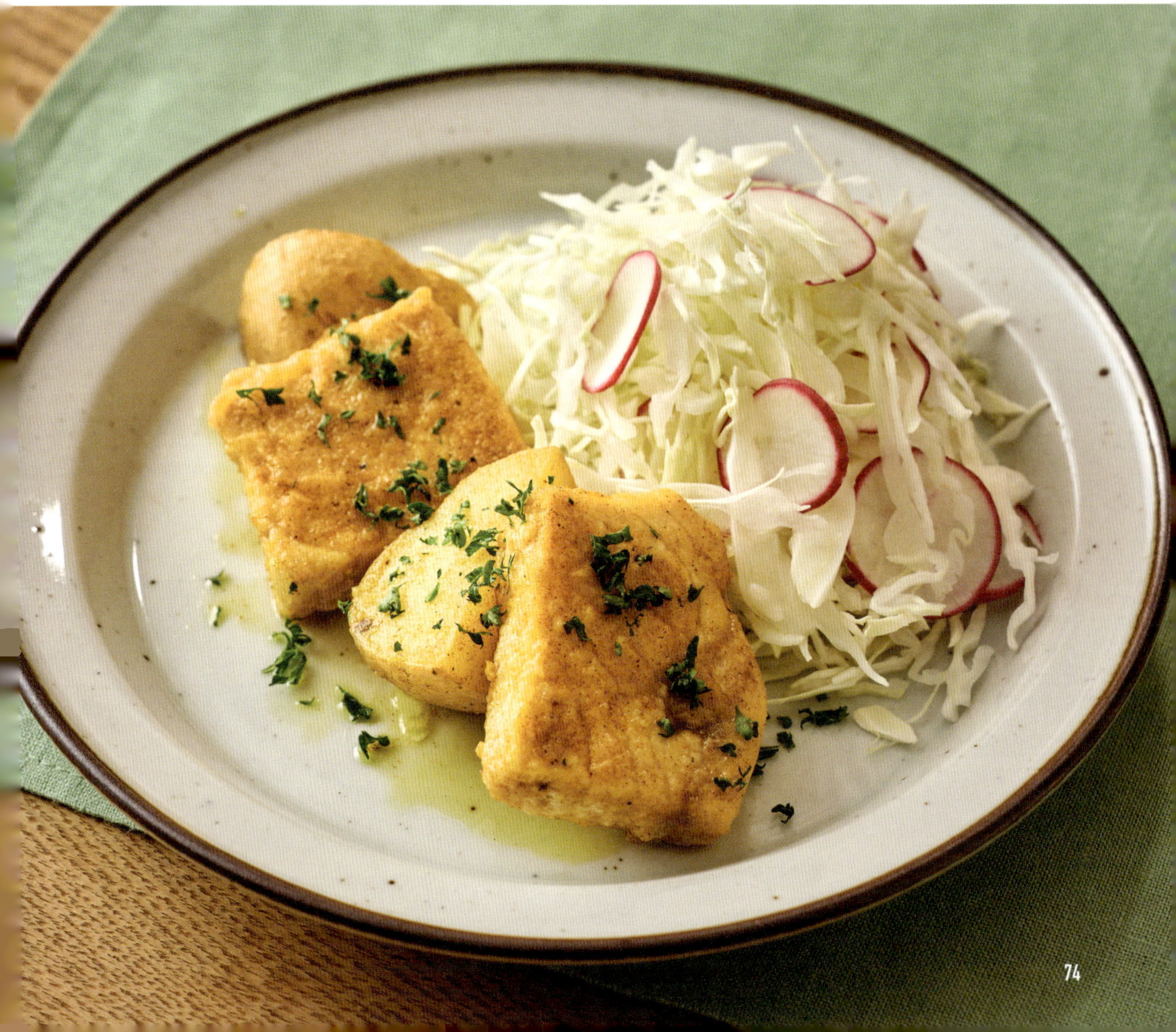

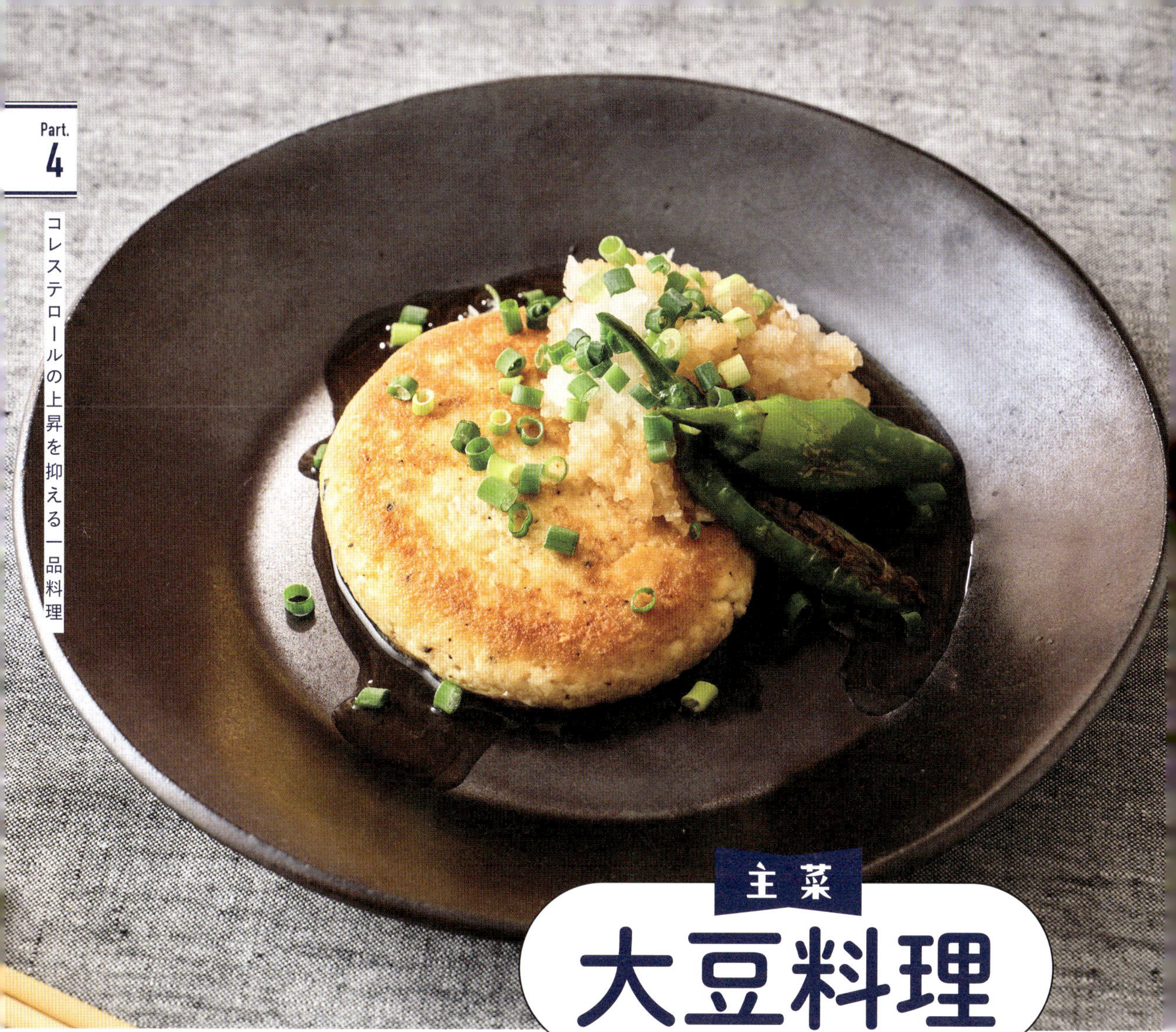

主菜

大豆料理

豆腐と鮭缶のハンバーグ

［材料］（1人分）

木綿豆腐…80g（1/2丁）
溶き卵…10g　パン粉…大さじ2弱
鮭の水煮（缶詰）…30g
塩…ひとつまみ強　こしょう…少々
こめ油…小さじ1と1/2
しし唐辛子…10g（2本）　大根…50g
万能ねぎ（小口切り）…3g（大さじ1弱）
ポン酢しょうゆ…小さじ1と1/3

エネルギー	204kcal
コレステロール	56mg
脂質	12.8g
飽和脂肪酸	2.7g
食塩相当量	1.1g
食物繊維	2.4g

［作り方］

1 豆腐はペーパータオルで包んでざるに入れ、水を入れたボールを上におき、10分ほどおいて水切りする。水けを拭き、泡だて器で細かくつぶす。

2 ボールに溶き卵、パン粉を入れて浸す。ほぐした鮭、豆腐、塩、こしょうも加えてよく混ぜ、平たい丸形にまとめる。

3 フライパンにこめ油を中火で熱し、**2**を入れる。2分ほど焼いてきつね色になったら裏返し、しし唐辛子を加え、ふたをする。しし唐をときどき転がしながら2分ほど焼く。

4 大根は皮ごとすりおろす。器にハンバーグ、大根おろし、しし唐辛子を盛りつけ、万能ねぎを散らしてポン酢をかける。

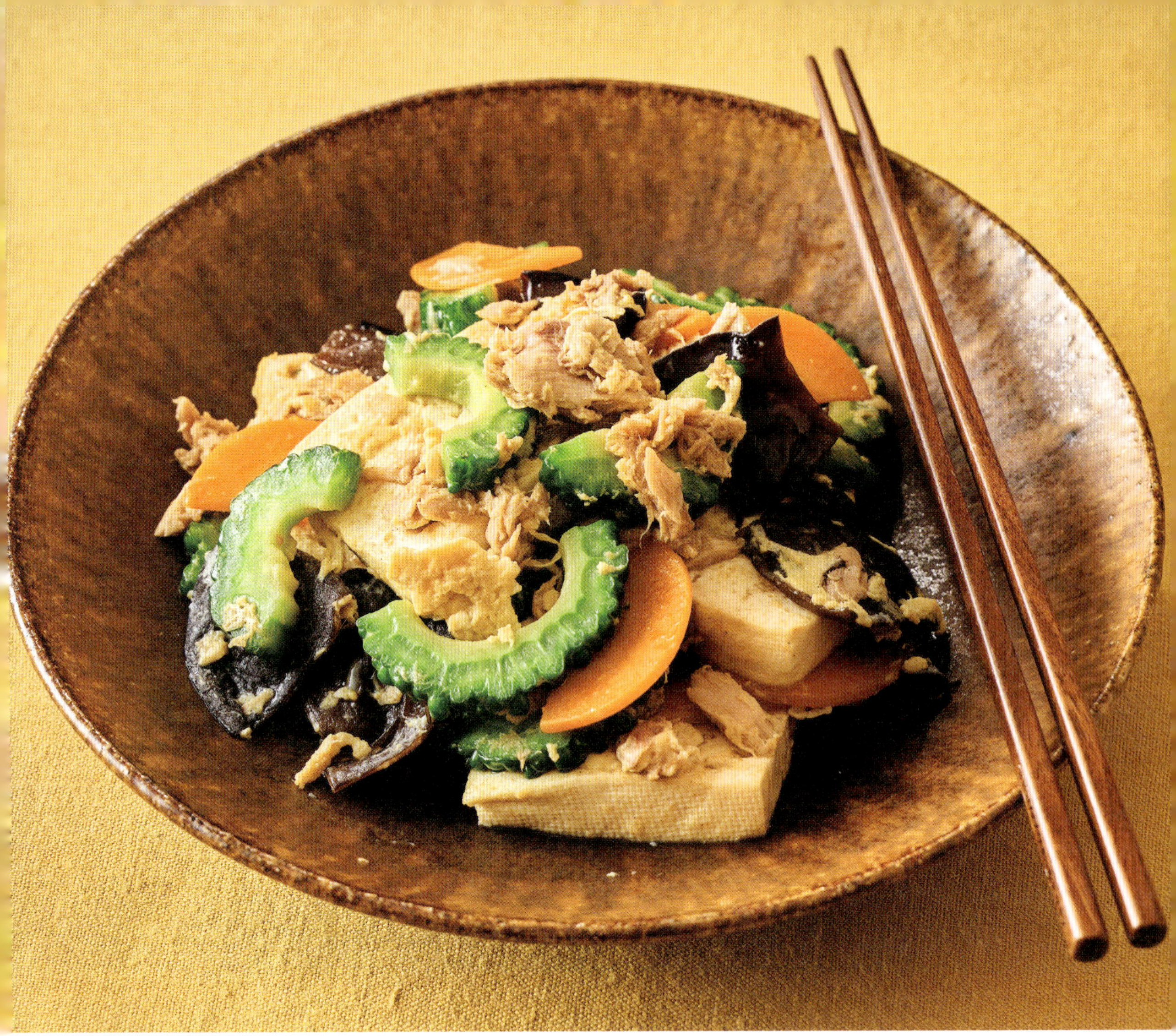

ゴーヤーと豆腐のチャンプルー

［材料］（1人分）

木綿豆腐…150g（1/2丁）
ゴーヤー…50g（1/4本）
きくらげ（戻したもの）…20g
にんじん…20g
ごま油…大さじ1/2強
ツナ缶詰（ノンオイル）…30g
溶き卵…25g（1/2個分）
しょうゆ…小さじ1弱
こしょう…少々

エネルギー	257kcal
コレステロール	103mg
脂質	17.2g
飽和脂肪酸	3.2g
食塩相当量	1.3g
食物繊維	4.6g

［作り方］

1 豆腐はペーパータオルで包んでざるに入れ、水を入れたボールを上におき、10分ほどおいて水切りして、1cm幅に切る。ゴーヤーは縦半分に切り、わたと種を取る。5mm幅に切って塩ひとつまみ（分量外）をふり、5分ほどおいて水けをきる。きくらげは石づきを切ってざく切りにする。にんじんは薄い半月切りにする。

2 フライパンにごま油の半量（大さじ1/4強）を中火で熱し、豆腐を入れて焼き、両面に焼き色がついたら取り出す。

3 フライパンに残りのごま油（大さじ1/4強）を中火で熱し、きくらげ、にんじんを炒める。にんじんに火が通ったらゴーヤーを加えて炒め、ゴーヤーがしんなりしたら、ツナ、豆腐を加えてさっと炒める。溶き卵を加え、全体を炒め合わせる。鍋肌からしょうゆを回し入れ、こしょうをふり、さっと炒め合わせる。

厚揚げのえびのせ焼き

［材料］（1人分）

厚揚げ…80g（1/2枚）
むきえび…50g
さやいんげん…20g（2本）

A
- ねぎ（みじん切り）…20g（大さじ2強）
- しょうが（すりおろし）…小さじ1弱
- みりん…小さじ1弱
- しょうゆ…小さじ2/3
- 塩…小さじ1/6
- こしょう…少々

片栗粉…小さじ1と2/3
こめ油…小さじ1強
酒…大さじ1/2

［作り方］

1 厚揚げは熱湯をかけて油抜きして水けを拭き、厚みを半分に切る。いんげんは4cm長さの斜め切りにする。

2 えびは包丁でたたいてミンチ状にしてボールに入れ、**A**を加えてよくこねる。

3 厚揚げの豆腐の面に片栗粉をはたき、**2**を平たく塗り、再び片栗粉をはたく。

4 フライパンにこめ油を中火で熱し、**3**のたねの部分を下にして入れ、ふたをして2分ほど焼く。焼き色がついたら、裏返して弱めの中火にし、酒、さやいんげんを加えて、2分ほど焼く。

エネルギー	253kcal	コレステロール	80mg
脂質	13.6g	飽和脂肪酸	2.3g
食塩相当量	1.7g	食物繊維	1.7g

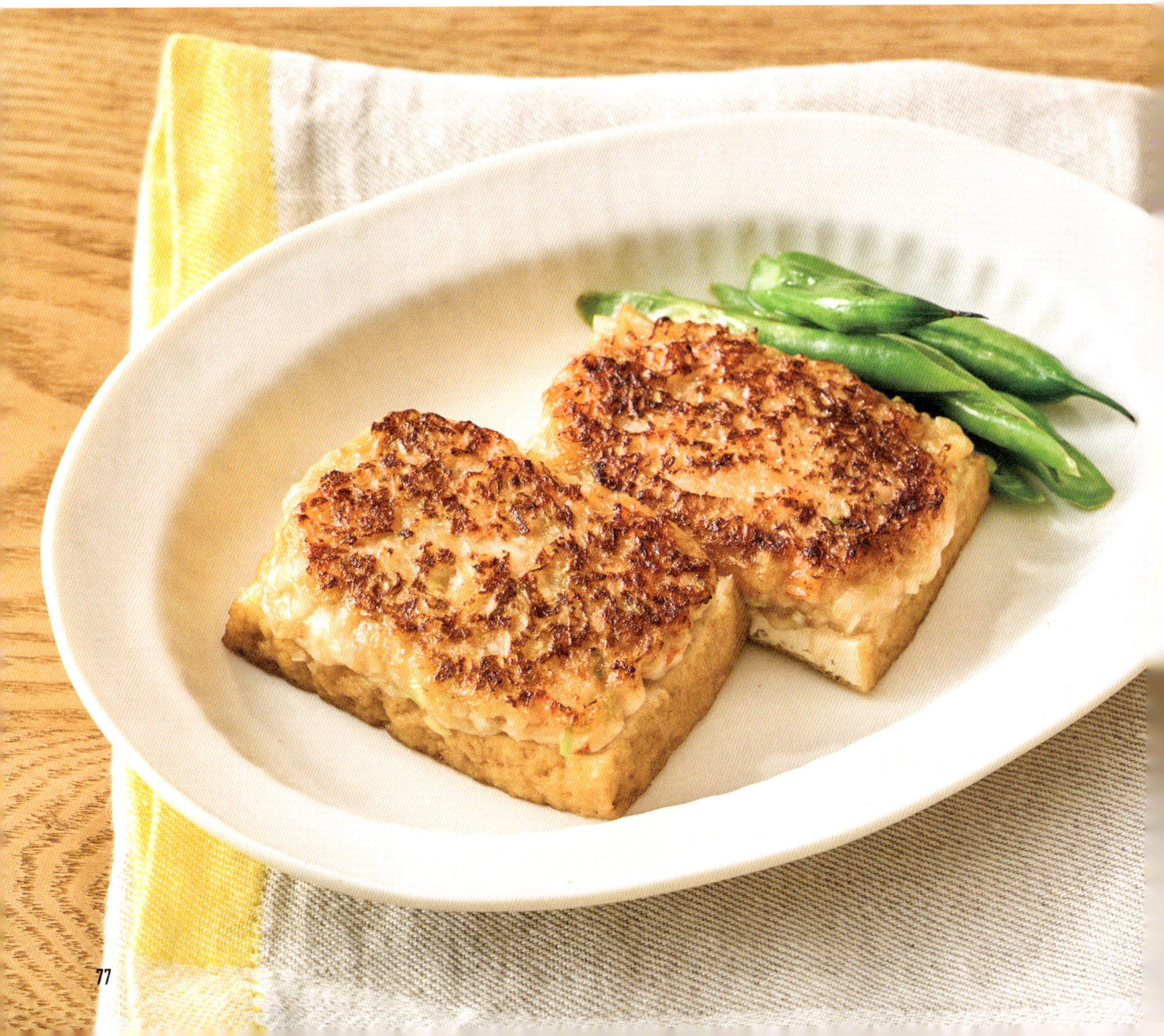

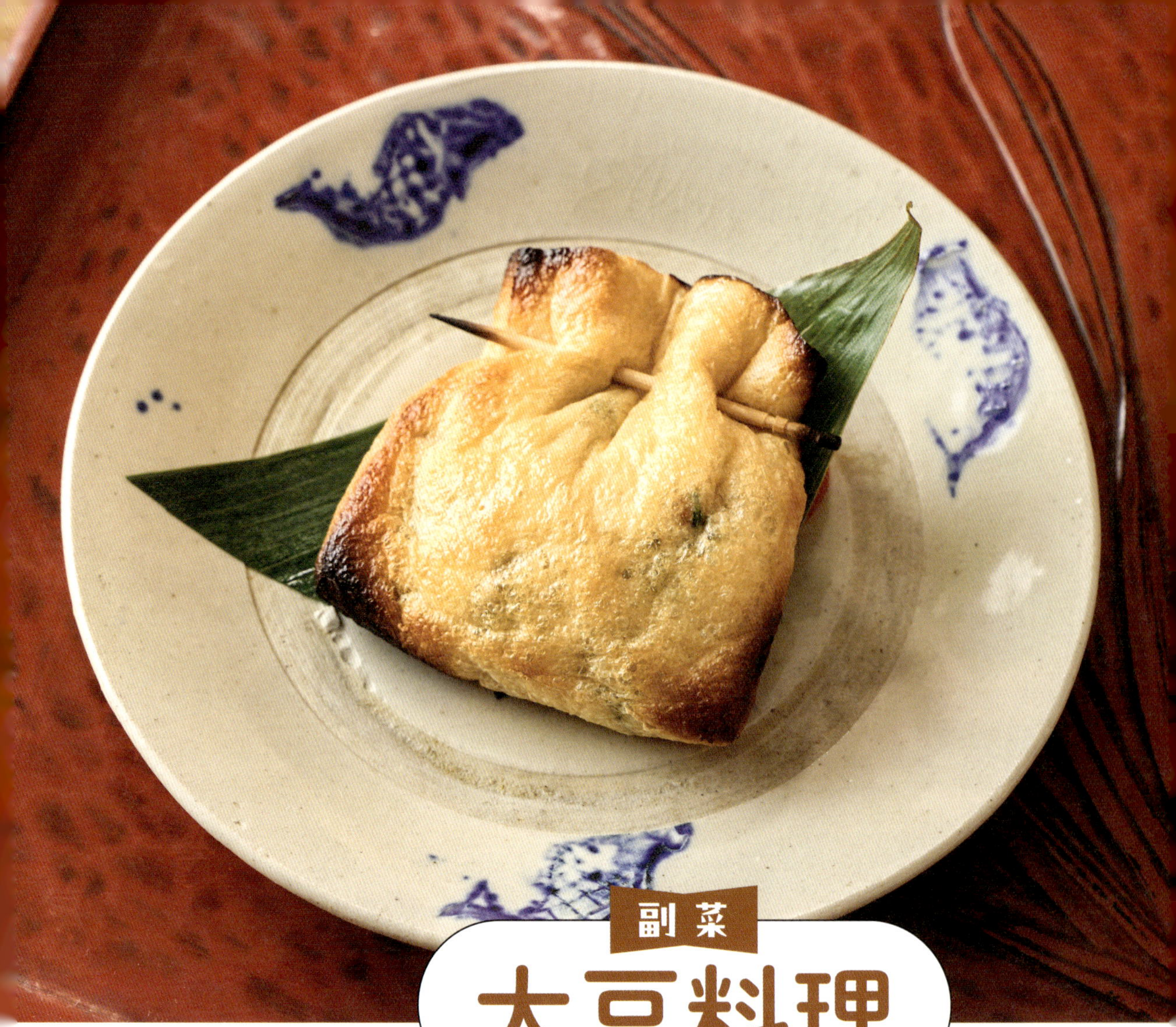

副菜

大豆料理

きつね納豆

［材料］（1人分）

油揚げ（袋状にしやすいもの）
…10g（1/2枚）
ねぎ…5g
青じそ… 1枚
ひきわり納豆（たれつきのもの）
…20g（1/2パック）
納豆付属のたれ…1/2パック分

［作り方］

1 油揚げは袋状に広げる。ねぎ、青じそは粗みじん切りにする。

2 ボールに納豆、納豆のたれ、ねぎ、青じそを混ぜる。油揚げに詰め、口をつま楊枝で留める。魚焼きグリルの弱火で3分ほど焼く（焦げそうな場合は、途中でアルミホイルをかける）。

エネルギー	82kcal	コレステロール	0mg
脂質	5.1g	飽和脂肪酸	0.7g
食塩相当量	0.6g	食物繊維	1.5g

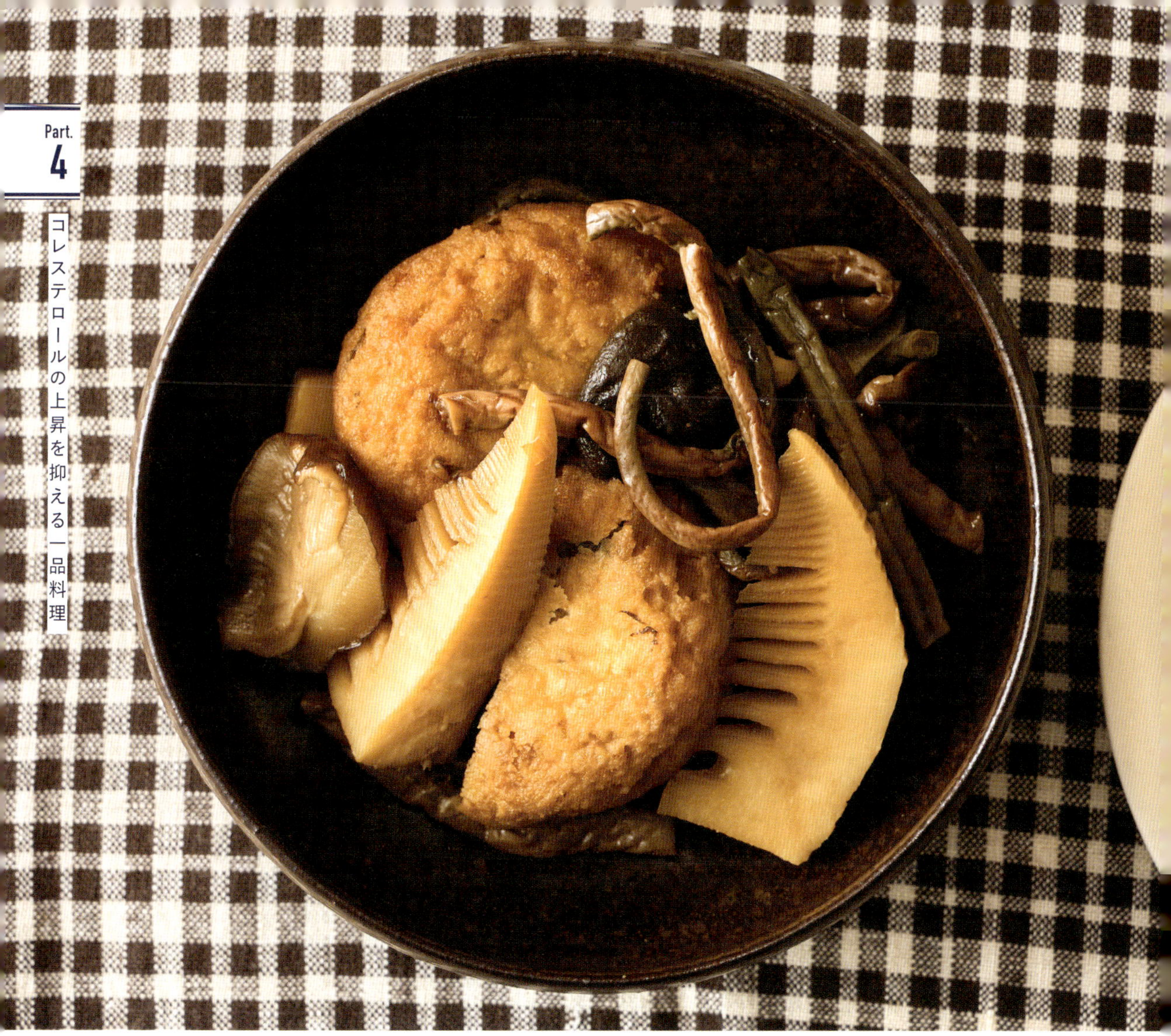

山菜とがんもどきの煮もの

［材料］（1人分）

たけのこ（水煮）…40g
ぜんまい（水煮）…30g
しいたけ…20g（1個）
がんもどき…50g（1個）
だし汁…180ml

A
酒…小さじ2/5
きび砂糖…小さじ1と1/3
しょうゆ…小さじ1強

みりん…小さじ1/2

［作り方］

1 たけのこは1.5㎝幅のくし形に切り、さっと洗う。ぜんまいは5㎝長さに切る。しいたけ石づきを切り、半分に切る。がんもどきは熱湯をかけて油抜きし、半分に切る。

2 鍋にだし汁を入れて中火にかける。沸騰したらたけのこ、ぜんまい、しいたけを加え、再び煮立ったらAを加え、落しぶたをしてさらに5分ほど煮る。みりん、がんもどきを加えて落しぶたとふたをして、5分ほど煮る。

エネルギー	167kcal	コレステロール	0mg
脂質	8.6g	飽和脂肪酸	1.3g
食塩相当量	1.4g	食物繊維	4.1g

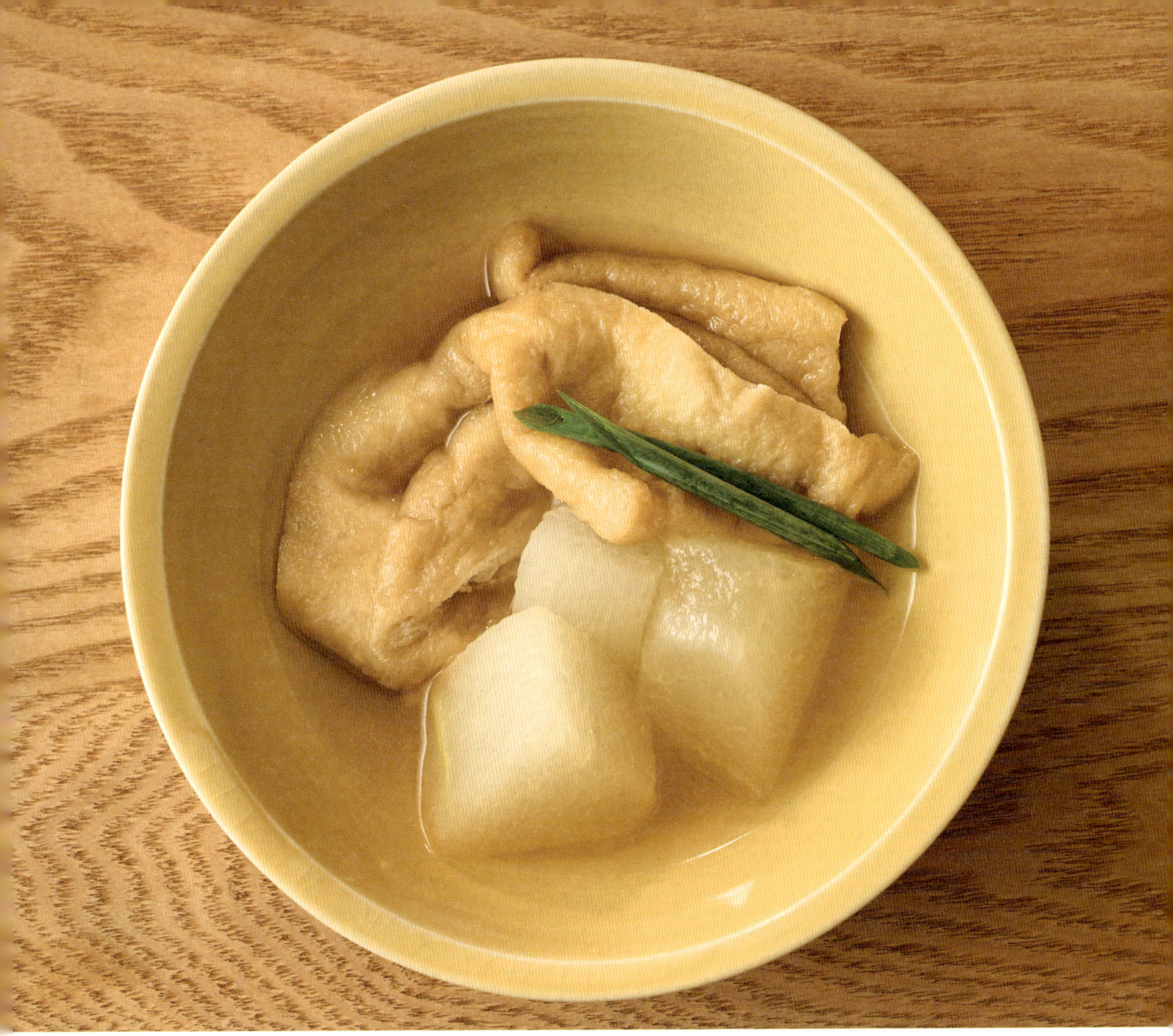

油揚げととうがんのだし煮

［材料］（1人分）

とうがん…60g
油揚げ…20g（1/2枚）
だし汁…180ml

A
薄口しょうゆ…小さじ1/2
みりん…小さじ1/2
酒…小さじ2/5

万能ねぎ（4㎝長さの斜め切り）…適宜

［作り方］

1 とうがんは4㎝角に切る。油揚げは熱湯をかけて油抜きして、半分に切る。

2 鍋にとうがん、だし汁を入れ、ふたをして中火で5分ほど煮る。A、油揚げを加え、落としぶたとふたをして、とうがんが柔らかくなるまで、5分ほど煮る。火を止め、粗熱が取れたら鍋ごと冷やして味を含ませる。器に盛り、万能ねぎを添える。

エネルギー	76kcal	コレステロール	0mg
脂質	4.3g	飽和脂肪酸	0.6g
食塩相当量	0.6g	食物繊維	1.0g

副菜

焼きもの・炒めもの

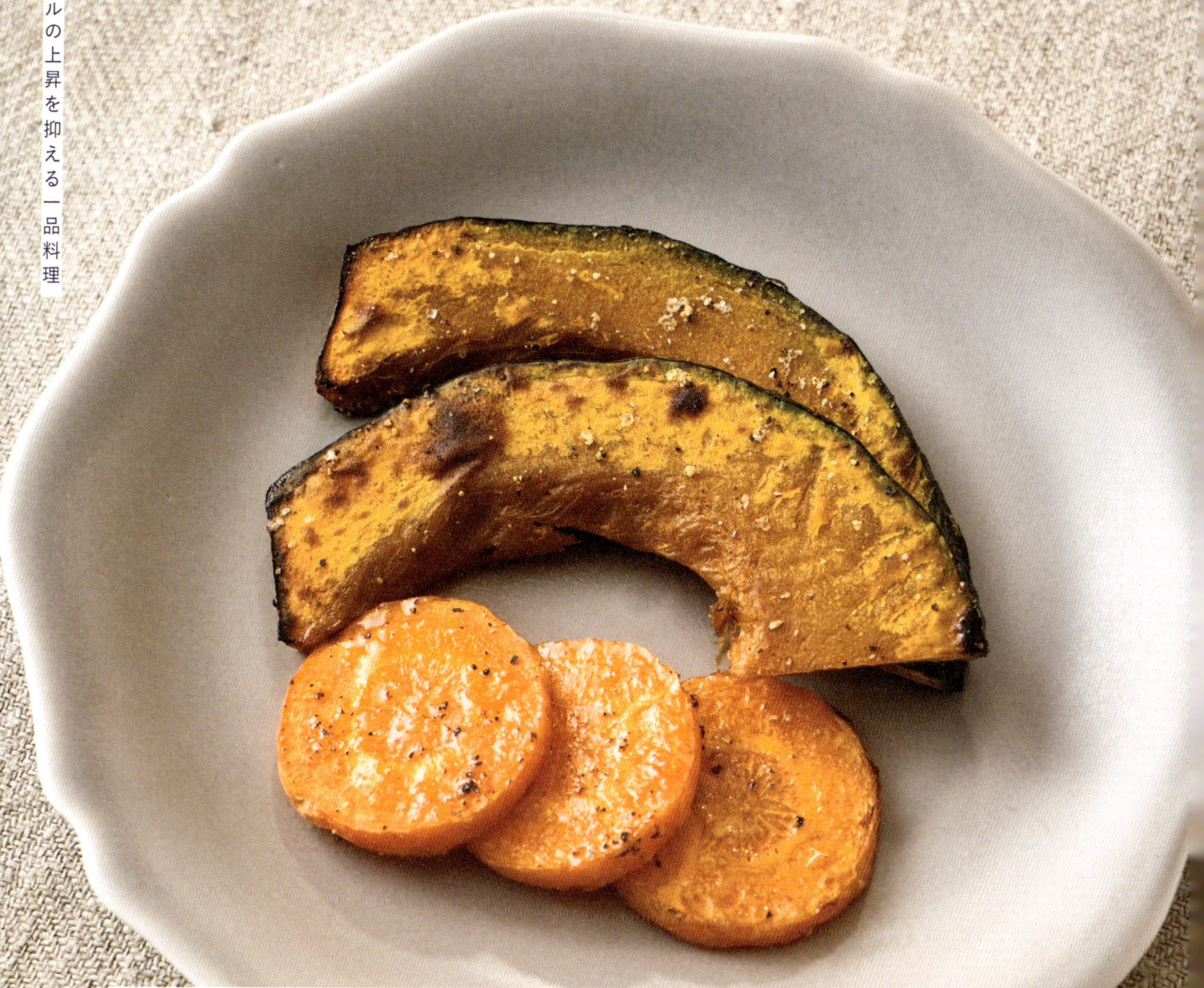

かぼちゃとにんじんのグリル

［材料］（1人分）

かぼちゃ…50g
にんじん…20g
オリーブ油…小さじ1/2
塩…ひとつまみ
こしょう…少々

［作り方］

1 かぼちゃは皮つきのまま7㎜幅のくし形切りにする。にんじんは皮つきのまま5㎜幅の輪切りにする。

2 魚焼きグリルにアルミホイルを敷き、かぼちゃとにんじんを並べる。オリーブ油をぬり、塩、こしょうをふって中火で5～6分焼く。

エネルギー	81kcal
コレステロール	0mg
脂質	4.1g
飽和脂肪酸	0.6g
食塩相当量	0.3g
食物繊維	2.3g

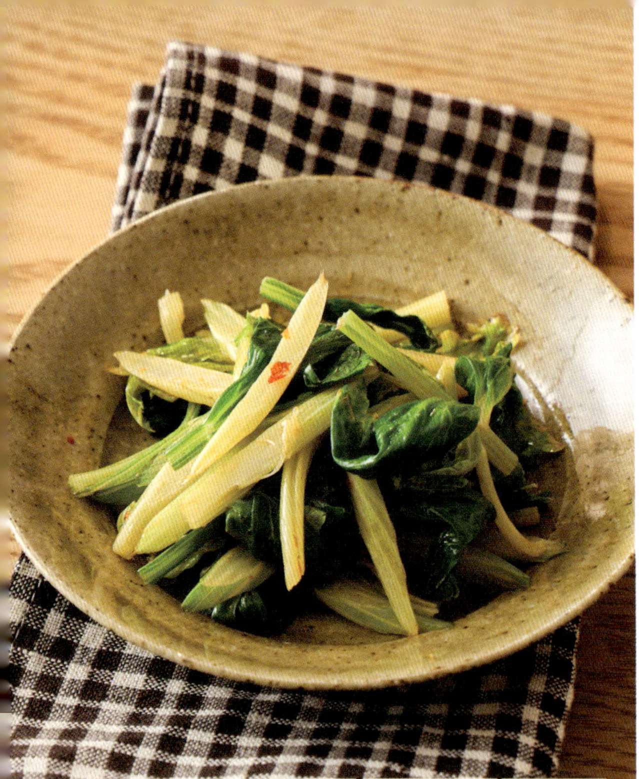

エネルギー	75kcal	コレステロール	0mg
脂質	6.9g	飽和脂肪酸	1.1g
食塩相当量	0.6g	食物繊維	0.8g

セロリのピリ辛炒め

［材料］（1人分）

セロリ（葉を含む細い茎）…50g

A
- 酒…小さじ1
- 鶏ガラスープの素…小さじ1/6
- 塩…ひとつまみ

ごま油…小さじ3/4
豆板醤…少々

［作り方］

1 セロリの茎は筋を取り、太いものは縦1/2～1/3等分に切り、4cm長さの斜め切りにする。葉はざく切りにする。**A**を混ぜる。

2 フライパンにごま油を中火で熱し、豆板醤を炒める。香りがたったらセロリの茎を加えて炒め、しんなりしたらセロリの葉、**A**を加え、水分がほぼなくなるまで炒め合わせる。

ほたてとパプリカの炒めもの

［材料］（1人分）

ほたて（ボイル）…60g
アスパラガス…30g（1本）
黄パプリカ…30g（1/4個）
にんにく…2g

A
- 酒…小さじ2
- カレー粉…小さじ1/2
- コンソメ（顆粒）…小さじ1/3弱
- 塩…少々

オリーブ油…小さじ1強
こしょう…少々

［作り方］

1 ほたては酒少々（分量外）をふる。アスパラは5cm長さの斜め切り、パプリカは2cm幅の斜め切りにする。にんにくはみじん切りにする。**A**を混ぜる。

2 フライパンにオリーブ油を中火で熱し、にんにくをさっと炒める。アスパラ、パプリカを加え、野菜に油が回ったらほたて、**A**を加え、軽く炒め合わせてこしょうをふる。

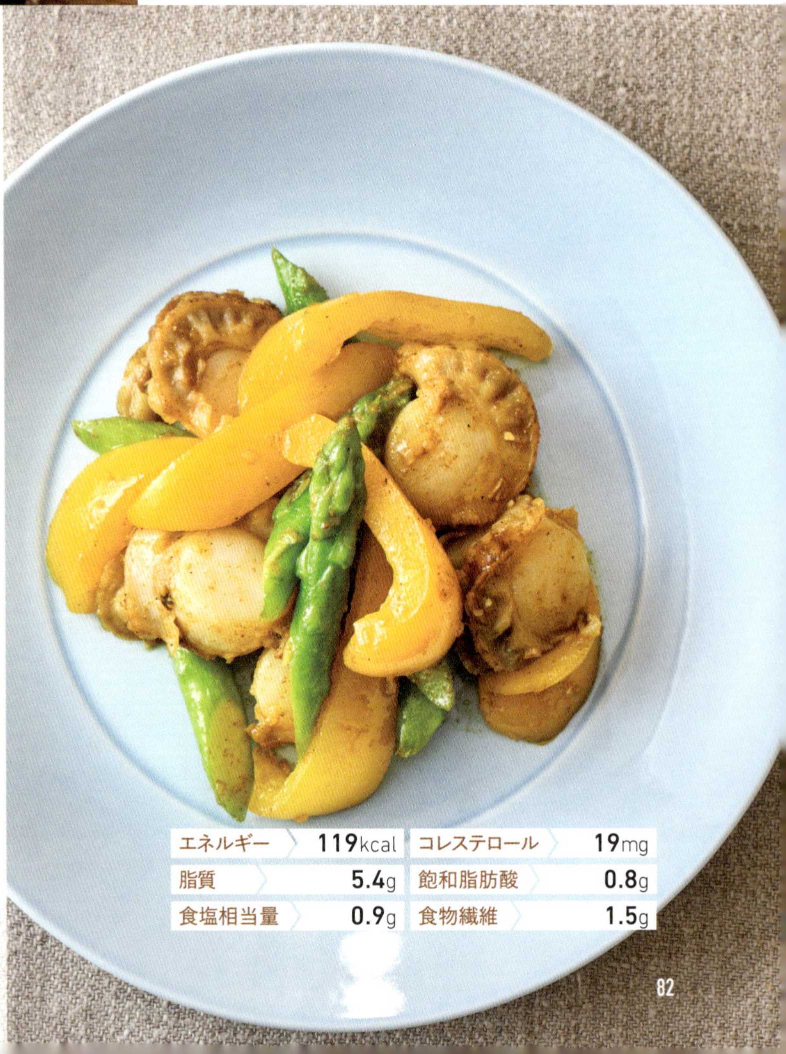

エネルギー	119kcal	コレステロール	19mg
脂質	5.4g	飽和脂肪酸	0.8g
食塩相当量	0.9g	食物繊維	1.5g

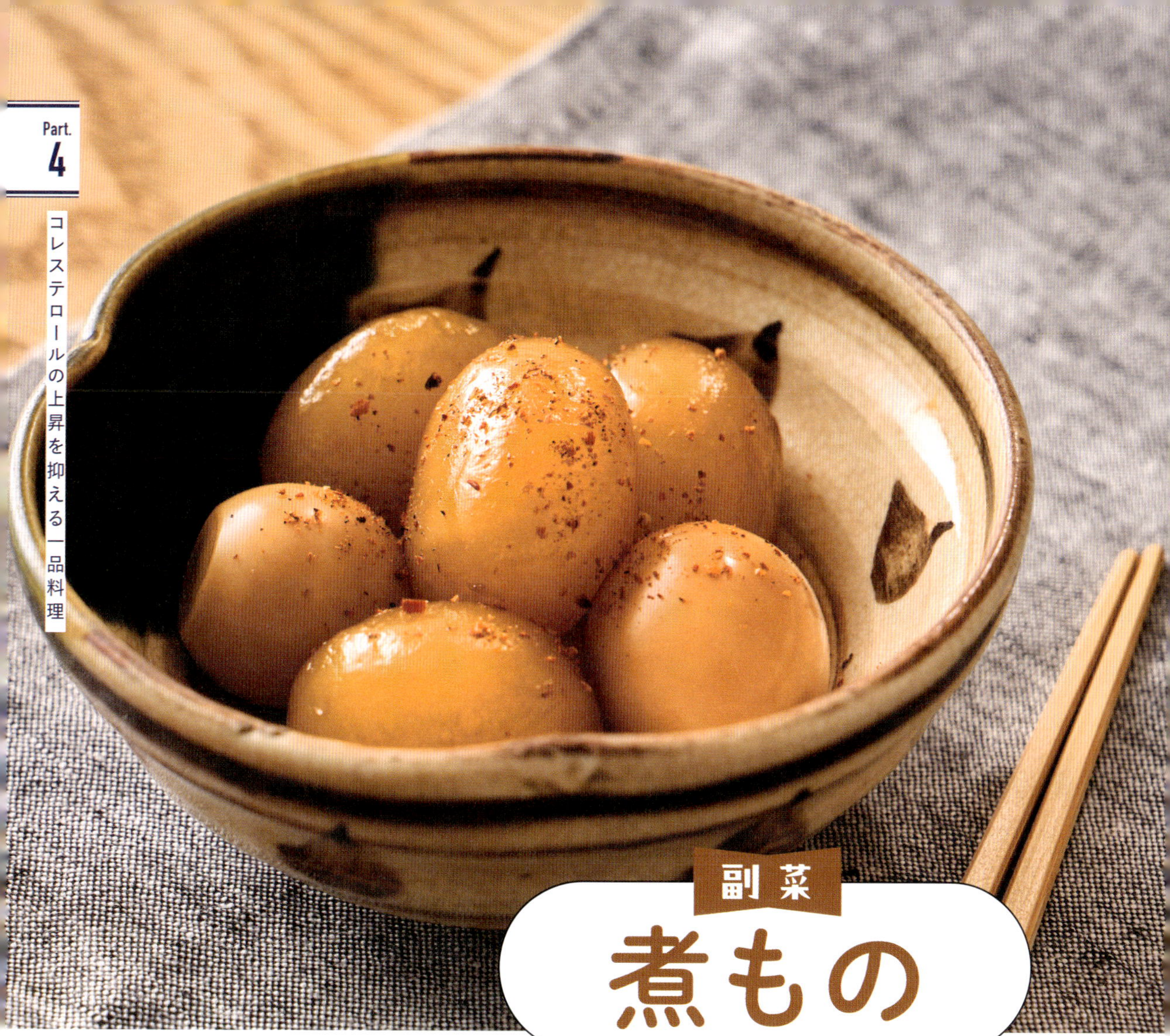

副菜

煮もの

玉こんにゃくとうずら卵の煮もの

［材料］（1人分）

玉こんにゃく（あく抜きずみのもの）…50g（4個）

A
- だし汁…大さじ2
- しょうゆ…小さじ1弱
- みりん…小さじ1弱
- きび砂糖…小さじ2/3

うずら卵の水煮…20g（2個）
七味唐辛子…少々

［作り方］

鍋に玉こんにゃくを入れ、中火で軽くから炒りする。**A**を加えて転がしながら2〜3分煮て、うずら卵を加え、さらに3分ほど煮汁を煮からめながら煮る。器に盛り、七味唐辛子をふる。

エネルギー	59kcal	コレステロール	98mg
脂質	2.4g	飽和脂肪酸	0.8g
食塩相当量	0.8g	食物繊維	1.1g

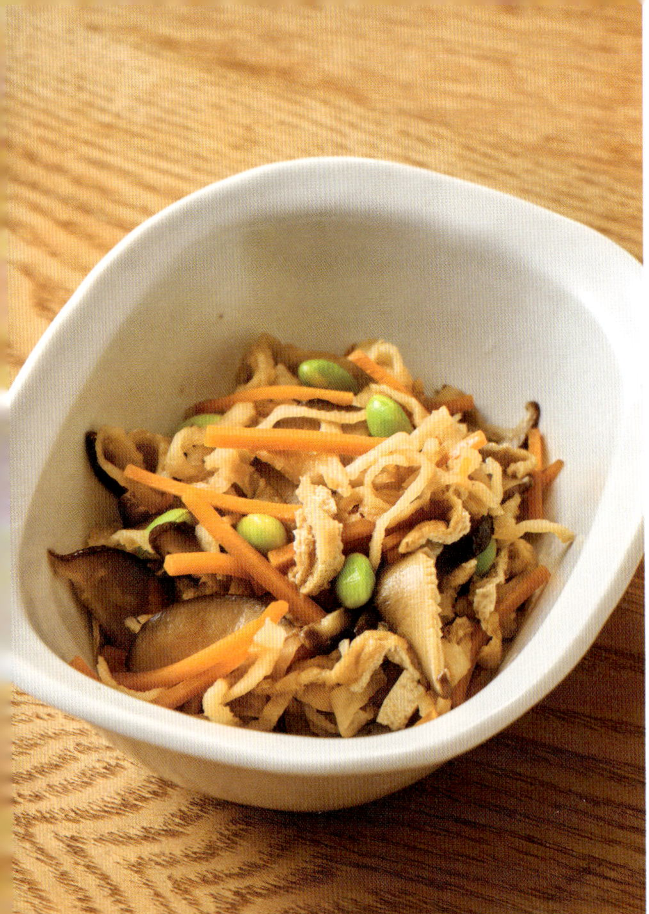

エネルギー	102kcal	コレステロール	0mg
脂質	4.3g	飽和脂肪酸	0.8g
食塩相当量	0.7g	食物繊維	3.7g

切り干し大根煮

［材料］（1人分）

干ししいたけ…2g（1個）　切り干し大根…10g
にんじん…10g　油揚げ…5g
こめ油…小さじ3/4

A｜だし汁…100ml　しいたけの戻し汁…50ml

B｜きび砂糖…小さじ1　しょうゆ…小さじ2/3
酒…小さじ2/5

枝豆（ゆでてさやから出したもの）…5g

［作り方］

1 干ししいたけはさっと水洗いして、水に5～6時間浸す。軽く絞って石づきを切り、薄切りにする（戻し汁はとっておく）。切り干し大根は水に15分ほど浸す。ざるにあけて水洗いして絞り、ざく切りにする。にんじんは4cm長さの細い棒状に切る。油揚げは熱湯をかけて油抜きし、細切りにする。

2 鍋にこめ油を中火で熱し、枝豆以外の具材を入れて軽く炒める。**A**を加えてひと煮立ちしたら**B**を加え、ときどき混ぜながら5分ほど炒り煮にする。枝豆を加え、火を強めて煮汁がほぼなくなるまで煮る。

副菜 あえもの

たたきごぼう

［材料］（1人分）

ごぼう…50g

A｜酢…小さじ2
きび砂糖…小さじ2/3
薄口しょうゆ…小さじ1/3
みりん…小さじ1/3
和風だしの素（顆粒）…小さじ1/6

白すりごま…3g（小さじ1）

［作り方］

1 ごぼうはすりこぎなどでたたいて、縦4～6等分に切り、長さを半分に切る。

2 鍋に酢水（分量外・水200mlに酢小さじ1弱の割合）を沸かし、ごぼうを入れて3分ほどゆで、ざるにあげる。

3 ボールに**A**を混ぜ、ごぼうが熱いうちに加えて混ぜ、白すりごまを加えてあえる。

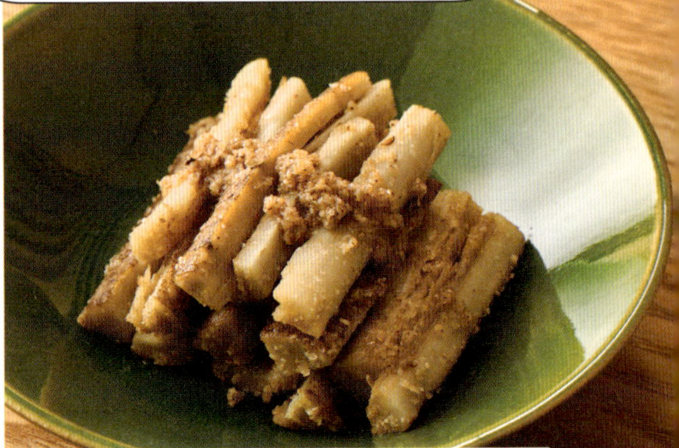

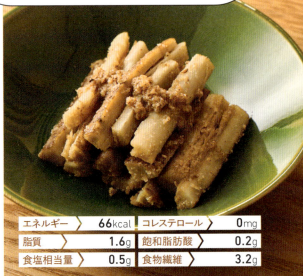

エネルギー	66kcal	コレステロール	0mg
脂質	1.6g	飽和脂肪酸	0.2g
食塩相当量	0.5g	食物繊維	3.2g

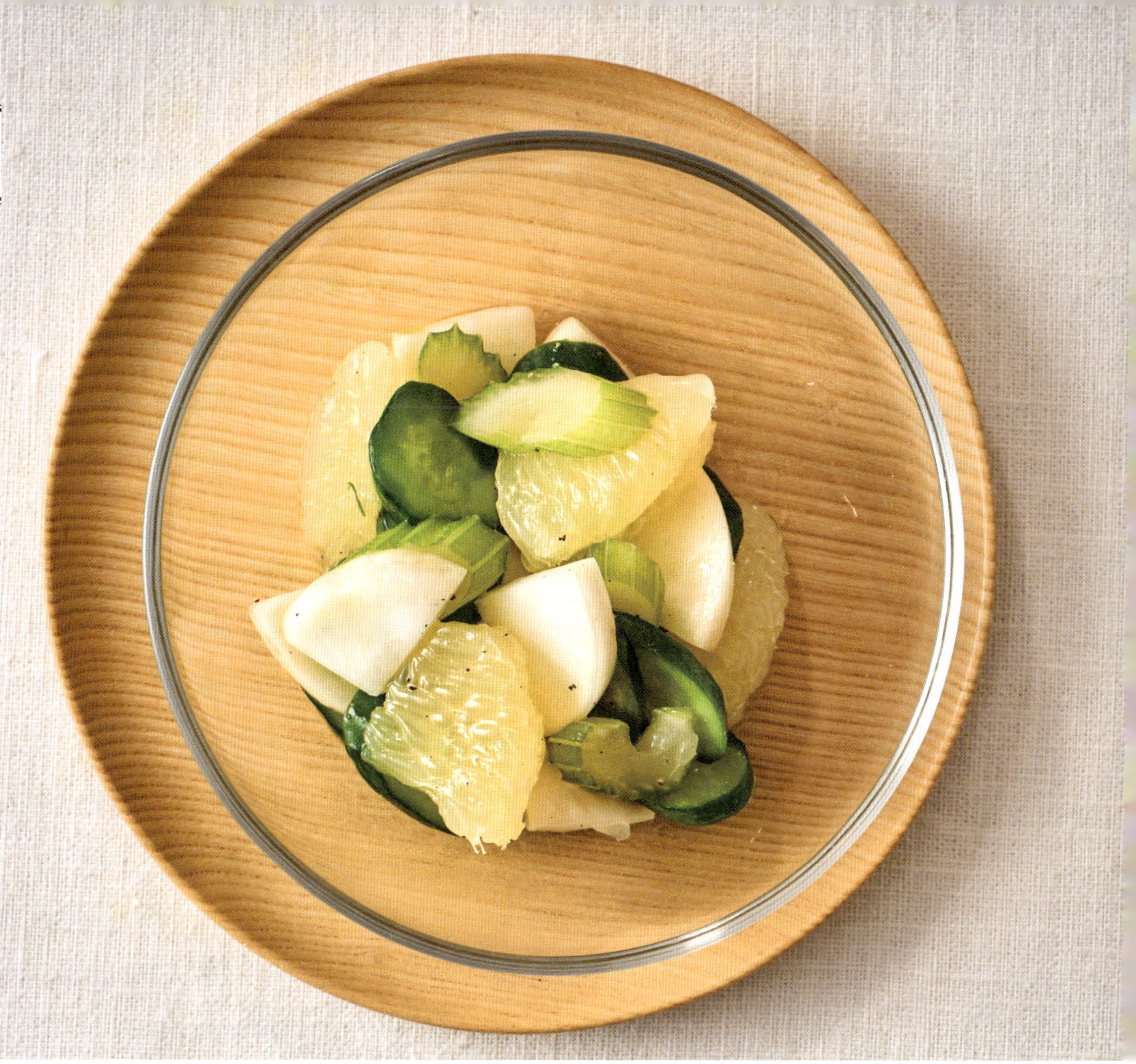

かぶと柑橘のサラダ

［材料］（1人分）

かぶ…30g
きゅうり…30g
セロリ…10g
グレープフルーツ
（八朔・甘夏でもよい）…40g

A
えごま油…小さじ1強
酢…小さじ3/5
レモン汁…小さじ3/5
きび砂糖…小さじ1/6
塩…ふたつまみ弱
こしょう…少々

［作り方］

1. かぶは皮つきのまま3㎜幅のいちょう切り、きゅうり、セロリは斜め薄切りにする。かぶ、きゅうり、セロリをボールに入れ、塩ひとつまみ（分量外）をふってもみ、しんなりしたら軽く絞る。グレープフルーツは半分にちぎる。
2. ボールに**A**を混ぜ、**1**を加えてあえる。

エネルギー	71kcal	コレステロール	0mg
脂質	5.0g	飽和脂肪酸	0.4g
食塩相当量	0.5g	食物繊維	1.1g

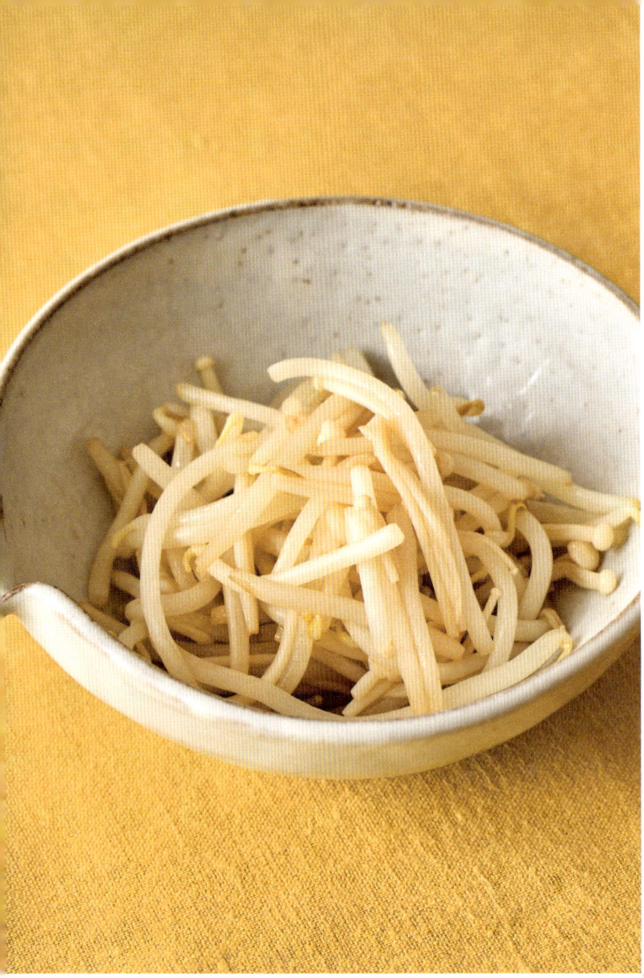

もやしとえのきのゆず酢あえ

［材料］（1人分）

もやし…60g
えのきだけ…20g

A ｜ポン酢しょうゆ…小さじ1と1/3
｜酢…小さじ3/5
｜ゆず酢…小さじ3/5

［作り方］

1 もやしはできればひげ根を取る。えのきは石づきを切り、長さを半分に切ってほぐす。

2 鍋に湯を沸かし、もやし、えのきを1～2分ゆで、ざるにあげて水けをよくきる。ボールに**A**を混ぜ、もやしとえのきが温かいうちに加えてあえる。

エネルギー	23kcal	コレステロール	0mg
脂質	0.0g	飽和脂肪酸	0.0g
食塩相当量	0.5g	食物繊維	1.7g

春菊と焼まいたけのわさびあえ

［材料］（1人分）

春菊…50g
まいたけ…50g

A ｜だし汁…小さじ2
｜しょうゆ…小さじ1弱
｜練りわさび…少々

［作り方］

1 春菊は塩少々（分量外）を加えた湯で茎から順にさっとゆで、水にとってさます。水けを絞り、4cm長さに切る。まいたけは粗くほぐす。

2 魚焼きグリルにアルミホイルを広げてまいたけをのせ、中火で3分ほど、少し焼き色がつくまで焼く。ボールに**A**を混ぜ、春菊とまいたけを加えてあえる。

エネルギー	27kcal	コレステロール	0mg
脂質	0.3g	飽和脂肪酸	0.0g
食塩相当量	0.9g	食物繊維	3.4g

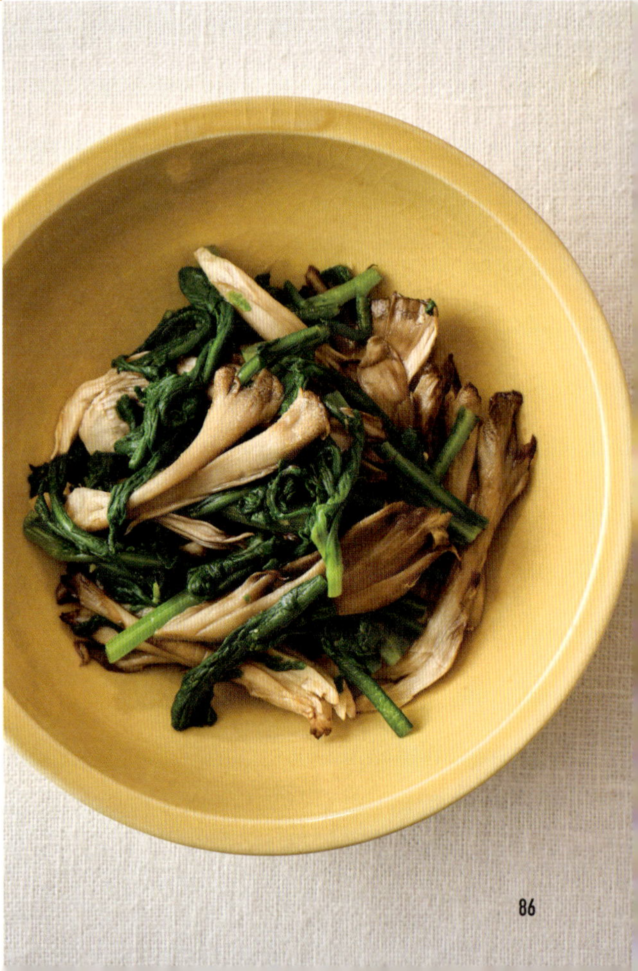

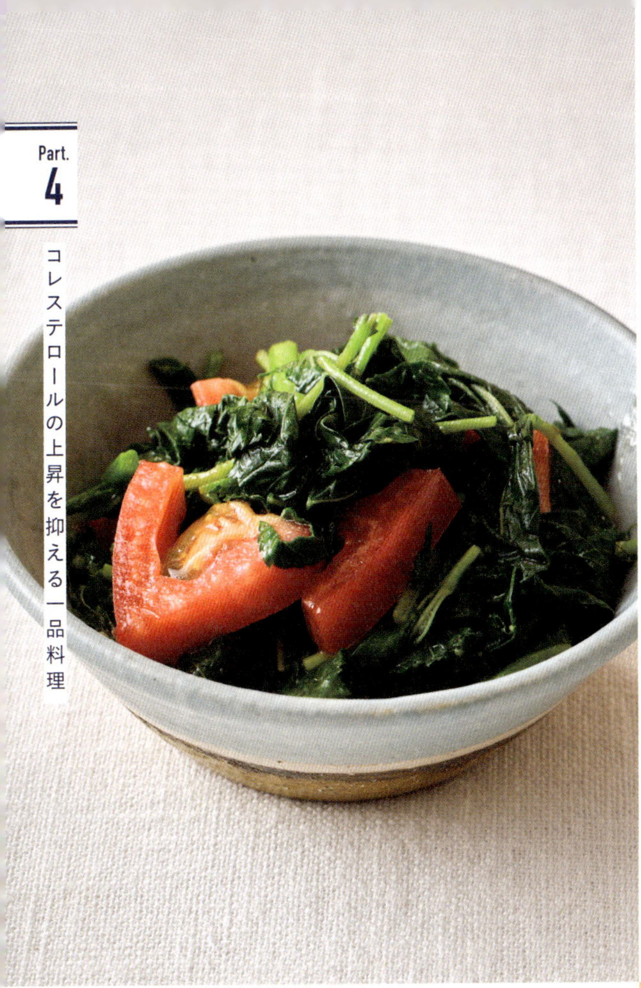

モロヘイヤとトマトのポン酢あえ

［材料］（1人分）

モロヘイヤ…50g
トマト…50g（1/3個）

A | ポン酢しょうゆ…小さじ1
えごま油…小さじ1
こしょう…少々

［作り方］

1 モロヘイヤは葉と茎と分け、茎の下のかたい部分を切り落とす。塩少々（分量外）を加えた熱湯に茎を入れ、30秒ほどしたら葉を入れ、30秒ほどゆでてざるに上げ、冷水にさらして水けを絞る。茎は2cm長さに切り、葉はざく切りにする。

2 トマトは一口大に切り、1とあえる。器に盛り、Aを混ぜてかける。

エネルギー	66kcal	コレステロール	0mg
脂質	4.2g	飽和脂肪酸	0.4g
食塩相当量	0.3g	食物繊維	3.5g

あじときゅうりの酢のもの

［材料］（1人分）

あじ（刺身用）…30g　　きゅうり…50g（1/2本）

A | 酢…小さじ2　　きび砂糖…小さじ1
しょうがの絞り汁…小さじ3/5
塩…ふたつまみ弱

白いりごま…適宜

［作り方］

1 あじは2cm幅に切り、塩ひとつまみ（分量外）をふり、冷蔵庫で15分ほどおき、酢適宜（分量外）で洗う。きゅうりは薄い小口切りにして、塩ひとつまみ（分量外）をふり、10分ほどおき、しんなりしたら軽く絞る。

2 ボールにAを混ぜ、1を加えてあえる。器に盛り、ごまをふる。

エネルギー	59kcal	コレステロール	16mg
脂質	1.2g	飽和脂肪酸	0.3g
食塩相当量	0.8g	食物繊維	0.7g

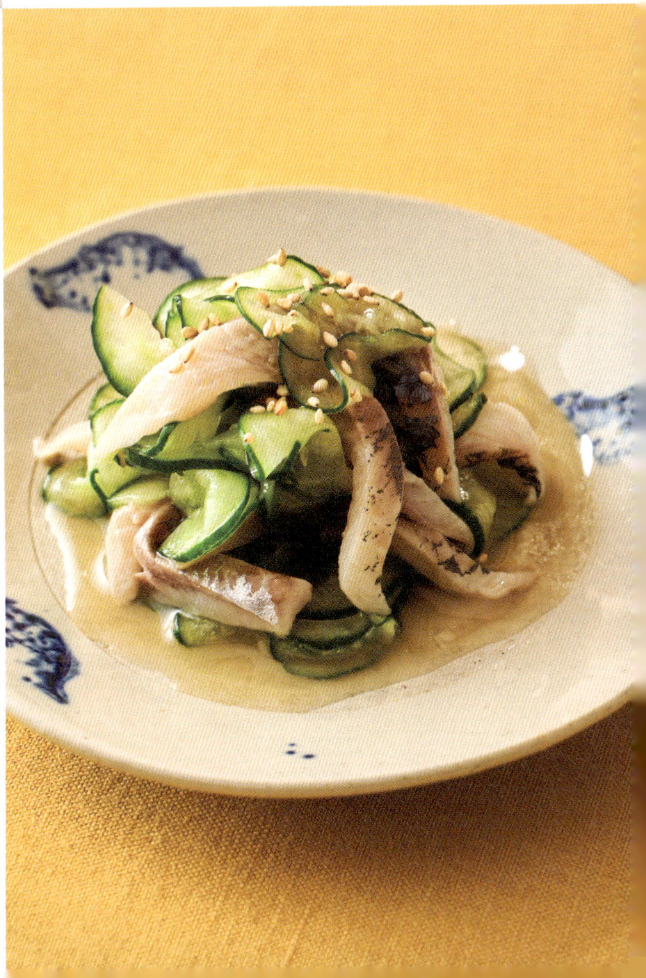

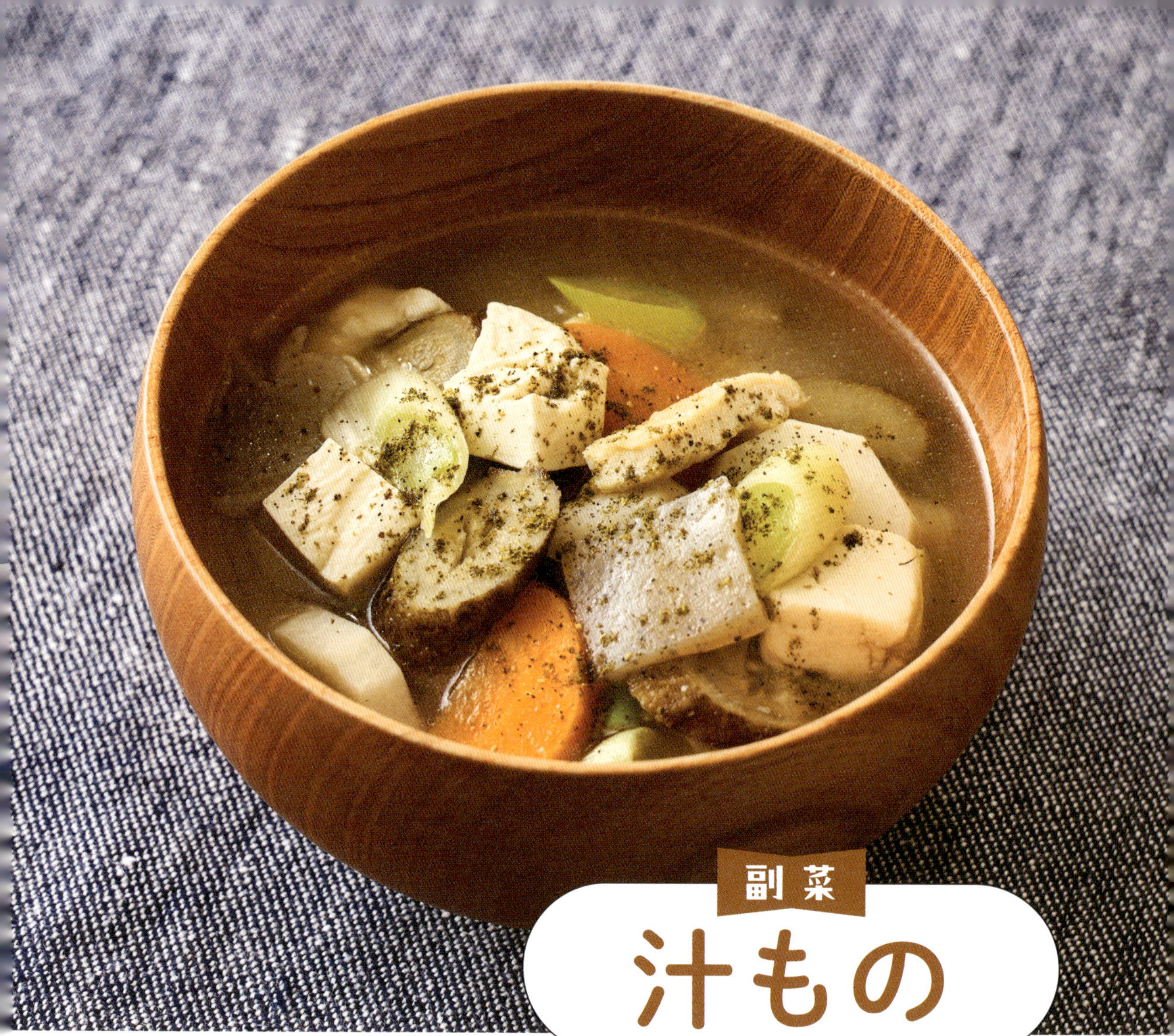

副菜

汁もの

けんちん汁

［材料］（1人分）

木綿豆腐…50g
ねぎ…20g
ごぼう…20g
にんじん…10g
里いも…30g
こんにゃく（あく抜きずみのもの）…20g
油揚げ…20g
こめ油…小さじ1/4

A
だし汁…180ml
酒…小さじ1
塩…ふたつまみ弱

薄口しょうゆ…小さじ1/3
ごま油…小さじ1/4
粉山椒…適宜

［作り方］

1 豆腐はペーパータオルで包んでざるに入れ、水を入れたボールを上におき、10分ほどおいて水切りして手で食べやすくほぐす。ねぎは1㎝幅、ごぼうは5㎜幅の斜め切りにする。にんじんは5㎜幅、里いもは8㎜幅の半月切りにする。こんにゃくは1.5㎝角の薄切りにする。油揚げは熱湯をかけて油抜きして縦半分に切り、1㎝幅に切る。

2 鍋にこめ油を中火で熱し、ごぼう、にんじん、里いも、こんにゃくを炒める。具材に油が回ったらAを加える。煮立ったらあくを取り、ふたをして3分ほど煮る。豆腐、油揚げ、ねぎを加えて3分ほど煮て、薄口しょうゆ、ごま油で味を調える。器に盛り、粉山椒をふる。

エネルギー	156kcal	コレステロール	0mg
脂質	8.5g	飽和脂肪酸	1.3g
食塩相当量	1.0g	食物繊維	3.8g

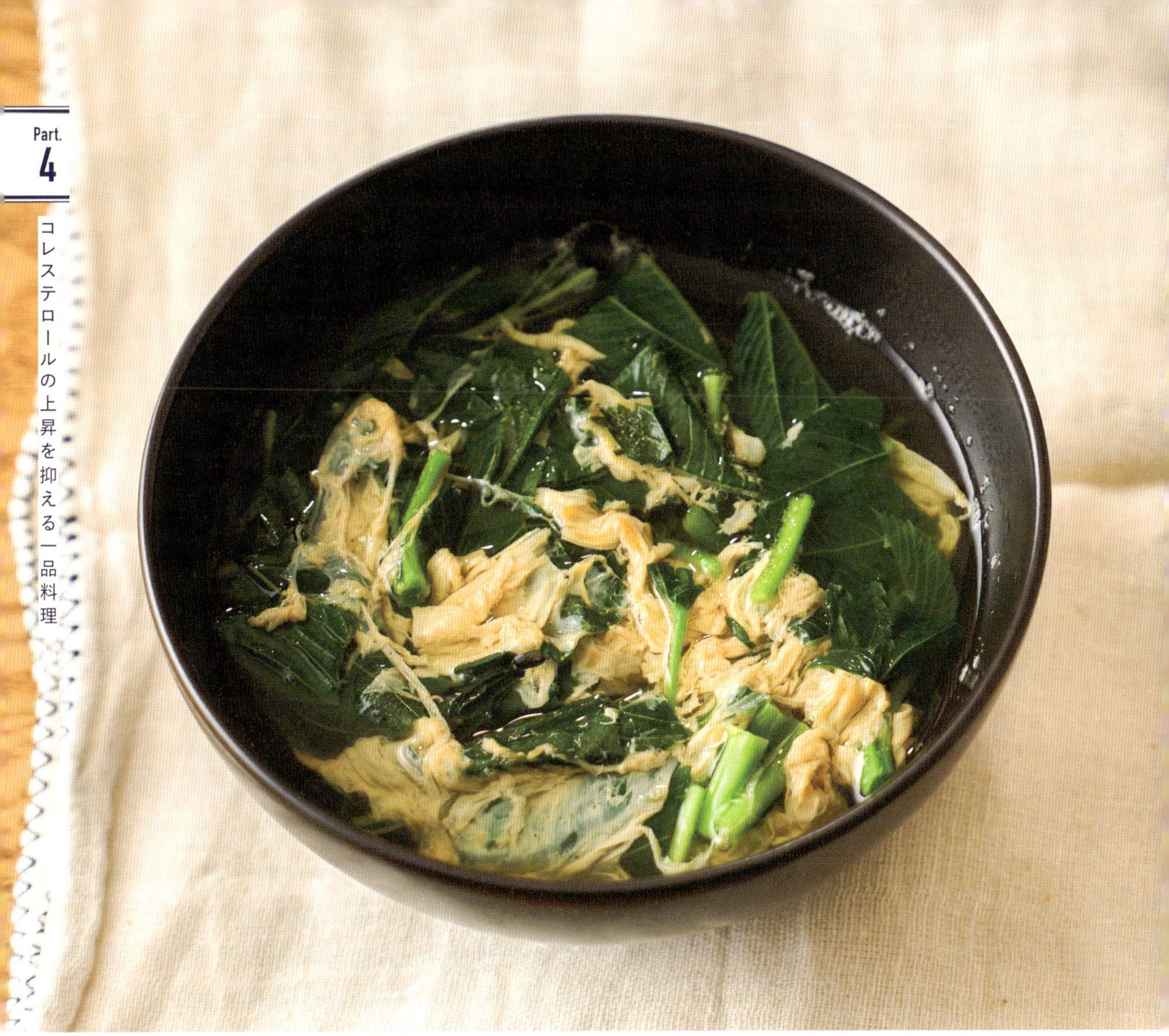

モロヘイヤのかきたま汁

［材料］（1人分）

モロヘイヤ…30g
だし汁…150ml

A
酒…小さじ1
薄口しょうゆ…小さじ1/3
塩…ふたつまみ弱

溶き卵…25g（1/2個分）

［作り方］

1 モロヘイヤは葉と茎と分け、茎の下のかたい部分を切り落とす。塩少々（分量外）を加えた熱湯に茎を入れ、30秒ほどしたら葉を入れ、30秒ほどゆでてざるに上げ、冷水にさらして水けを絞る。茎、葉ともに2cm長さに切る。

2 鍋にだし汁を入れて中火にかけ、沸騰したら、モロヘイヤ、Aを加えてひと煮立ちさせる。溶き卵を円を描くように流し入れ、ふんわり固まったら火を止める。

エネルギー	54kcal	コレステロール	92mg
脂質	2.4g	飽和脂肪酸	0.8g
食塩相当量	1.1g	食物繊維	1.5g

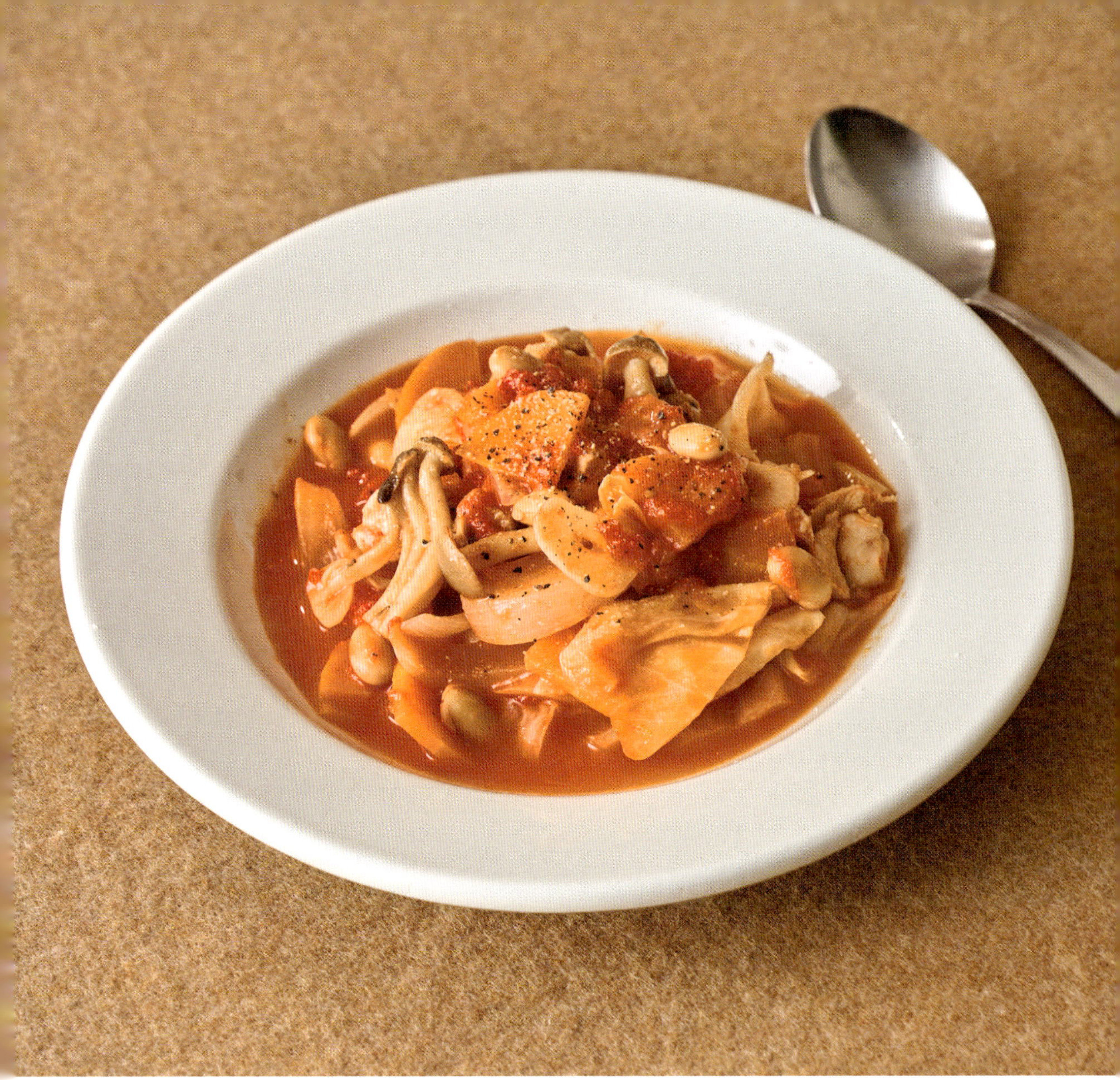

鶏肉とキャベツのトマトスープ

［材料］（1人分）

鶏もも肉（皮なし・こま切れ）…30g
キャベツ…50g（大1枚）
しめじ…20g
玉ねぎ…50g（1/4個）
にんじん…20g
にんにく…5g（1かけ）
トマトの缶詰（カット）…100g
大豆の水煮…10g

A
水…100ml
白ワイン…小さじ2
コンソメ（顆粒）…小さじ1/3弱

塩…ひとつまみ　　こしょう…少々

［作り方］

1. キャベツはざく切り、しめじは石づきを切ってほぐす。玉ねぎは横半分に切り、縦 1cm幅に切る。にんじんは薄いいちょう切り、にんにくは薄切りにする。
2. 鍋にすべての具材と **A** を入れる。ふたをして中火にかけ、具材が柔らかくなるまで5～6分煮る。塩、こしょうで味を調える。

エネルギー	120kcal	コレステロール	26mg
脂質	2.4g	飽和脂肪酸	0.6g
食塩相当量	0.8g	食物繊維	5.0g

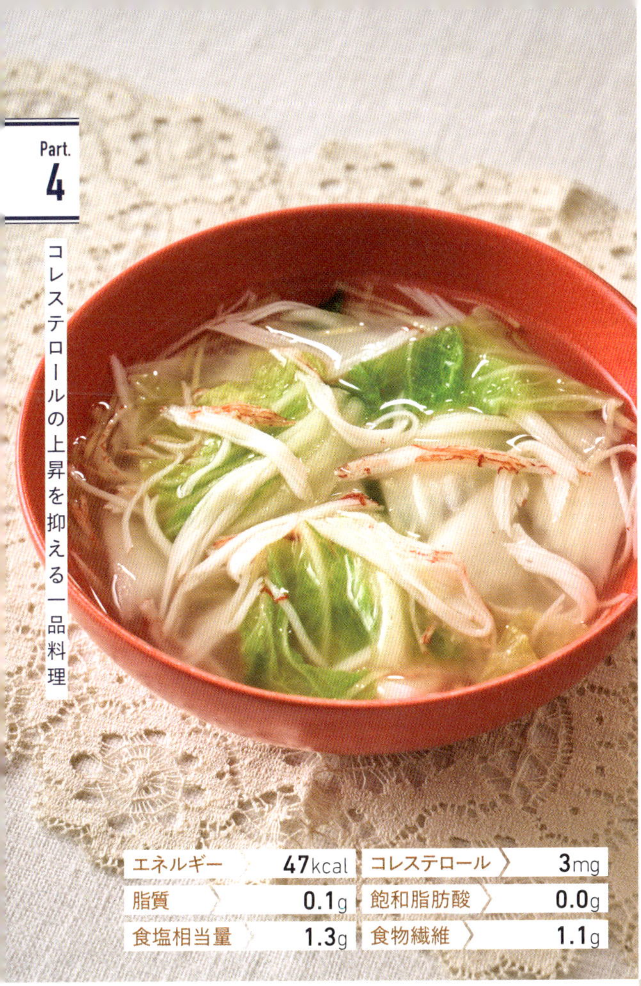

エネルギー	47kcal	コレステロール	3mg
脂質	0.1g	飽和脂肪酸	0.0g
食塩相当量	1.3g	食物繊維	1.1g

白菜とかにかまの中華スープ

［材料］（1人分）

白菜…80g（小1枚）
かにかまぼこ…20g（2本）
しょうが…5g

A 水…150ml
鶏ガラスープの素…小さじ1/2

酒…小さじ1
塩、こしょう…各少々

B 片栗粉…小さじ1
水…小さじ1

［作り方］

1 白菜はざく切り、かにかまはほぐす。しょうがはせん切りにする。

2 鍋に白菜、しょうが、**A**を入れ、中火にかける。白菜が柔らかくなったら、かにかま、酒を加えて煮立たせる。塩、こしょうで味を調え、**B**を混ぜて加え、少し煮てとろみをつける。

かきのみそ汁

［材料］（1人分）

かき…100g
まいたけ …30g
しょうが…5g
水…150ml
みそ…小さじ1と2/3
酒…小さじ3/5
みょうが（斜め薄切り）…5g
万能ねぎ（小口切り）…適宜

［作り方］

1 かきは塩少々（分量外）を加えた水で洗い、水けをきる。まいたけは小房に分ける。しょうがはせん切りにする。

2 鍋に水、しょうがを入れて中火にかける。沸騰したらかき、まいたけ、酒を加え、かきに火が通るまで2～3分煮て、みそを溶き入れる。器に盛り、みょうが、万能ねぎを散らす。

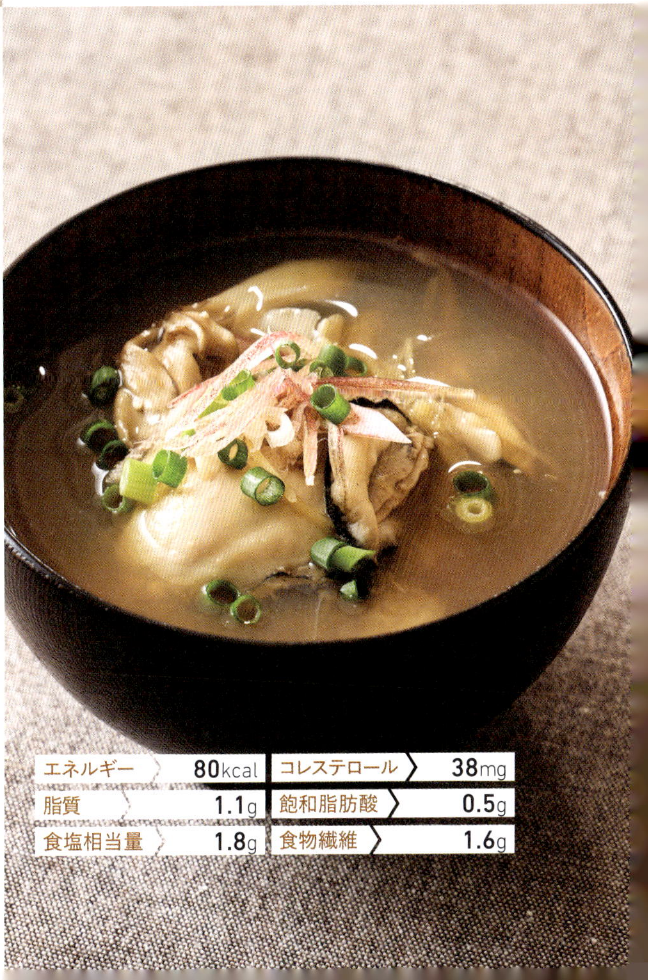

エネルギー	80kcal	コレステロール	38mg
脂質	1.1g	飽和脂肪酸	0.5g
食塩相当量	1.8g	食物繊維	1.6g

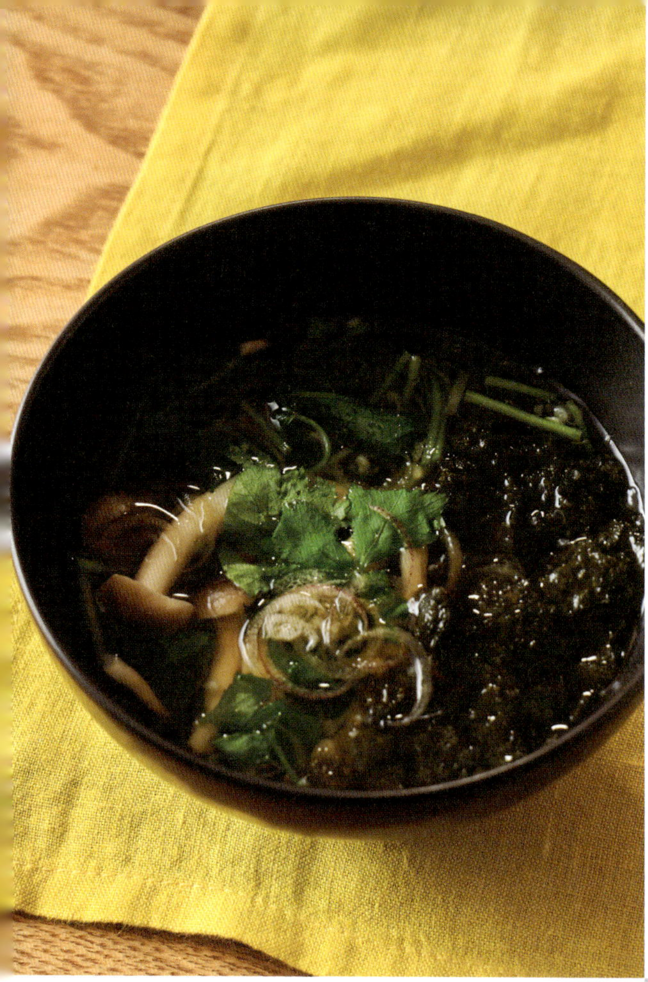

のり汁

［材料］（1人分）

しめじ…20g
みょうが…10g（1/2個）
三つ葉…5g（4本）
のり…1.5g（3切2枚）
だし汁…150ml
しょうゆ…小さじ1弱
塩…少々

［作り方］

1 しめじは石づきを切って小房に分ける。みょうがは薄い輪切り、三つ葉は2cm幅に切る。のりは細かくもみほぐし、器に入れる。

2 鍋にだし汁、しめじを入れて中火で2分ほど煮る。しょうゆ、塩を加えて火を止め、みょうが、三つ葉を加える。のりの入った器に注ぐ。

エネルギー	18kcal	コレステロール	0mg
脂質	0.1g	飽和脂肪酸	0.0g
食塩相当量	1.0g	食物繊維	1.5g

豆腐とレタスの中華スープ

［材料］（1人分）

絹ごし豆腐…50g　　レタス…30g（中1枚）
トマト…80g（1/2個）

A | 水…150ml　　酒…小さじ1
鶏ガラスープの素…小さじ2/3

塩…ひとつまみ　　こしょう…少々
えごま油…適宜

［作り方］

1 豆腐、レタスは一口大にちぎり、トマトはざく切りにする。

2 鍋にAを入れて中火にかける。沸騰したら1を加え、ひと煮立ちしたら塩、こしょうで味を調える。器に盛り、えごま油をかける。

エネルギー	56kcal	コレステロール	0mg
脂質	1.7g	飽和脂肪酸	0.3g
食塩相当量	1.2g	食物繊維	1.6g

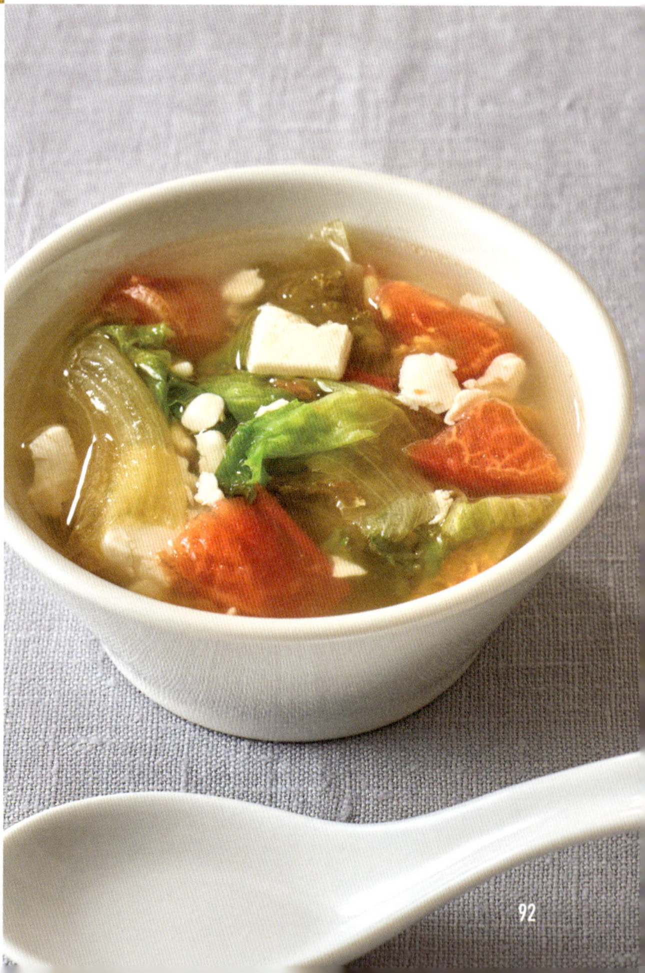

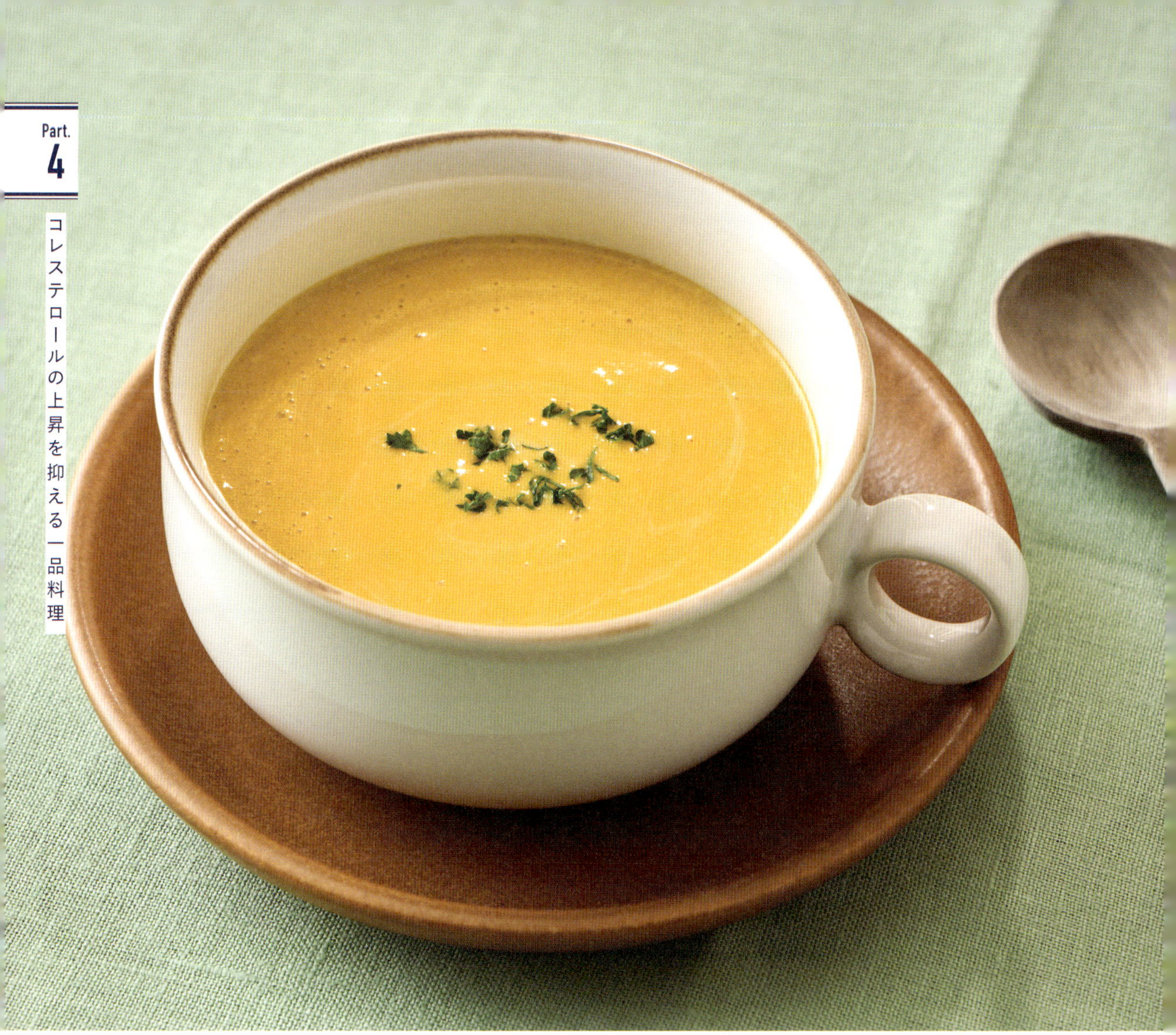

かぼちゃのポタージュ

［材料］（1人分）

かぼちゃ…70g
玉ねぎ… 30g
オリーブ油…小さじ3/4

A
- 水…80ml
- コンソメ（顆粒）…小さじ1/3弱

豆乳…100ml
塩…ふたつまみ
こしょう…少々
パセリ（みじん切り）…適宜

［作り方］

1 かぼちゃ、玉ねぎは薄切りにする。

2 鍋にオリーブ油を中火で熱し、1を入れて軽く炒める。Aを加えてふたをして弱火にし、かぼちゃが柔らかくなるまで5〜6分煮る。火を止め、豆乳を加える。

3 2をミキサーにかける。滑らかになったら鍋に戻して弱火で温め、塩、こしょうで味を調える。器に盛り、パセリをふる。

エネルギー	137kcal	コレステロール	0mg
脂質	5.8g	飽和脂肪酸	0.8g
食塩相当量	1.0g	食物繊維	3.9g

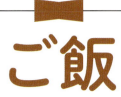

ご飯

切り昆布ご飯

［材料］（作りやすい分量・2人分）

米…150g（1合）
切り昆布（乾燥）…8g

［作り方］

1 米はといでざるにあげる。切り昆布は長いものは2～3cm長さに切る。

2 炊飯器の内がまに米、昆布を入れ、1合の目盛りまで水を注いで普通に炊く。

エネルギー	537kcal	コレステロール	0mg
脂質	1.2g	飽和脂肪酸	1.2g
食塩相当量	0.9g	食物繊維	3.9g

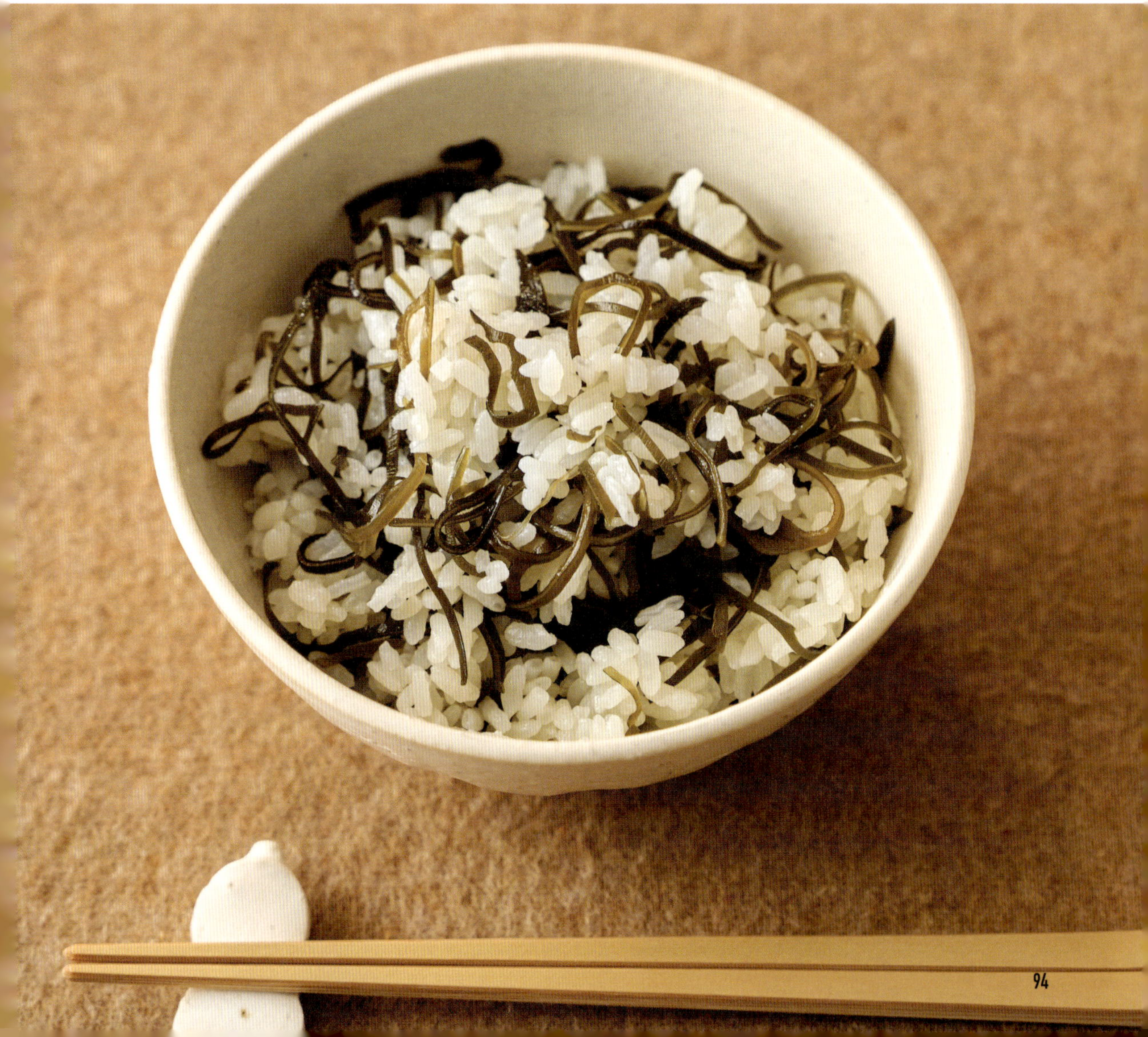

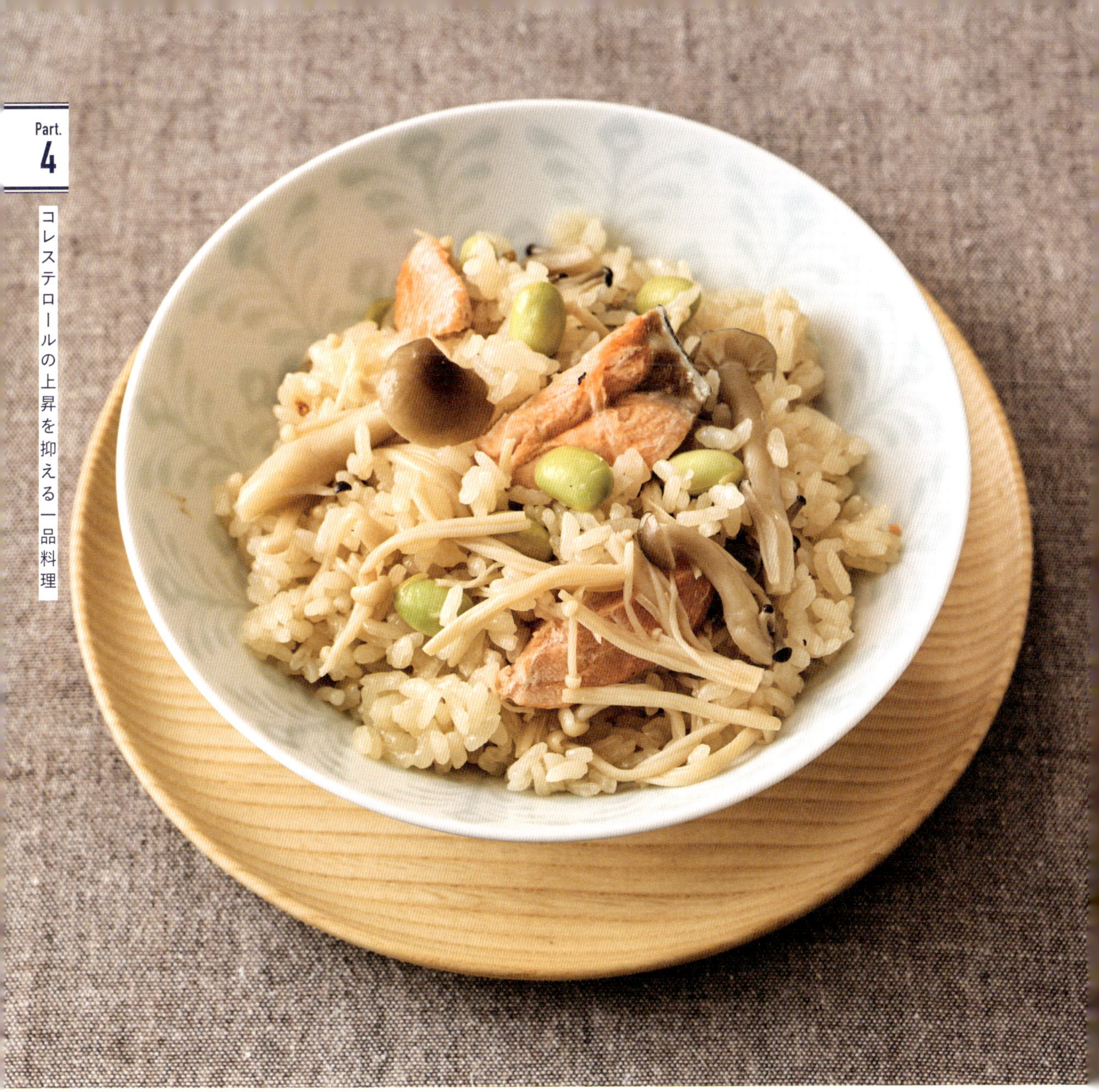

鮭ときのこの炊き込みご飯

［材料］（作りやすい分量・2人分）

米…150g（1合）
生鮭（切り身）…70g
しめじ…50g
えのきだけ…50g
枝豆（ゆでてさやを除いたもの）…10g

A
しょうゆ…小さじ1と1/3
みりん…小さじ1
酒…小さじ3/5

［作り方］

1 米はといでざるにあげる。鮭は2cm幅に切る。しめじ、えのきは石づきを切る。しめじはほぐし、えのきは長さを3等分に切ってほぐす。

2 炊飯器の内がまに米を入れ、すべての具材をのせ、Aを加える。1合の目盛りまで水を注ぎ、普通に炊く。

エネルギー	666kcal	コレステロール	41mg
脂質	4.5g	飽和脂肪酸	1.1g
食塩相当量	1.3g	食物繊維	4.7g

デザート

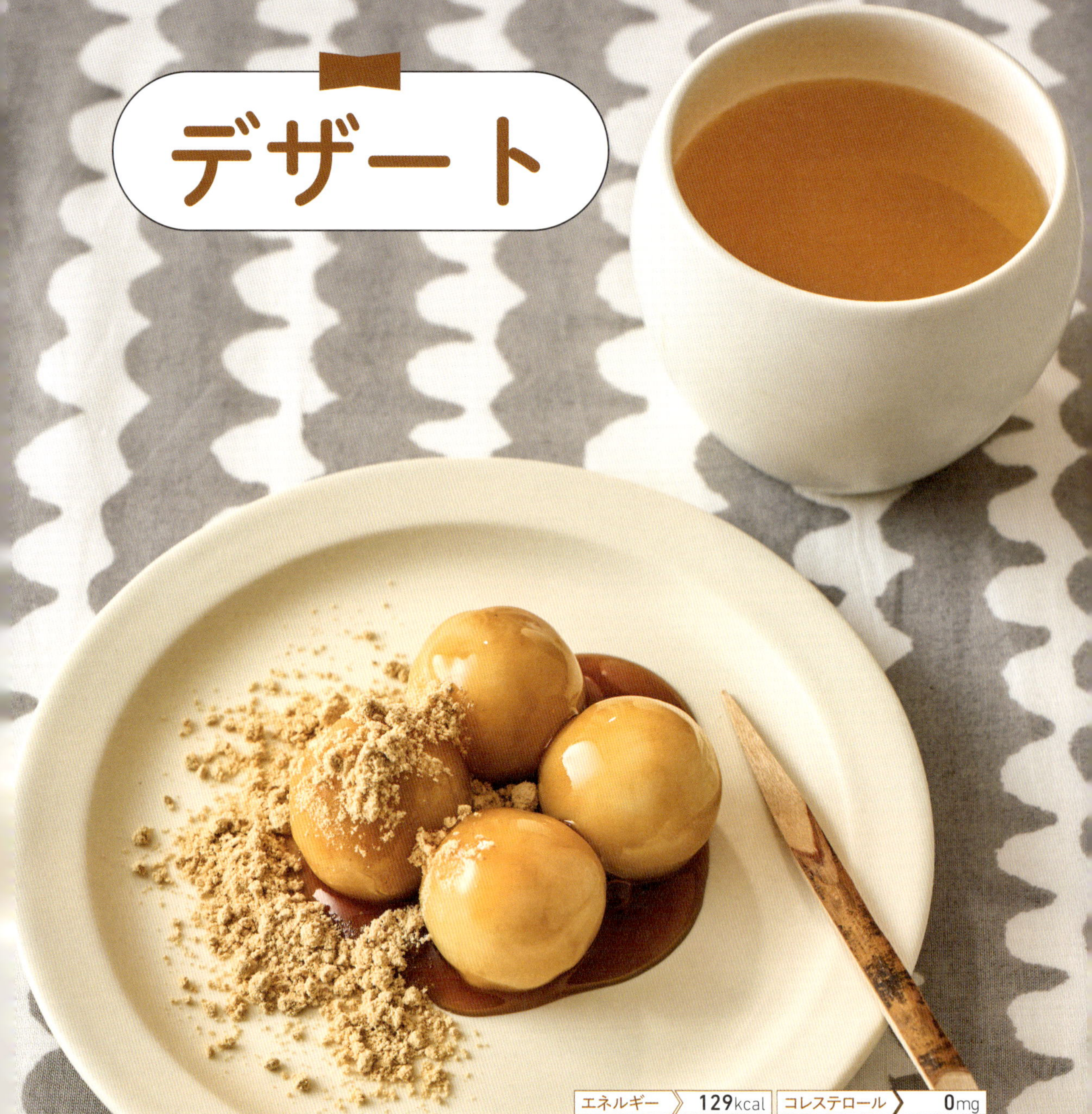

豆腐入りみたらしだんご

エネルギー	129kcal	コレステロール	0mg
脂質	1.7g	飽和脂肪酸	0.3g
食塩相当量	0.4g	食物繊維	1.4g

［材料］（1人分）

白玉粉…20g
絹ごし豆腐…25g

A
- 水…小さじ1と1/2強
- てんさい糖…小さじ2と1/3
- しょうゆ…小さじ1/2
- みりん…小さじ1/6強
- 片栗粉…小さじ1/4

きなこ…大さじ1/2強

［作り方］

1 白玉粉に豆腐を加え、なめらかになるまでこね、2.5cm程度の円形に丸める。鍋に湯を沸かし、**1**をゆでる。浮き上がってから1分ほどゆでたら引き上げ、水をはったボールに入れる。

2 小さい耐熱容器に**A**を混ぜる。電子レンジで10秒加熱して、混ぜる。これを3～4回、液が透き通ってとろみがつくまで繰り返す。

3 だんごの水けを切って器に盛り、**2**と、きなこをかける。

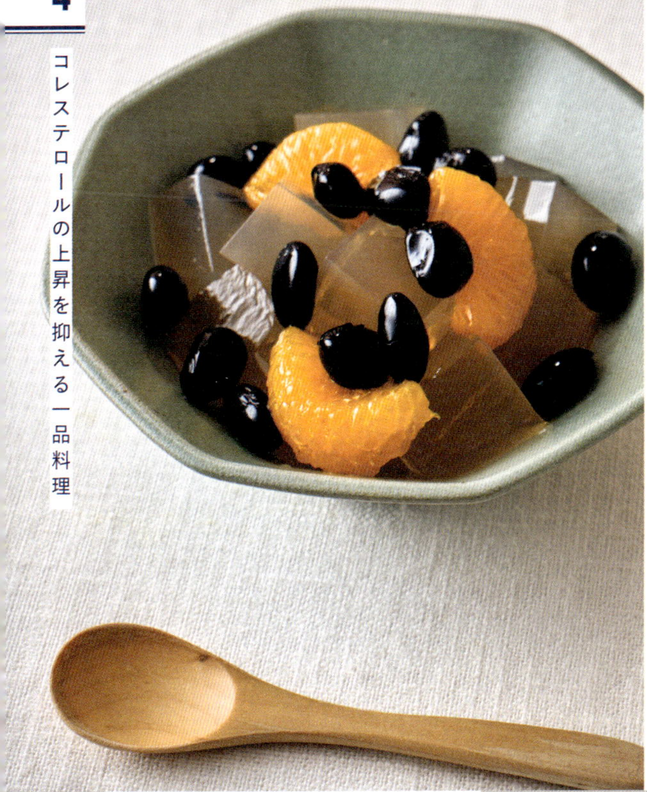

みつまめ

［材料］（1人分）

A 粉寒天…1g
水…150ml
てんさい糖…小さじ1と2/3

黒豆の甘煮…20g
みかん缶詰…20g

［作り方］

1 小鍋にAを入れ、混ぜながら中火にかける。沸騰したら弱火にし、2分ほど煮て寒天を溶かす。

2 1を型（7×5cm程度）に流し入れる。粗熱が取れたらラップをして、冷蔵庫で1時間ほど冷やし固める。

3 2を型から出し、2cm角に切る。黒豆、みかんとともに器に盛る。

エネルギー	85kcal	コレステロール	0mg
脂質	1.8g	飽和脂肪酸	0.2g
食塩相当量	0.3g	食物繊維	2.6g

ヨーグルト寒天

［材料］（1人分）

A 粉寒天…1g
水…大さじ2
てんさい糖…小さじ1と2/3

ヨーグルト（無糖）…130g
ブルーベリー…20g
いちご…20g

［作り方］

1 小鍋にAを入れ、混ぜながら中火にかける。沸騰したら弱火にし、混ぜながら1分～1分半ほど煮て寒天を溶かす。

2 1に常温に戻したヨーグルト加えて混ぜる。器に流し入れ、ラップをして冷蔵庫で1時間ほど冷やし固める。好みの形に切ったいちご、ブルーベリーを盛りつけ、ミントの葉（分量外）を飾る。

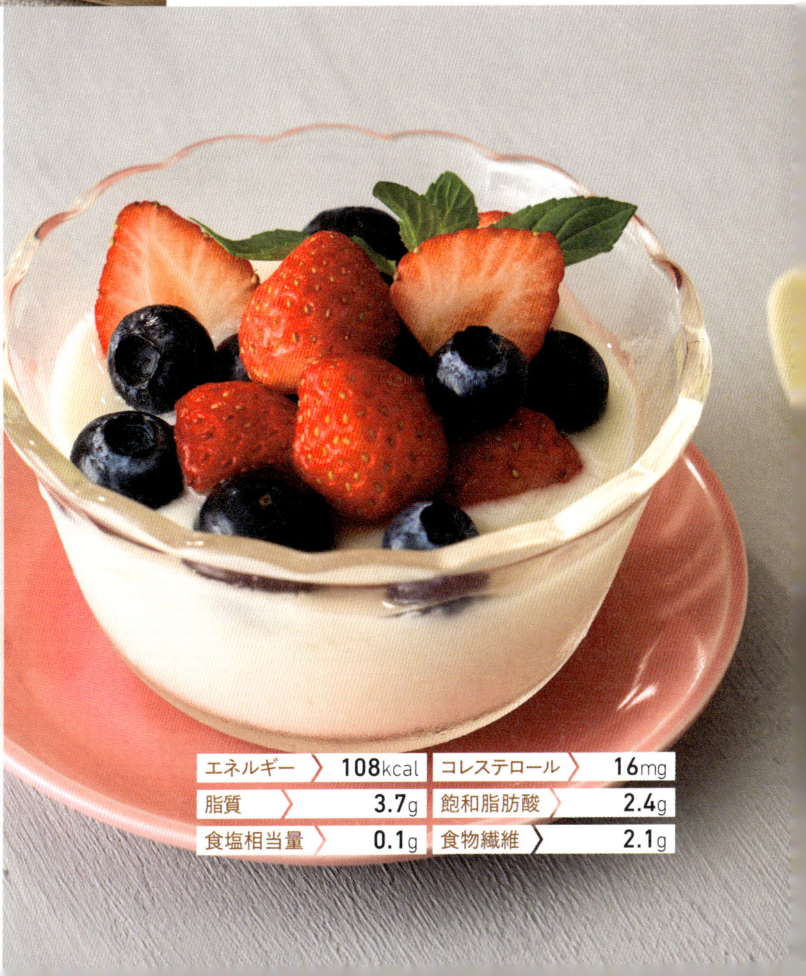

エネルギー	108kcal	コレステロール	16mg
脂質	3.7g	飽和脂肪酸	2.4g
食塩相当量	0.1g	食物繊維	2.1g

Part. 5

コレステロールが下がる2週間レシピ

コレステロールの数値を下げるため、まずは2週間チャレンジ！
朝昼晩の1日3食、2週間分のレシピを用意しました。
人気のおかずも、作り方次第で健康的な料理になります。
実践することで食材選び、組み合わせ、
食材の量などを覚えることができます。

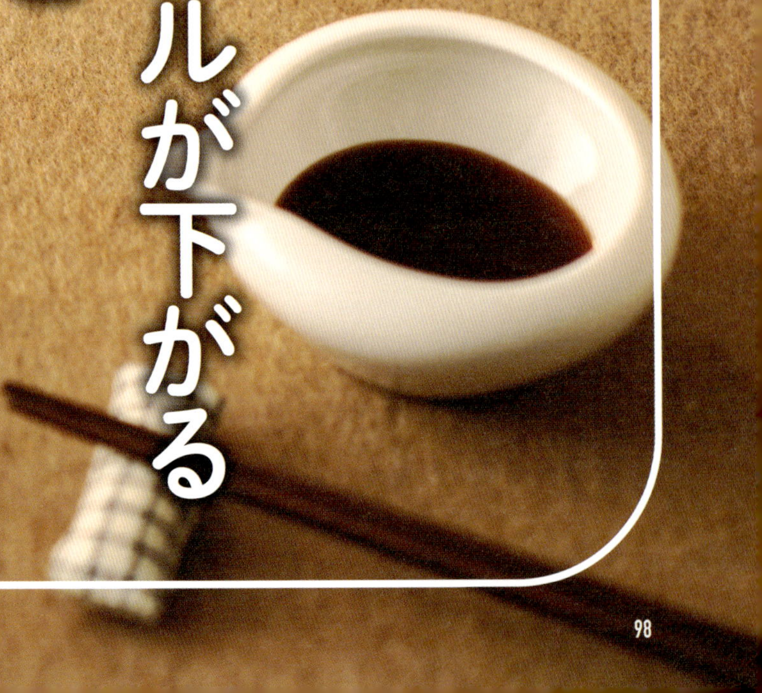

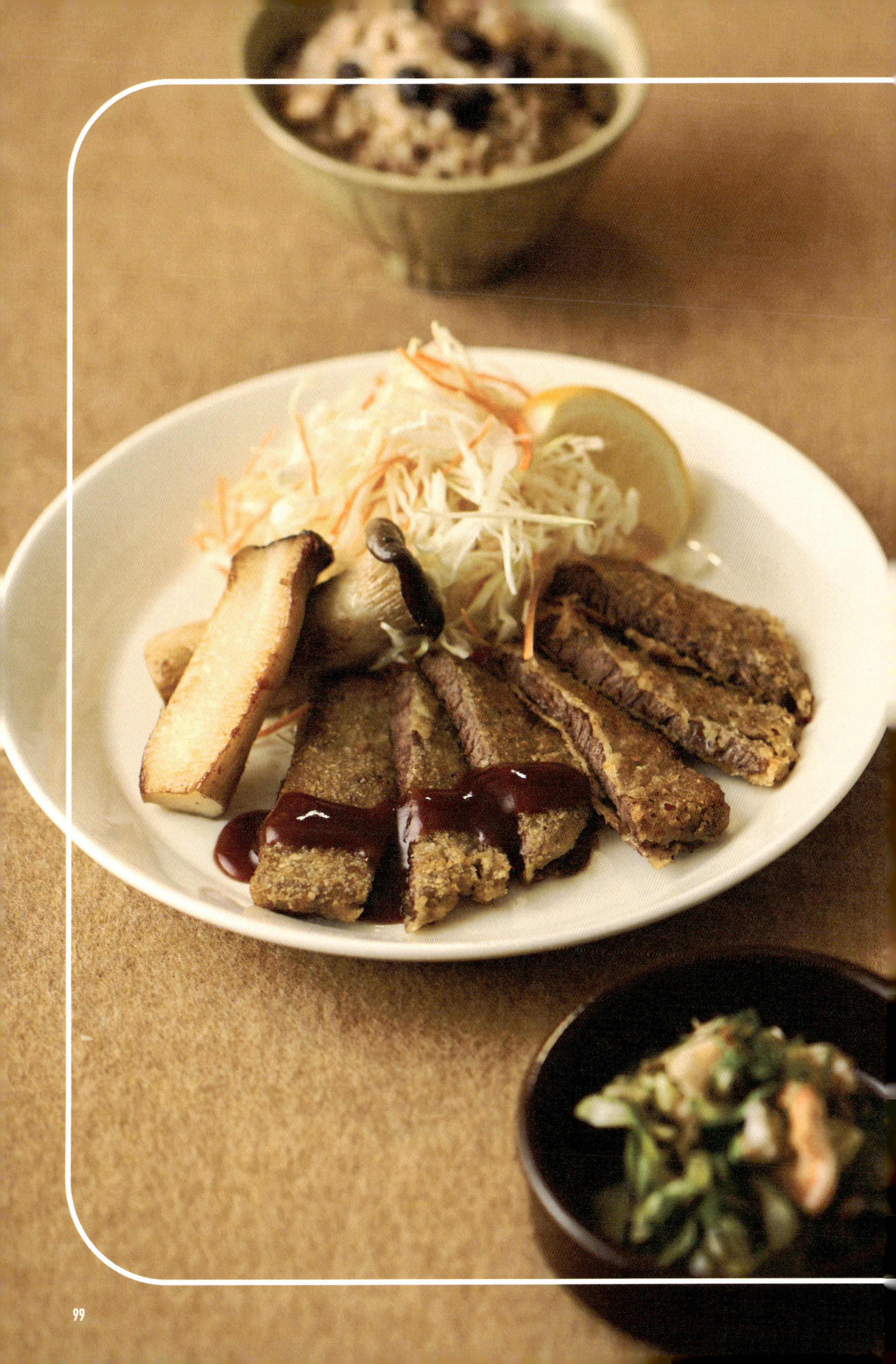

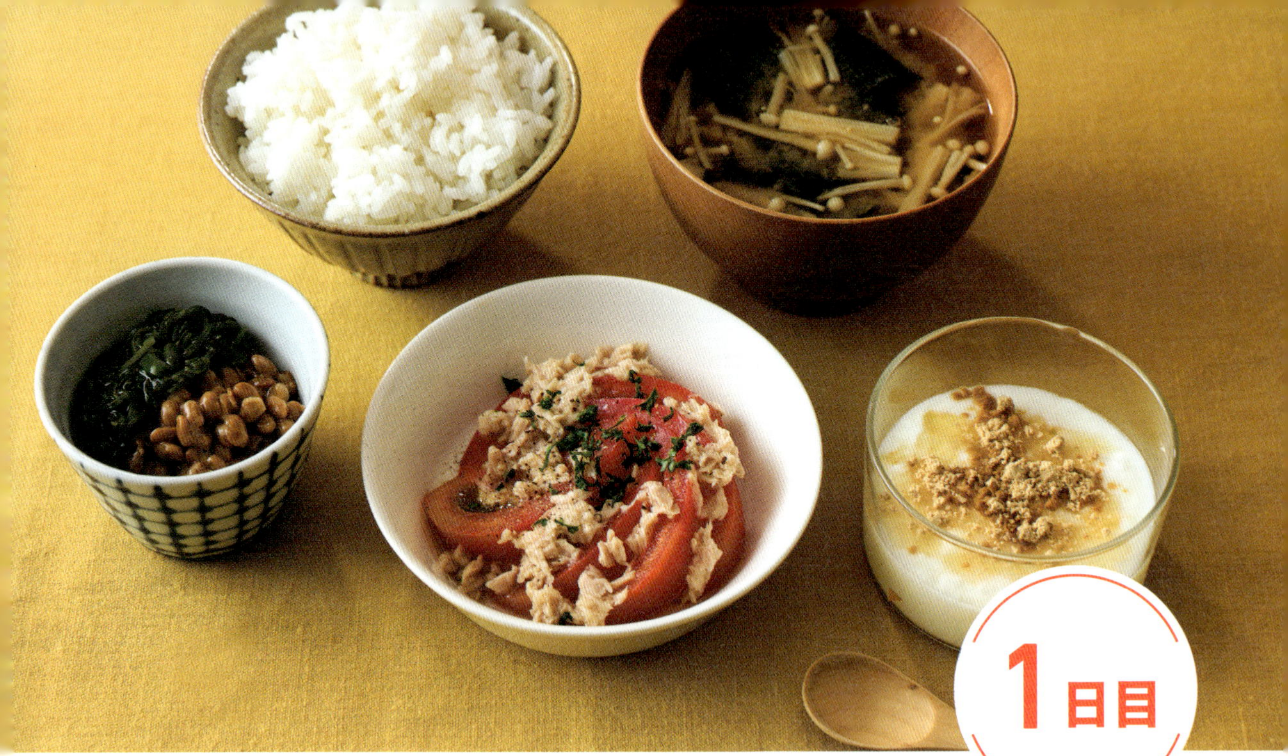

1日目

わかめとえのきのみそ汁

[材料](1人分)

わかめ(戻したもの)…10g
えのきだけ…30g　　だし汁…150ml
みそ…小さじ2

[作り方]

1 わかめは食べやすく切る。えのきは石づきを切り、長さを3等分に切る。

2 鍋にだし汁を沸かし、わかめ、えのきを加える。えのきがしんなりしたら、みそを溶き入れる。

トマトとツナのサラダ

[材料](1人分)

トマト…60g(1/3個)
ツナ缶詰…15g
レモン汁…小さじ1
こしょう…少々
パセリ(みじん切り)　適宜

[作り方]

1 トマトはくし形切りにする。ツナは缶汁をきる。

2 ボールに**1**、レモン汁を加えてあえる。器に盛り、こしょう、パセリをふる。

朝食
1人分
※ご飯(180g)を含む

エネルギー	549kcal
コレステロール	18mg
脂質	12.3g
飽和脂肪酸	3.4g
食塩相当量	2.7g
食物繊維	10.7g

めかぶ納豆

[材料](1人分)

納豆(たれつきのもの)…40g(1パック)
納豆付属のたれ…1パック　　めかぶ…20g

はちみつきなこヨーグルト

[材料](1人分)

ヨーグルト(無糖)…100g
はちみつ…小さじ2/3強
きなこ…大さじ1/2強

管理栄養士のアドバイス

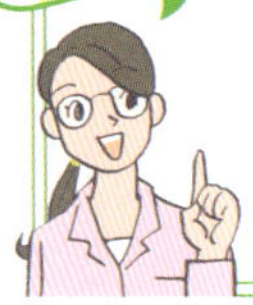

納豆・きなこで大豆イソフラボンと、きのこ・海藻で食物繊維がたっぷりとれ、さらにヨーグルトを組み合わせることで腸内環境が整います。

昼食

1人分

エネルギー	558kcal
コレステロール	170mg
脂質	14.9g
飽和脂肪酸	3.2g
食塩相当量	2.9g
食物繊維	5.7g

棒棒鶏

［材料］（1人分）

鶏ささみの酒蒸し（P53参照）…60g
きゅうり…20g（1/5本）

A
ねぎ（みじん切り）…10g（大さじ1強）
白すりごま…小さじ2
にんにく（すりおろし）…小さじ1/6
しょうが（すりおろし）…小さじ1/6
きび砂糖…小さじ1
酢…小さじ1
ごま油…小さじ3/4
しょうゆ…小さじ1/2
豆板醤…少々

［作り方］

1 きゅうりは斜め細切りにする。蒸し鶏、きゅうりを器に盛り、冷やしておく。

2 Aをよく混ぜ、1にかける。

鮭と青梗菜の中華風雑炊

［材料］（1人分）

青梗菜…50g（1/4株）
しいたけ…20g（1個）　水…250ml
鶏ガラスープの素…小さじ1弱
鮭の水煮（缶詰）…30g
ご飯…130g　塩…ふたつまみ弱
溶き卵　30g（1/2個分強）
ごま油　小さじ3/4

［作り方］

1 青梗菜は3cm幅に切る。しいたけは石づきを切り、5mm幅に切る。

2 鍋に水と鶏ガラスープの素を入れ、中火にかける。沸騰したら青梗菜の茎、しいたけ、鮭を加える。5分ほど煮て、青梗菜の葉、ご飯、塩を加える。

3 ひと煮立ちしたら溶き卵、ごま油を回し入れて混ぜ、卵が固まったら火を止める。

管理栄養士のアドバイス

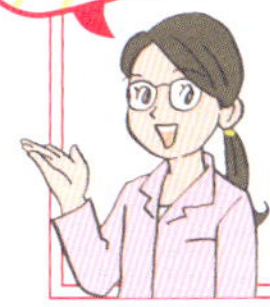

具だくさんの雑炊とピリ辛棒棒鶏で、低エネルギーながら満足感がある献立です。鶏肉はささみや皮なしのむね肉を使って飽和脂肪酸を控えます。

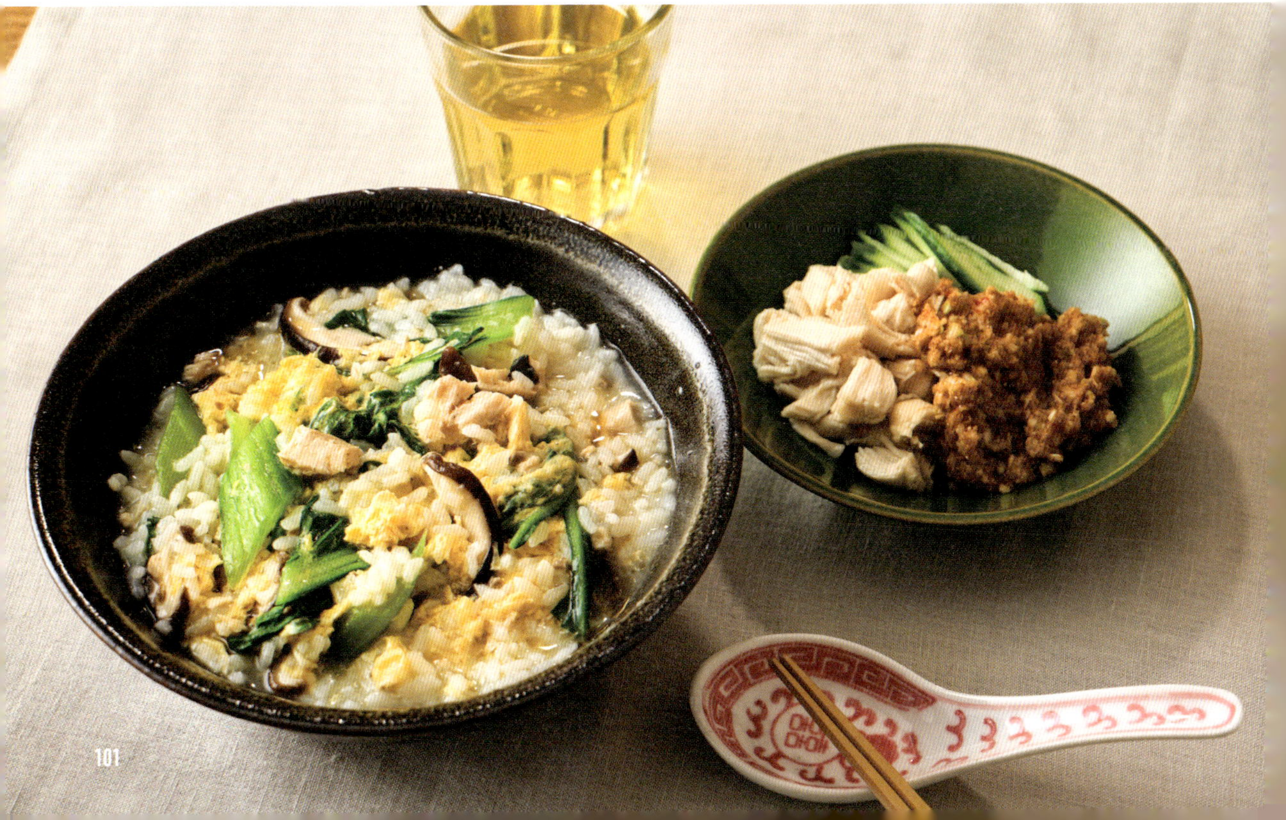

夕食

1人分

エネルギー	621kcal
コレステロール	55mg
脂質	19.2g
飽和脂肪酸	3.8g
食塩相当量	2.6g
食物繊維	5.0g

ほうれん草のおひたし

［材料］（1人分）

ほうれん草…60g（3株）
かつお節…0.5g
だし汁…小さじ1と1/2強
しょうゆ…小さじ2/3

［作り方］

1 鍋に湯を沸かし、ほうれん草をさっとゆでる。水にさらして水けを絞り、4㎝長さに切る。

2 ボールにだし汁としょうゆを混ぜ、ほうれん草をひたす。適度に汁けを切って器に盛り、かつお節をかける。

冷ややっこ

［材料］（1人分）

絹豆腐…100g（1/3丁）
オリーブ油…小さじ3/4
塩、こしょう…各少々

［作り方］

豆腐は半分に切る。水けをきって器に盛り、オリーブ油、塩、こしょうをかける。

管理栄養士のアドバイス

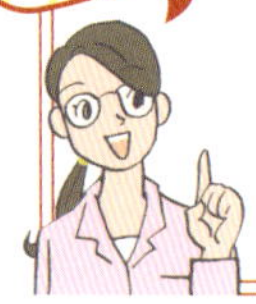

あじは適度に水分を取り、衣を薄くつけることで、吸油率が減ります。歯ごたえのある野菜をいっしょに漬け込むと、揚げ物の食べすぎ防止になります。

あじの南蛮漬け

［材料］（1人分）

玉ねぎ…50g（1/4個）
セロリ…20g
にんじん…10g
あじ（3枚におろしたもの）…80g（一尾分）
片栗粉…小さじ1と2/3
こめ油…大さじ1/2強

A 酢…大さじ2
しょうゆ…大さじ1と1/3
きび砂糖…大さじ1強

青じそ（せん切り）…2枚分

［作り方］

1 玉ねぎ、セロリは縦に薄切りにする。にんじんはせん切りにする。

2 あじは一口大に切り、片栗粉をまぶす。フライパンにこめ油を中火で熱し、あじを入れて両面がきつね色になるまで揚げ焼きにする。

3 バットにAを混ぜ、あじと野菜を漬け、冷蔵庫で1時間程度冷やして味をなじませる。器に盛り、青じそをのせる。

雑穀ご飯

［材料］（1人分）

雑穀ご飯…150g

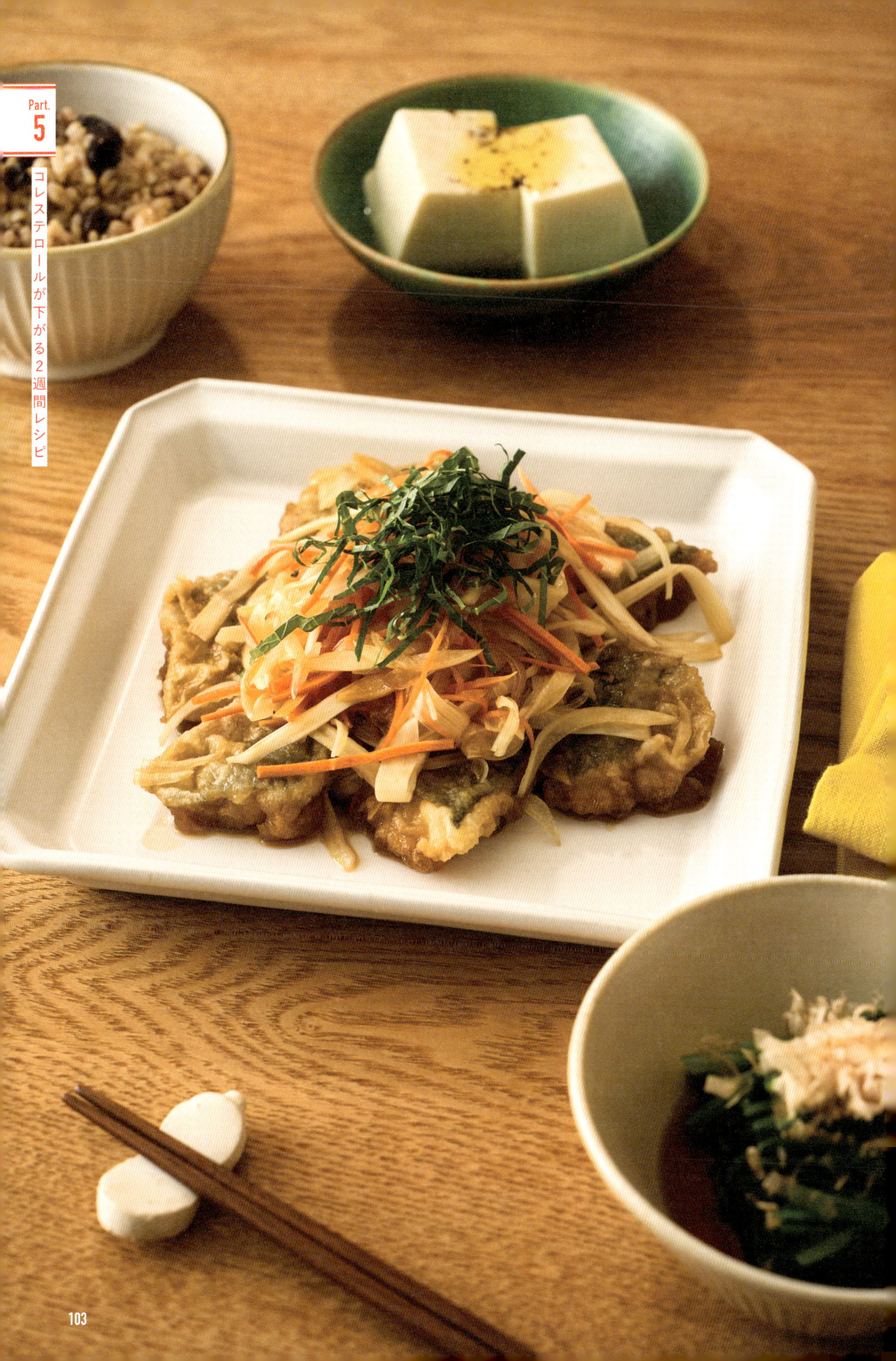

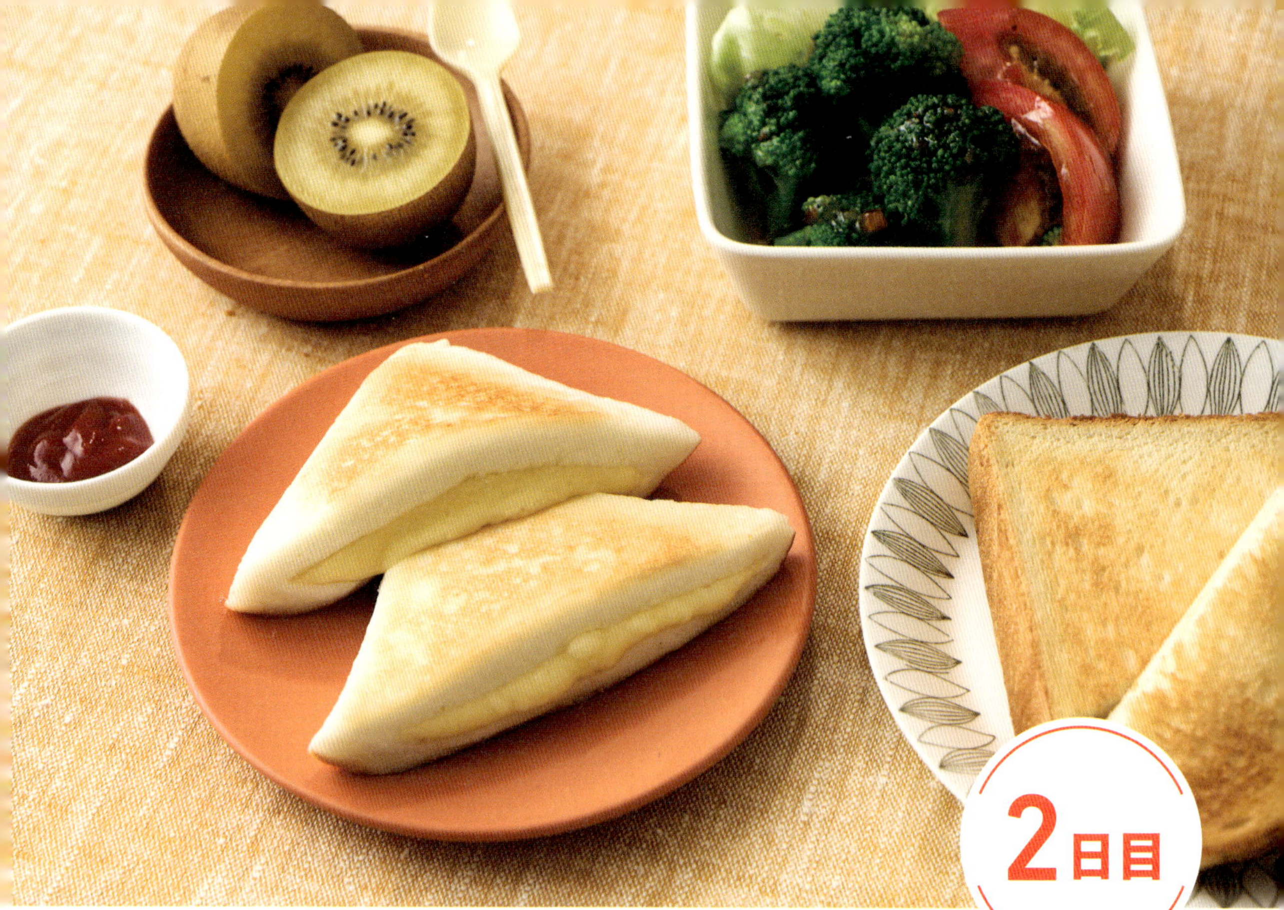

2日目

ブロッコリーとトマトのサラダ

［材料］（1人分）

ブロッコリー…40g（2房）
トマト…40g（1/4個強）
レタス…20g（小1枚）
アマニ油ドレッシング…小さじ2強

［作り方］

1 ブロッコリーは小房に分け、塩少々（分量外）を加えた熱湯でさっとゆで、冷ます。トマトはくし形に切る。レタスは食べやすくちぎる。

2 器に1を盛りつけ、ドレッシングをかける。

管理栄養士のアドバイス

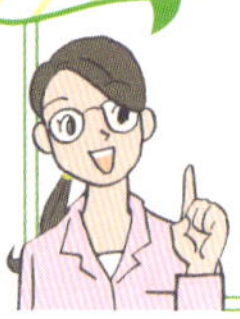

トーストにはバターなし、サラダにアマニ油を使用することで脂質のバランスが整います。パン食は歯ごたえが少なくなりがちなので、ブロッコリーは硬めに茹でて歯ごたえを。

朝食

1人分

エネルギー	502kcal
コレステロール	27mg
脂質	16.8g
飽和脂肪酸	5.3g
食塩相当量	3.7g
食物繊維	8.1g

※食パン（4枚切り・1枚90g）、キウイフルーツ（60g）を含む

はんぺんチーズ焼き

［材料］（1人分）

はんぺん…70g（1枚）
スライスチーズ…18g（1枚）
オリーブ油…小さじ1
トマトケチャップ…小さじ1弱

［作り方］

1 はんぺんは三角形に切り、厚みの半分のところに切り込みを入れて、チーズをはさむ。

2 フライパンにオリーブ油を中火で熱し、はんぺんの両面を焼き色がつくまで焼く。器に盛り、ケチャップを添える。

昼食

1人分

エネルギー	473kcal
コレステロール	36mg
脂質	2.8g
飽和脂肪酸	0.6g
食塩相当量	3.1g
食物繊維	5.1g

※メロン(120g)を含む

ささみと野菜の具だくさんそうめん

[材料](1人分)

鶏ささみの酒蒸し(P53参照)…50g
かにかまぼこ…30g(3本)
オクラ…20g(2本)
きゅうり…30g(1/3本)
みょうが…10g(1/2個)
青じそ…1/2枚
そうめん…100g(2束)

A しょうが(すりおろし)…小さじ1弱
めんつゆ(3倍濃縮)…20ml
水…60ml

白すりごま…小さじ1

[作り方]

1 かにかまはほぐす。オクラは塩少々(分量外)をこすりつけて水洗いし、薄い輪切りにする。きゅうりとみょうがは斜めせん切り、青じそはせん切りにする。**A**を混ぜる。

2 鍋にたっぷりの湯を沸かし、そうめんを袋の表示通りにゆでる。もみ洗いしてざるにあげ、水けをよく切る。

3 器にそうめんを盛り、具材をのせ、**A**、すりごまをかける。

管理栄養士のアドバイス

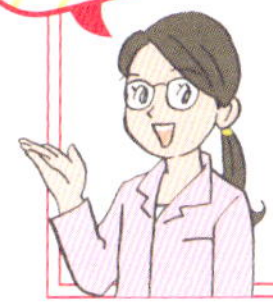

麺類は具だくさんにして食べすぎ防止。淡白な具なので、ゴマ入りのたれでコクをプラス。練り製品(かにかま)は低脂肪なたんぱく源ですが食塩含有量が多いため、食べる量には注意してください。

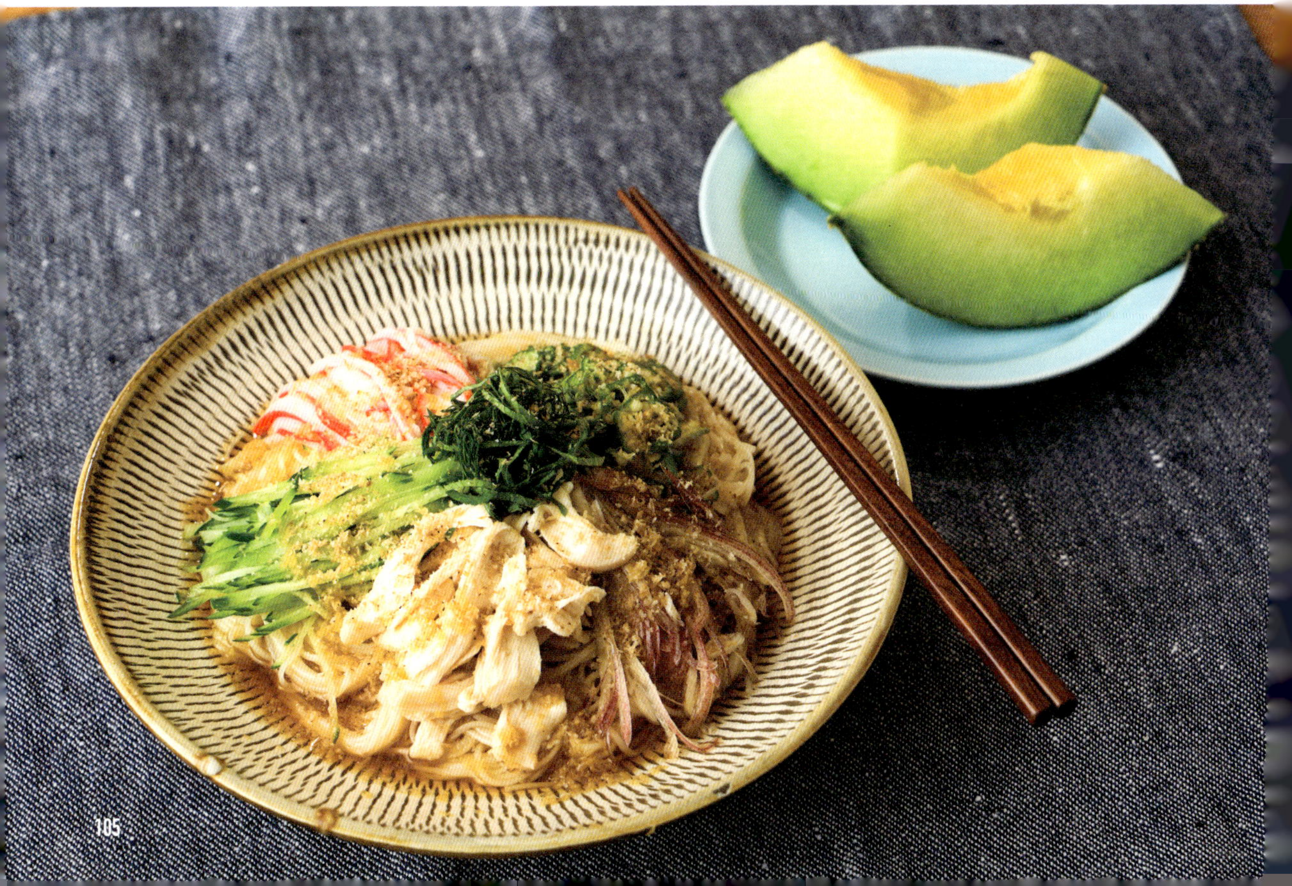

夕食

1人分

エネルギー	727kcal
コレステロール	52mg
脂質	30.4g
飽和脂肪酸	5.6g
食塩相当量	2.7g
食物繊維	6.3g

豆腐ステーキ

［材料］（1人分）

木綿豆腐…100g（1/3丁）
片栗粉…小さじ1と1/3
ごま油…小さじ1
しし唐辛子…10g（3本）
にんにくしょうゆ（P54参照）…小さじ1

［作り方］

1 豆腐は厚みを半分に切る。ペーパータオルで水けをふき、全体に片栗粉をまぶす。

2 フライパンにごま油を中火で熱し、豆腐を焼く。焼き色がついたら裏返し、しし唐辛子を加えてともに焼く。

3 豆腐の両面に焼き色がついたらにんにくしょうゆを加え、さっと煮からめる。

ミックス野菜のピクルス

［材料］（1人分）

ミックス野菜のピクルス（P52参照）…60g

管理栄養士のアドバイス

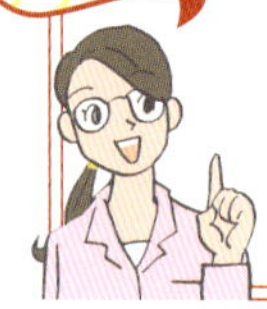

豚もも肉は脂肪分が少なく、硬くなりがちなので薄めのしゃぶしゃぶ肉がおすすめ。たれのポン酢を柚子酢で割ることにより、減塩効果が。豆腐はにんにくしょうゆの味つけで淡白な食材ながらパンチが出ます。

豚肉とレタスのミルフィーユ蒸し

［材料］（1人分）

豚もも薄切り肉（しゃぶしゃぶ用）…80g
レタス…150g（中5枚）
黄パプリカ…50g（1/3個）
酒…大さじ1

A
ポン酢しょうゆ…小さじ2と1/2
オリーブ油…小さじ1と1/2
ゆず酢（または酢）…小さじ1
ゆずこしょう…小さじ1/2弱

［作り方］

1 豚肉は8～10cm長さに切る。レタスは約10cm四方にちぎる。パプリカは縦に1cm幅に切る。Aを混ぜる。

2 深めのフライパンに、レタス、豚肉、パプリカ、レタスの順に重ねて酒をふる。ふたをして中火にかけ、蒸気がでたら弱火にして、5分ほど蒸し煮にする。

3 汁けをきって器に盛り、Aをかける。

雑穀ご飯

［材料］（1人分）

雑穀ご飯…150g

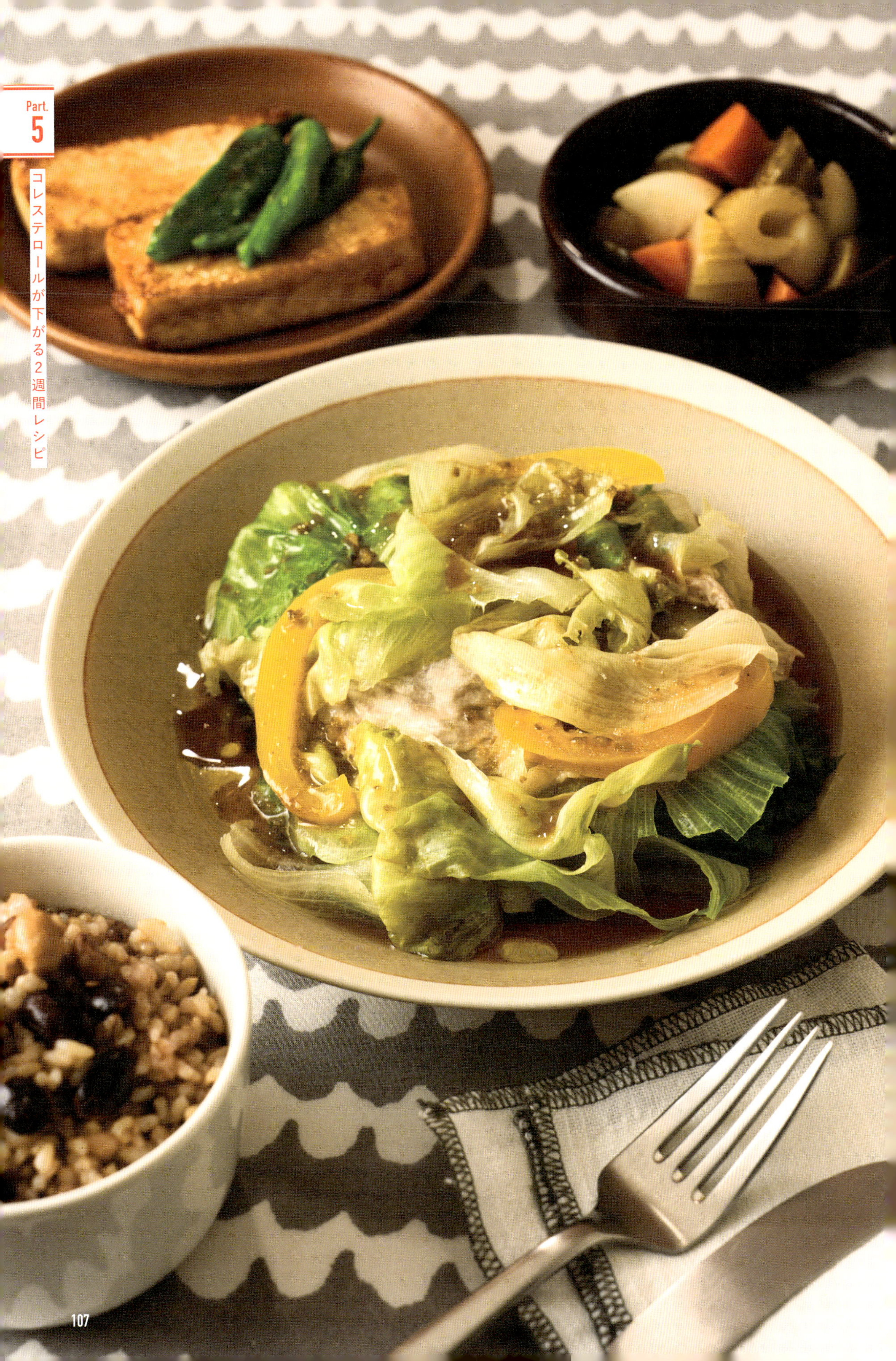

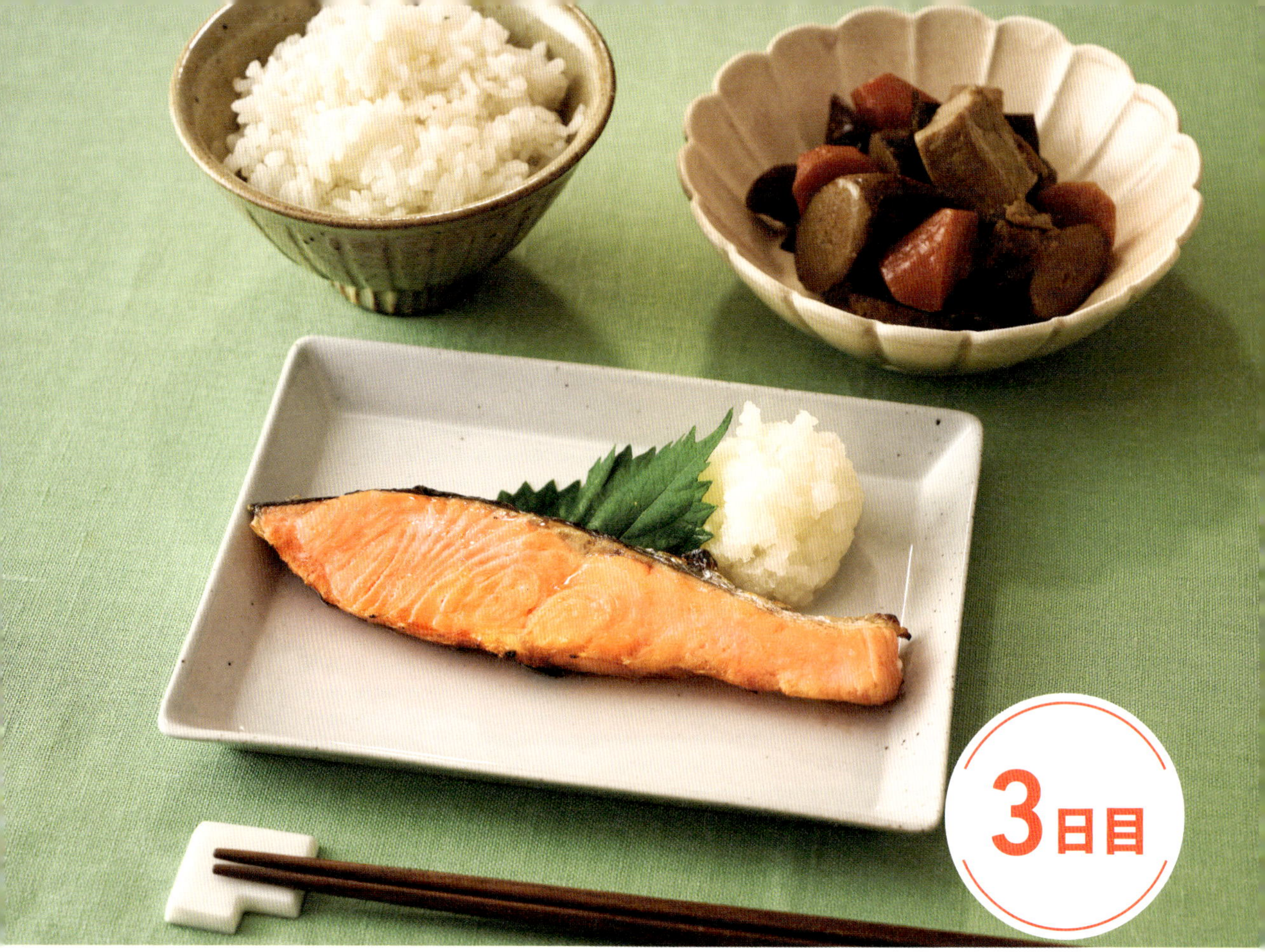

3日目

鮭の塩焼き 大根おろしレモン汁がけ

［材料］（1人分）

塩鮭（切り身）…60g（1切れ）
大根…60g
レモン汁…小さじ1
青じそ…1枚

［作り方］

大根は皮ごとすりおろす。魚焼きグリルを中火で熱し、塩鮭を６～７分焼く。鮭と青じそを器に盛り、大根おろしの汁けを軽く絞って添え、レモン汁をかける。

朝食

1人分

※ご飯（180g）を含む

エネルギー	528kcal
コレステロール	38mg
脂質	12.4g
飽和脂肪酸	2.5g
食塩相当量	2.2g
食物繊維	6.7g

根菜と厚揚げの炒り煮

［材料］（1人分）

根菜と厚揚げの炒り煮（P55参照）…100g

管理栄養士のアドバイス

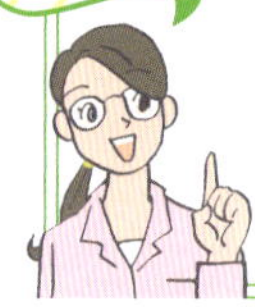

炒り煮は、出汁を取った昆布も具材に入れて食物繊維アップ。煮物を作り置きしておくと、野菜や大豆製品の不足解消に便利です。

昼食 1人分

エネルギー	613kcal
コレステロール	39mg
脂質	17.3g
飽和脂肪酸	4.9g
食塩相当量	2.3g
食物繊維	6.4g

フルーツヨーグルト

［材料］（1人分）

ヨーグルト（無糖）…100g
ブルーベリー…10g
バナナ（斜め切り）…40g

管理栄養士のアドバイス

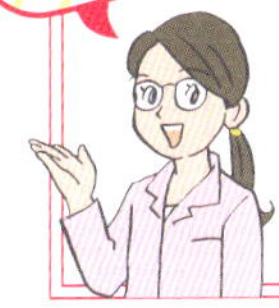

焼き飯は、すりおろしたにんじんを炒め合わせることで、油と相性の良いカロチンの吸収率がアップ。ヨーグルトでたんぱく質を補います。

にんじんとコーンの焼き飯

［材料］（1人分）

にんじん…50g（1/3本）
ねぎ…20g　オリーブ油…大さじ2/3
にんにく（すりおろし）…小さじ1/6
豚ひき肉（赤身）…40g
A　コンソメ（顆粒）…小さじ1/2
　　塩…ふたつまみ弱　こしょう…少々
ご飯…180g　ホールコーン（缶詰）…20g
酒…小さじ3/5　しょうゆ…小さじ1弱
パセリ（ざく切り）…3g

［作り方］

1 にんじんは皮ごとすりおろす。ねぎはみじん切りにする。

2 フライパンにオリーブ油を中火で熱し、にんにくを炒める。香りがたったらひき肉を加え、肉の色が変わったらにんじんを加えてさっと炒め、Aを加え、ひと混ぜして火を止める。

3 ご飯、コーン、ねぎを加えて再び中火にかける。軽く炒め合わせて、酒、しょうゆの順に鍋肌に回し入れ、パセリも加えてさっと炒める。

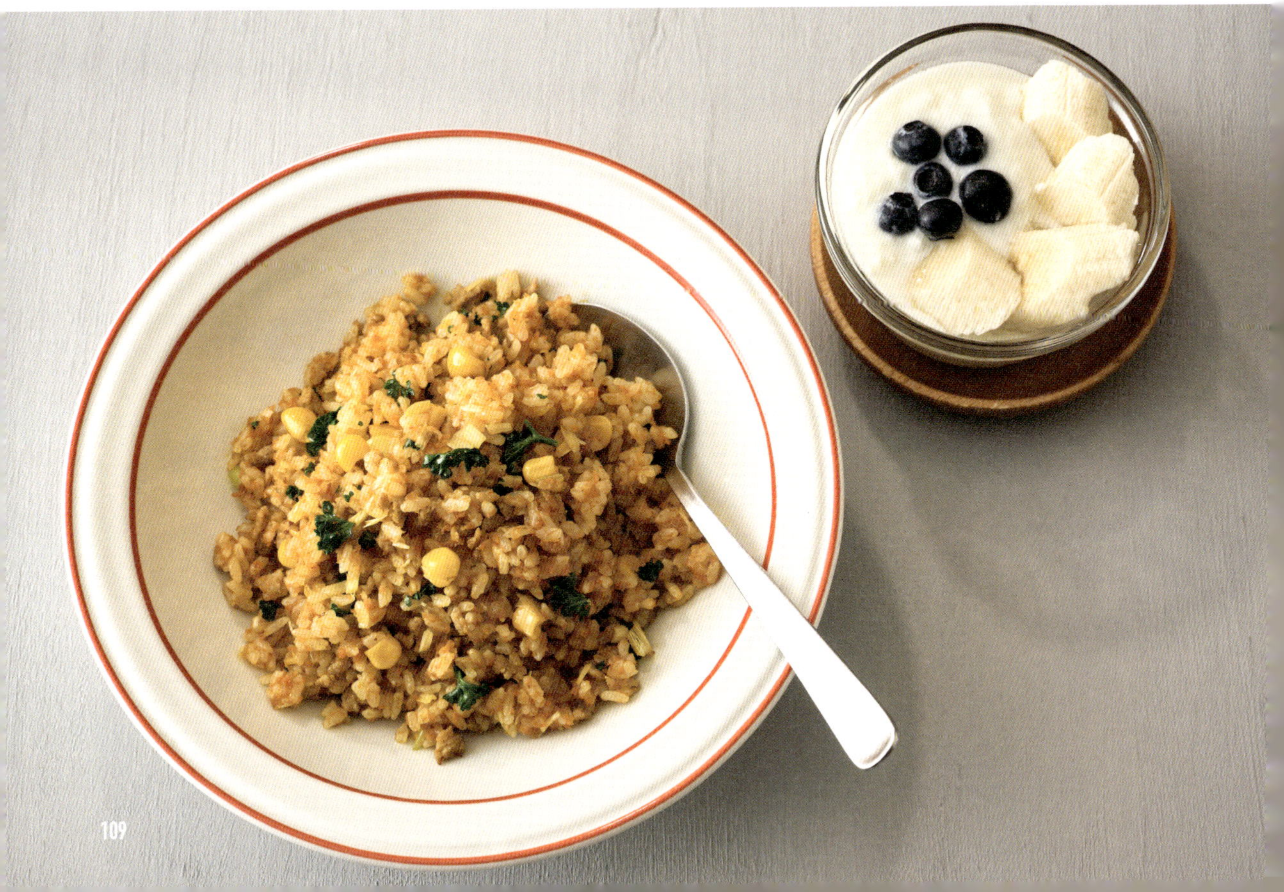

夕食

1人分

エネルギー	561kcal
コレステロール	59mg
脂質	13.5g
飽和脂肪酸	3.2g
食塩相当量	2.2g
食物繊維	5.6g

めかぶ豆腐

［材料］（1人分）

絹ごし豆腐…100g（1/3丁）
めかぶ…25g
めんつゆ（3倍濃縮）…小さじ1/2
しょうが（せん切り）…適宜

［作り方］

器に豆腐を盛ってめかぶ、めんつゆをかけ、しょうがをのせる。

ラディッシュ甘酢漬け

［材料］（1人分）

ラディッシュ甘酢漬け（P54参照）…40g

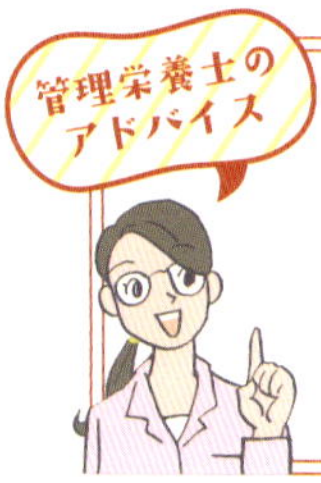

豚ひれ肉は、はちみつマスタードの組み合わせで減塩＋美味しさアップ。ラディッシュの甘酢漬けなど色野菜の常備菜があると、彩りと野菜補給に便利。赤カブや赤大根の甘酢漬けもおすすめです。

豚ひれ肉のはちみつマスタード焼き

［材料］（1人分）

豚ひれ肉（かたまり）…100g

A 塩…ふたつまみ
こしょう…少々

ブロッコリー…40g（2房）
ミニトマト…20g（大1個）
こめ油…小さじ1と1/2

B 酒…小さじ3/5
はちみつ…小さじ1/2強
しょうゆ…小さじ1/2
粒マスタード…小さじ3/5

［作り方］

1 豚肉は1.5cm幅に切る。すりこぎなどでたたき、**A**をふる。ブロッコリーは小房に分け、塩少々（分量外）を加えた熱湯でさっとゆでる。ミニトマトは半分に切る。**B**を混ぜる。

2 フライパンにこめ油を中火で熱し、豚肉を焼く。両面に焼き色がつき火が通ったら、**B**を加えて煮からめる。器に豚肉とブロッコリー、ミニトマトを盛る。

雑穀ご飯

［材料］（1人分）

雑穀ご飯…180g

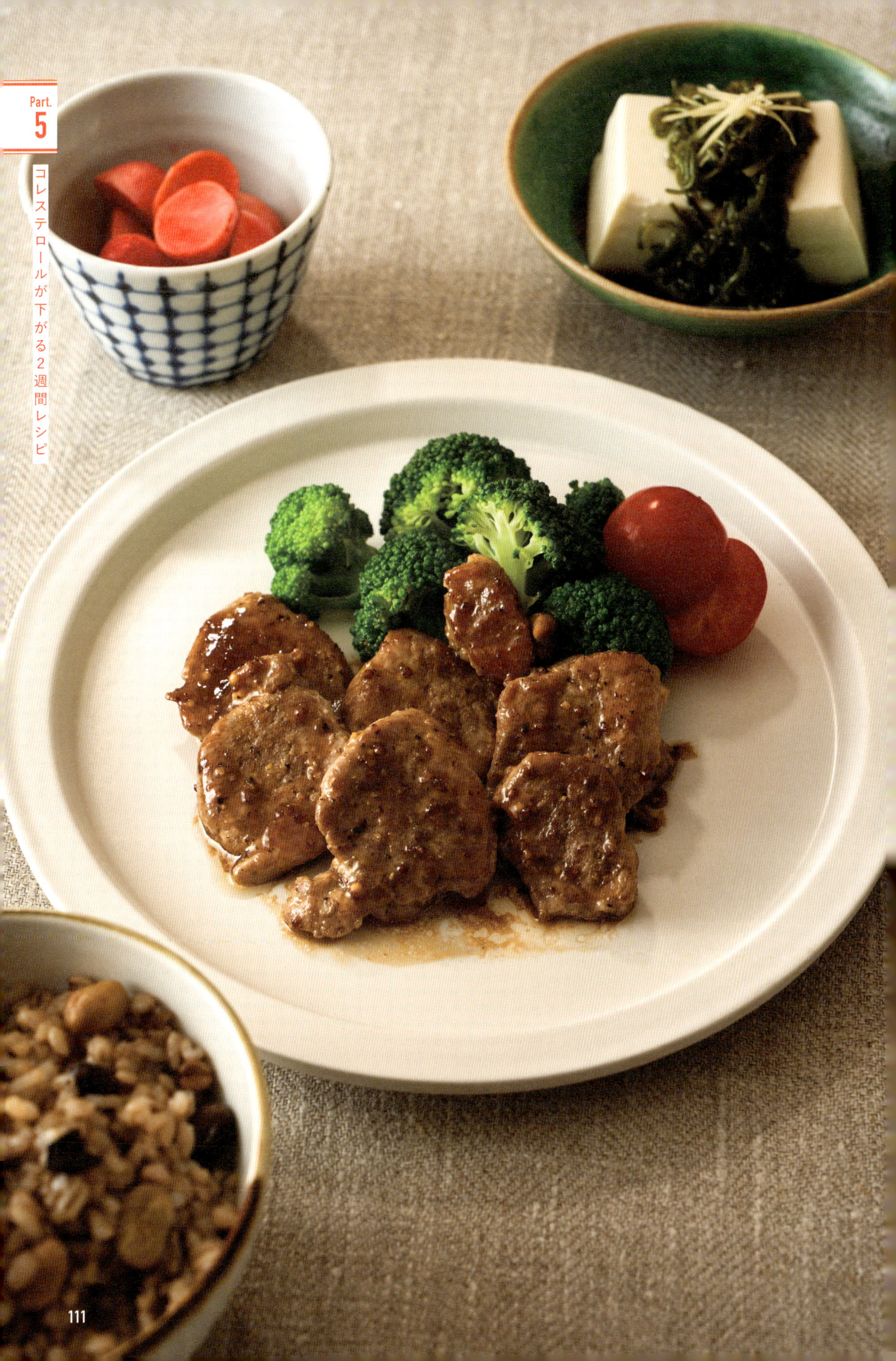

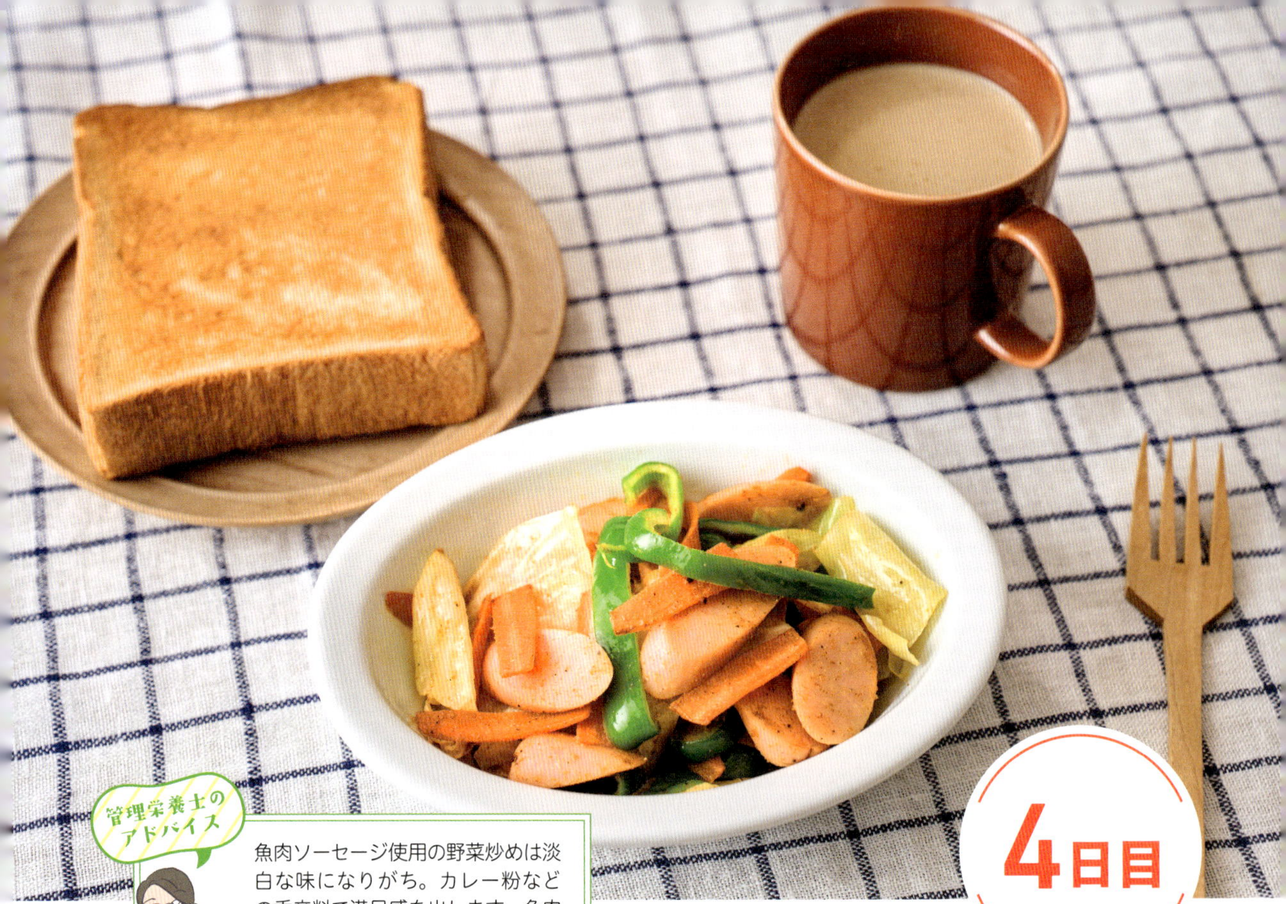

4日目

管理栄養士のアドバイス

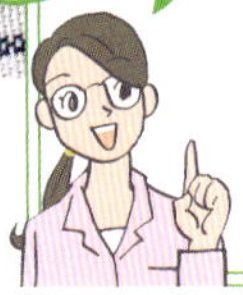

魚肉ソーセージ使用の野菜炒めは淡白な味になりがち。カレー粉などの香辛料で満足感を出します。魚肉ソーセージの代わりにツナ缶にしても OK です。

朝食

1人分

※食パン（4枚切り・1枚90g）を含む

エネルギー	509kcal
コレステロール	33mg
脂質	18.1g
飽和脂肪酸	7.0g
食塩相当量	3.1g
食物繊維	6.8g

魚肉ソーセージと野菜のカレー炒め

［材料］（1人分）

キャベツ…50g（大1枚）
にんじん…20g
ピーマン…20g（小1個）
魚肉ソーセージ…50g（2/3本）
オリーブ油…小さじ1強

A | 塩…小さじ1/6弱
カレー粉、こしょう…各少々

［作り方］

1 キャベツはざく切りにるす。にんじんは薄い短冊切りにする。ピーマンは縦 1cm幅、魚肉ソーセージは斜め 1cm幅に切る。A を混ぜる。

2 フライパンにオリーブ油を中火で熱し、にんじん、キャベツ、ピーマン、魚肉ソーセージの順に加えて炒める。野菜に火が通ったら A を加え、さっと炒め合わせる。

きなこカフェオレ

［材料］（1人分）

牛乳…100ml
コーヒー（ストレート）…50ml
きなこ…大さじ1
はちみつ…小さじ1

［作り方］

きなことはちみつをカップに入れて混ぜる。コーヒー液を少しずつ注ぎ、きなこがだまにならないように混ぜる。最後に牛乳を注ぐ。

昼食

1人分

エネルギー	569kcal
コレステロール	99mg
脂質	11.3g
飽和脂肪酸	2.4g
食塩相当量	2.6g
食物繊維	8.8g

※すいか(150g)を含む

冷やし中華

［材料］（1人分）

溶き卵…25g（1/2個分）
ボンレスハム…15g（1枚）
きゅうり…30g（1/3本）
トマト…30g（1/5個）
中華生麺…130g（1玉）
ブロッコリースプラウト…10g

A
水…50ml
きび砂糖…小さじ1
鶏がらスープの素…小さじ1/3
りんご酢…小さじ2
ごま油…大さじ1/2
しょうゆ…小さじ1強
こしょう…少々

［作り方］

1 鍋に **A** の水を入れて中火にかけて温める。砂糖、鶏ガラスープの素を加えて溶かし、残りの **A** の材料も入れて混ぜ、冷蔵庫で冷やしておく。

2 フライパンに薄くこめ油（分量外）をひいて中火で熱し、溶き卵を流し入れて錦糸卵を作る。ハム、きゅうりはせん切りにする。トマトは薄いくし形に切る。

3 鍋にたっぷりの湯を沸かし、中華麺を袋の表示通りにゆでる。もみ洗いしてざるにあげ、水けをよく切る。器に麺、**2**、スプラウトを彩りよく盛り、**1** を回しかける。

管理栄養士のアドバイス

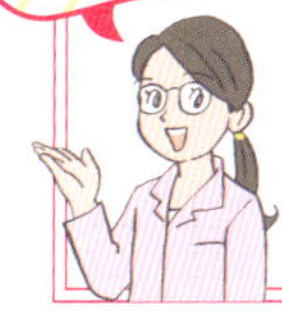

冷やし中華は、たくさんの野菜と低脂肪なたんぱく質で具沢山にすると栄養バランスが整います。卵は1/2個までにすることでコレステロールを控えましょう。中華麺の代わりに冷や麦でもOKです。

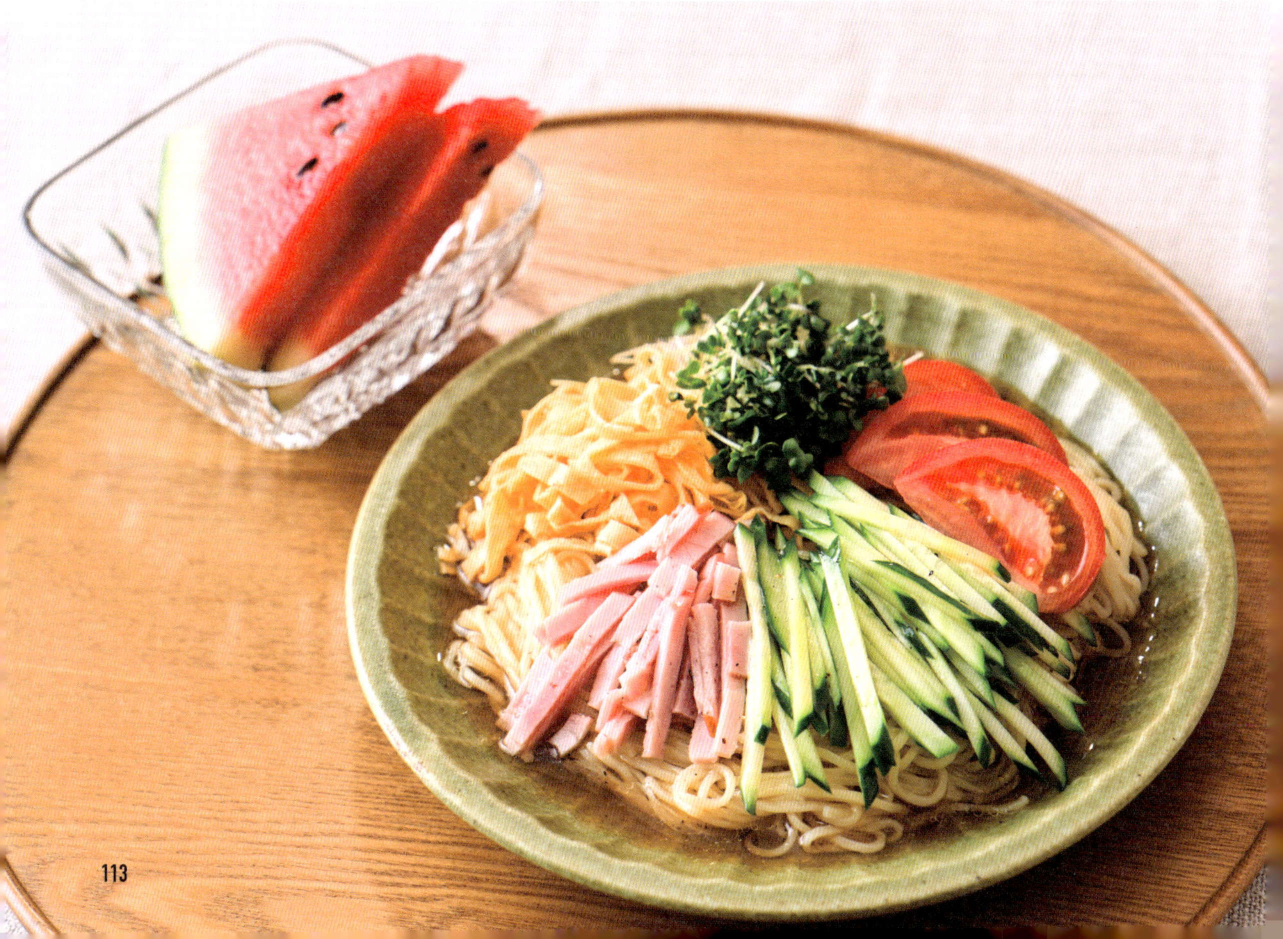

焼き野菜のおかかしょうゆ

［材料］（1人分）

ピーマン…40g（1個）
まいたけ…40g
しょうゆ…小さじ1/2
かつお節…少々

［作り方］

1 ピーマンは縦4等分に切る。まいたけは食べやすい大きさに分ける。

2 魚焼きグリルにアルミホイルを敷いて1をのせ、中火で3～4分、少し焼き色がつくまで焼く。しょうゆをかけて器に盛り、かつお節をかける。

ブロッコリーとひよこ豆のサラダ

［材料］（1人分）

ブロッコリー…50g（大2房）

A
ひよこ豆の水煮…10g
カテージチーズ…大さじ1と1/2弱
マヨネーズ…小さじ2
こしょう…少々

［作り方］

1 ブロッコリーは小房に分ける。塩少々（分量外）を加えた熱湯でさっとゆで、冷ます。

2 ボールにAを混ぜ、ブロッコリーを入れてあえる。

管理栄養士のアドバイス

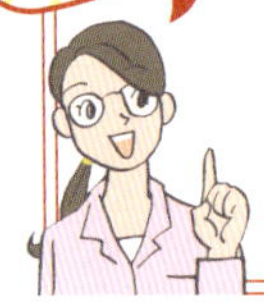

いわしの代わりに、さばを使ってもOK（切り身に切り込みを入れ、梅と大葉を挟んで焼く）。サラダにカッテージチーズを加えると、コクが出るのにマヨネーズを減量でき、カロリーダウンになります。

夕食

1人分

エネルギー	687kcal
コレステロール	70mg
脂質	23.5g
飽和脂肪酸	4.8g
食塩相当量	2.2g
食物繊維	7.6g

いわしの梅ロール

［材料］（1人分）

いわし（開いたもの）…90g（2尾分）
梅干し（塩分8%）…15g
みりん…小さじ2/3
片栗粉…大さじ2/3強
青じそ…2枚
オリーブ油…大さじ1/2
酒…大さじ1

［作り方］

1 梅干しはたたき、みりんを加えてよく混ぜる。

2 いわしは身を上にして並べ、片栗粉をふり、青じそをのせる。頭の方に1をのせ、尾に向けて巻く。巻き終わりを楊枝で留める。

3 フライパンにオリーブ油を中火で熱し、いわしを巻き終わりを下にして入れる。焼き色がついたら、酒をふってふたをして、ときどき転がしながら火が通るまで3～4分ほど蒸し焼きにする。

雑穀ご飯

［材料］（1人分）

雑穀ご飯…180g

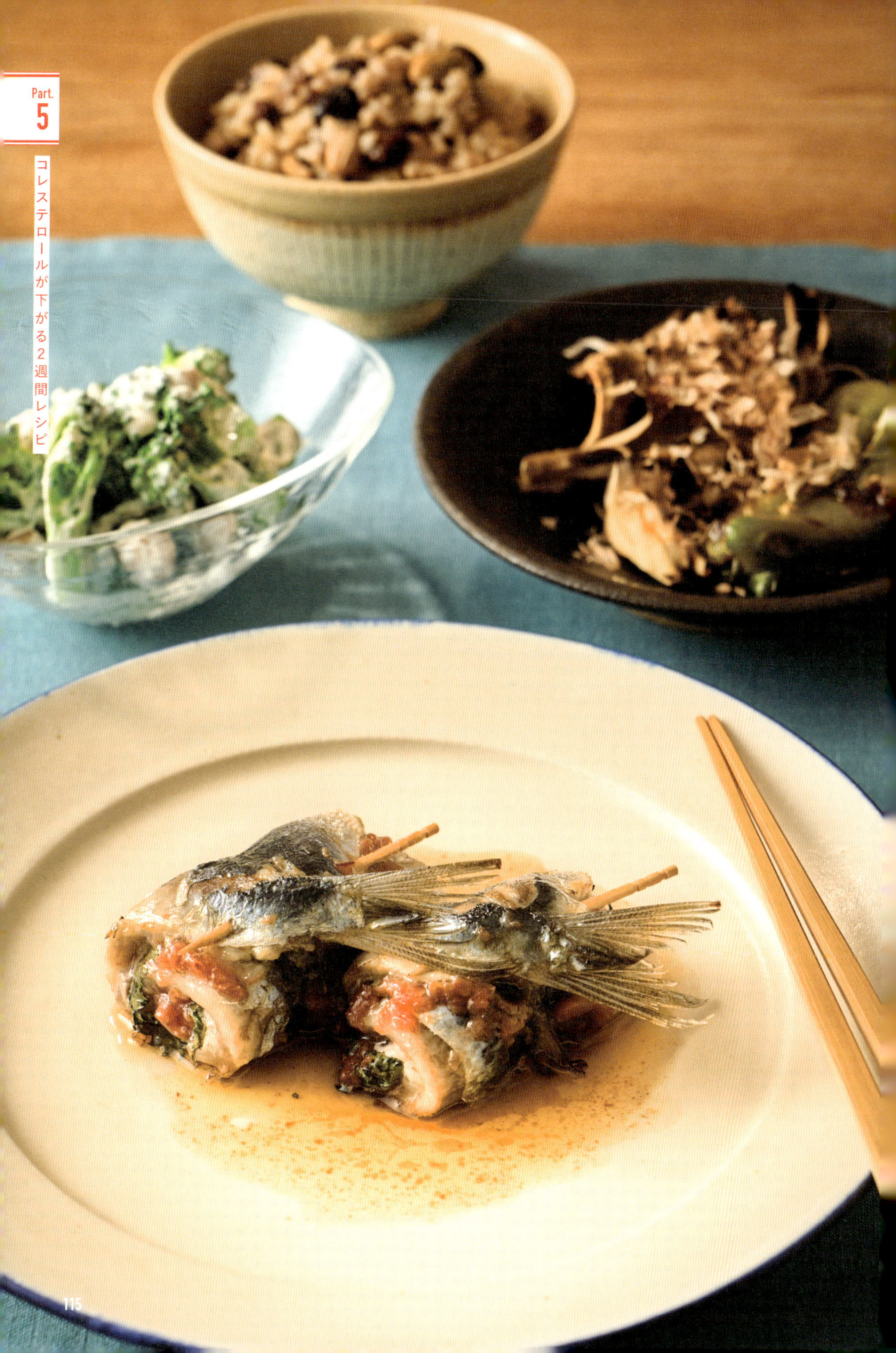

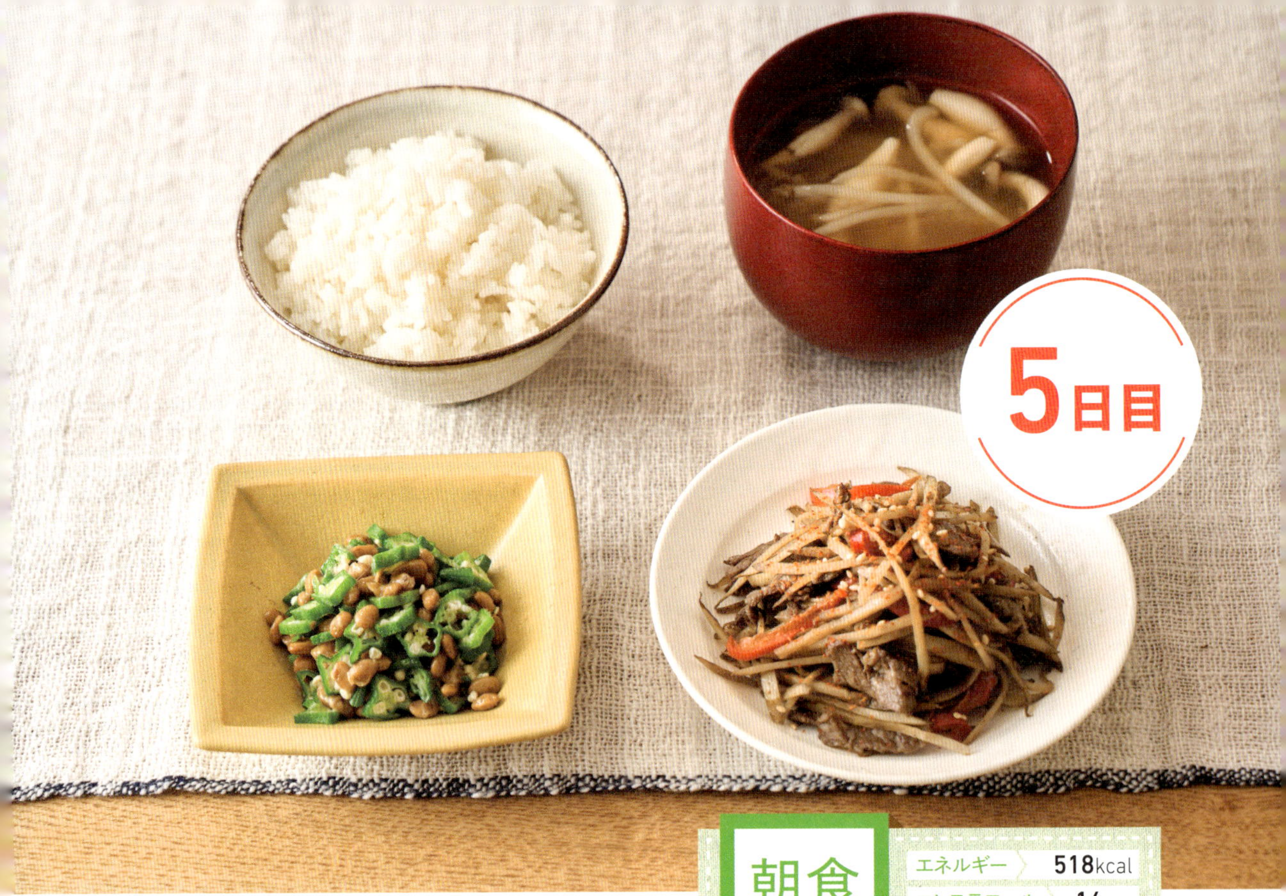

朝食

1人分

エネルギー	518kcal
コレステロール	14mg
脂質	11.2g
飽和脂肪酸	2.3g
食塩相当量	2.6g
食物繊維	11.7g

※ご飯（180g）を含む

牛肉とごぼう、パプリカのきんぴら

［材料］（1人分）

牛肉とごぼう、パプリカのきんぴら（P51参照）…80g

オクラ納豆

［材料］（1人分）

納豆…30g（1パック）
オクラ…20g（2本）
ポン酢しょうゆ…小さじ1/2

［作り方］

1 オクラは塩少々（分量外）をこすりつけて洗い、ラップでふんわりと包んで電子レンジで30秒ほど加熱する。粗熱がとれたら薄い小口切りにする。

2 納豆にオクラを加えて混ぜる。器に盛り、ポン酢をかける。

もやしとしめじのみそ汁

［材料］（1人分）

もやし…30g　しめじ…20g
だし汁…150ml　みそ…小さじ2

［作り方］

1 もやしはできればひげ根を取る。しめじは石づきを切り、ほぐす。

2 鍋にだし汁を入れて中火にかける。沸騰したらもやし、しめじを加える。野菜に火が通ったらみそを溶き入れる。

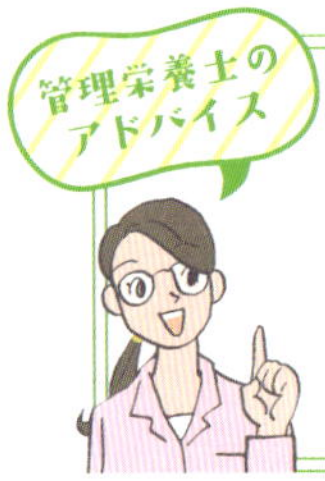

オクラのネバネバ成分は、コレステロールを下げる働きがあります。切ってから加熱すると成分が流れてしまうので、丸ごと加熱してから切りましょう。新鮮であれば生がおすすめです。

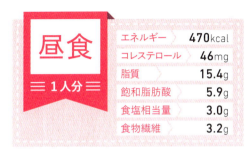

昼食

1人分

エネルギー	470kcal
コレステロール	46mg
脂質	15.4g
飽和脂肪酸	5.9g
食塩相当量	3.0g
食物繊維	3.2g

パイナップルヨーグルト

［材料］（1人分）

ヨーグルト（無糖）…100g
パイナップル（缶詰）…40g

管理栄養士のアドバイス

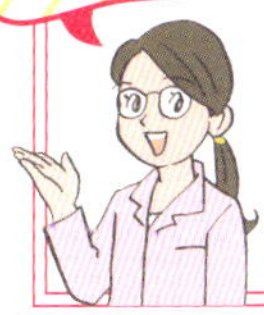

スモークサーモンはEPAやDHAが多く含まれますが、塩分も多めなので量に注意。カッテージチーズでコクを出し、マヨネーズは控えめに。1食のエネルギーは低めなので、おやつを組み合わせても可。

サーモンとレタスのサンドイッチ

［材料］（1人分）

フランスパン…80g
スモークサーモン…30g
玉ねぎ…20g　　レタス…20g（小1枚）
バター…小さじ1強

A
カテージチーズ…大さじ1と1/2弱
マヨネーズ…小さじ2
レモン汁…小さじ1

こしょう…少々

［作り方］

1 フランスパンは2cm幅くらいに切り、厚みの半分のところに切り込みを入れる。玉ねぎは縦に薄切りにして、水にさらして水けを拭く。レタスはパンの大きさに合わせちぎる。バターは室温に戻す。Aを混ぜる。

2 パンにバターを塗り、レタス、サーモン、玉ねぎを等分にはさんでAをかけ、こしょうをふる。

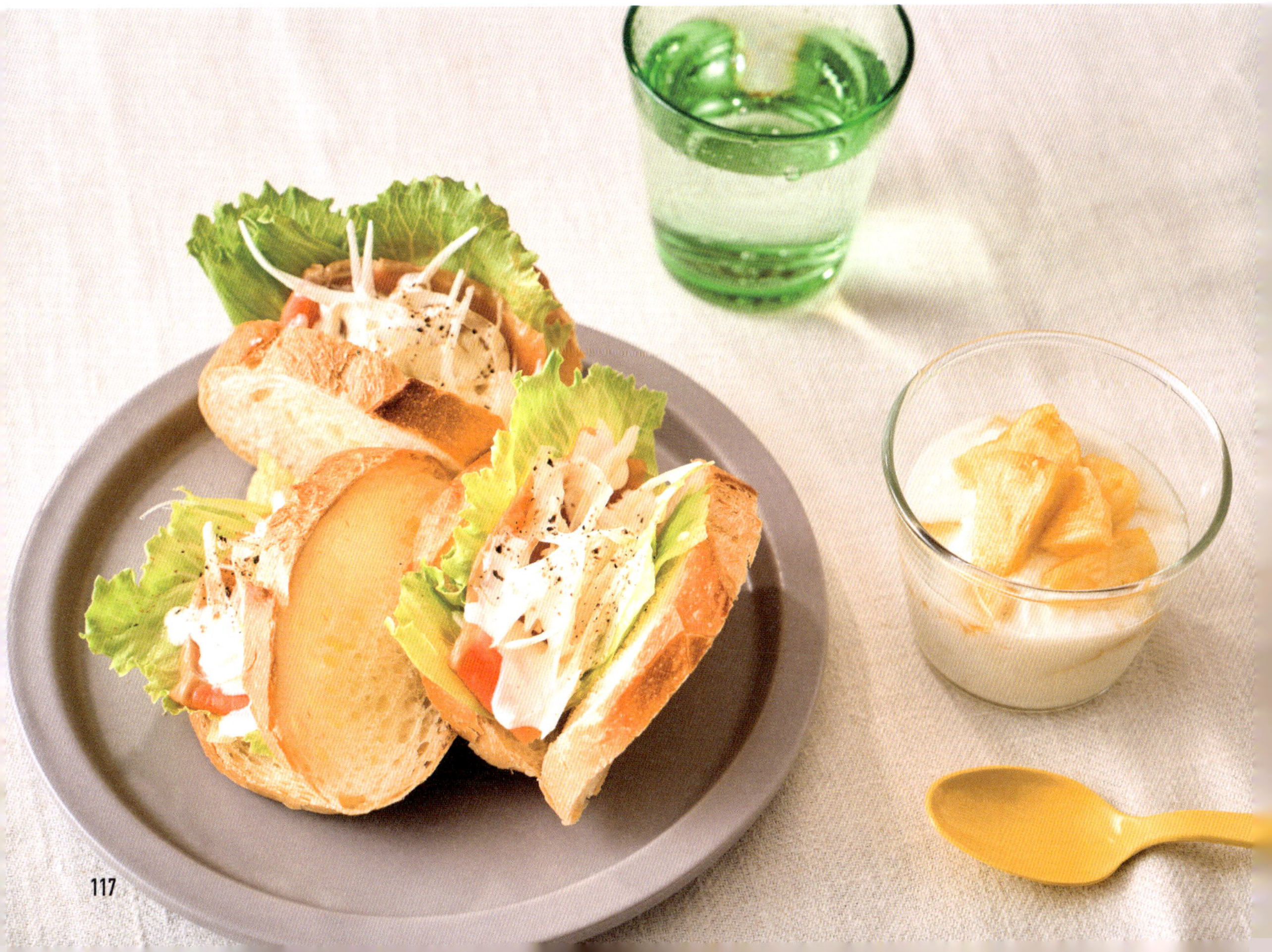

夕食

1人分

エネルギー	667kcal
コレステロール	134mg
脂質	23.4g
飽和脂肪酸	6.0g
食塩相当量	3.4g
食物繊維	6.1g

ゴーヤーとツナのサラダ

［材料］（1人分）

ゴーヤー…60g（1/4本）
ツナ缶詰…15g
ごま油…小さじ3/4
こしょう…少々

［作り方］

1 ゴーヤーは縦半分に切って種とわたを取り、3㎜幅の半月切りにする。塩ふたつまみ弱（分量外）をふってもみ、5分ほどしたら水けを絞る。ツナは缶汁をきる。

2 ボールに **1**、ごま油、こしょうを加えてあえる。

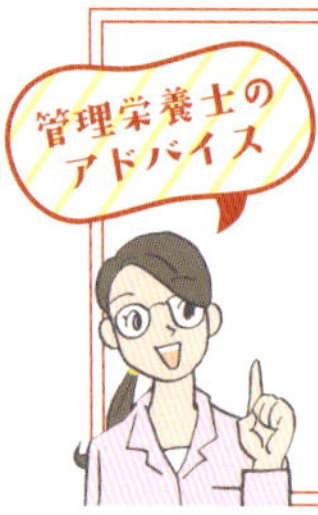

手羽元はさっと下茹で・水洗いで脂肪や臭みを取り除きます。唐辛子と酢で一緒に煮ると具材にピリッとした風味と酸味が残り、減塩効果があります。ゴーヤはスライスして塩を振り、さっと絞る程度で栄養分を逃がさないように注意。

鶏手羽元と大根のうま煮

［材料］（1人分）

鶏手羽元…180g（3本）
大根…100g
きくらげ（戻したもの）…30g
しょうが（薄切り）…3g（2枚）
赤唐辛子…1本
酒…小さじ2
だし汁…300ml

A
きび砂糖…大さじ1弱
酢…大さじ2
しょうゆ…小さじ2と1/2

［作り方］

1 手羽元は熱湯で3分ほどゆでてざるにあけ、水洗いして余分な脂をとる。大根は2㎝幅の半月切りにして、面取りをする。きくらげは石づきを切り、食べやすく切る。

2 鍋に手羽元、大根、きくらげ、しょうが、赤唐辛子、酒を加え、だし汁を注ぐ。中火で5分ほど煮たら、あくを取って **A** を順に加える。落としぶたとふたをして、大根が柔らかくなるまで30分ほど煮る。

3 落としぶたとふたを取り、さらに10分ほど、煮汁が1/3程度になるまで煮る。

雑穀ご飯

［材料］（1人分）

雑穀ご飯…180g

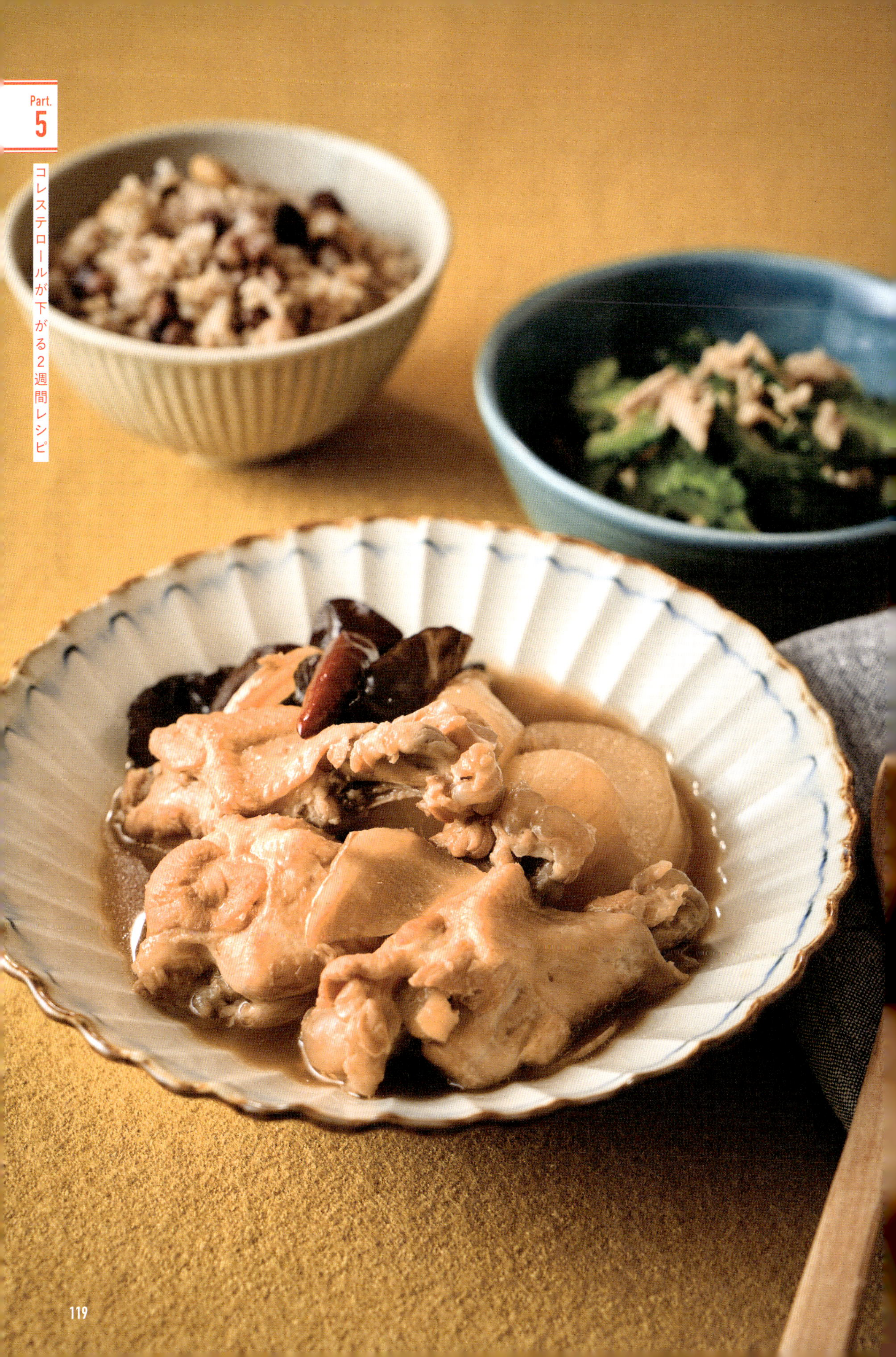

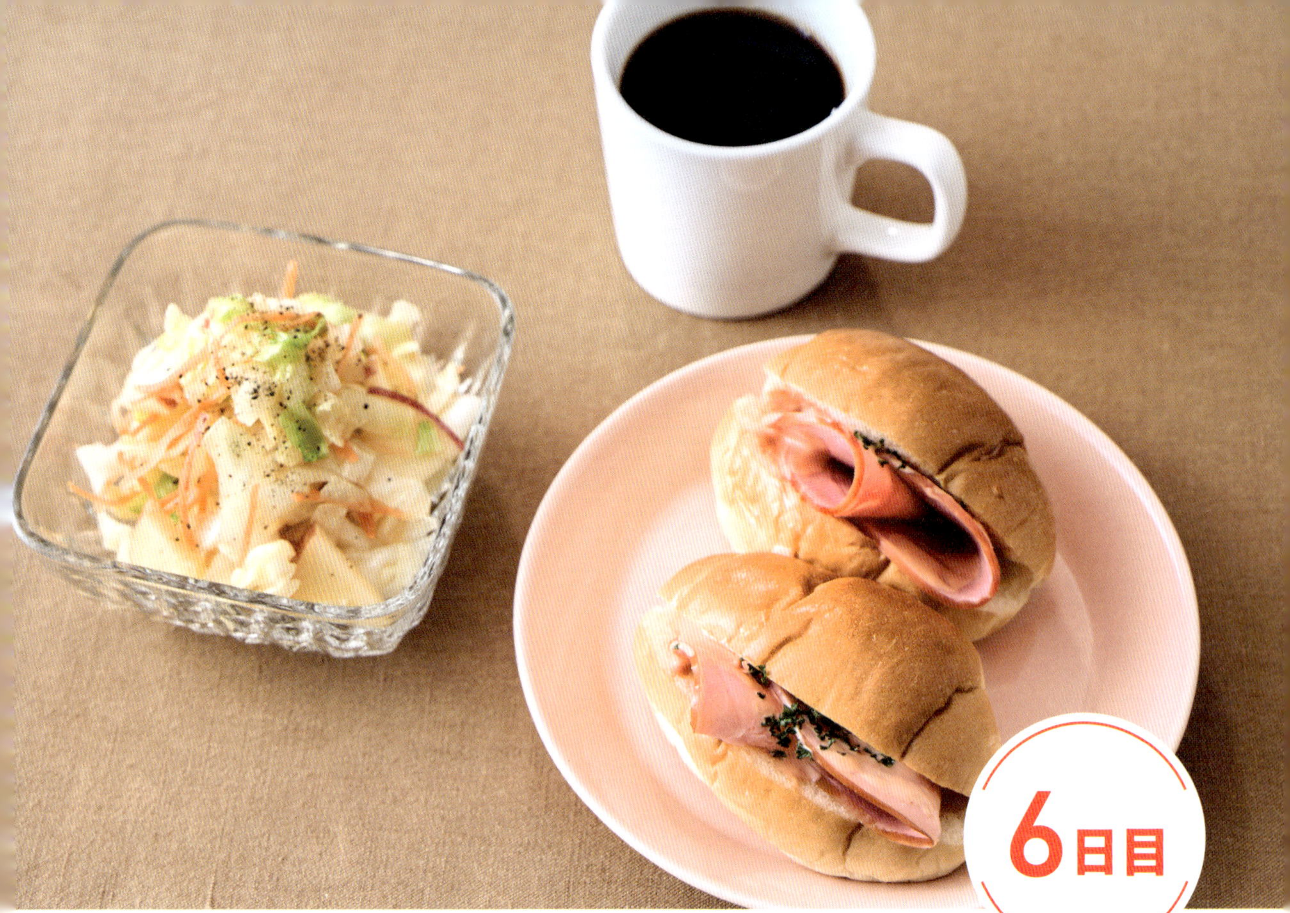

6日目

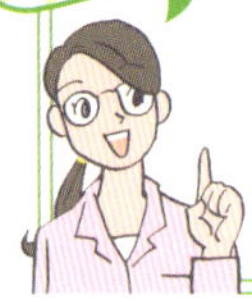

管理栄養士のアドバイス

りんごの皮にはビタミンＣや食物繊維のほか、抗酸化作用のあるポリフェノールが多く含まれるので、あえて皮を残します。紫キャベツにするとよりポリフェノールを多くとれます。

朝食

1人分

エネルギー	376kcal
コレステロール	20mg
脂質	17.4g
飽和脂肪酸	3.9g
食塩相当量	2.7g
食物繊維	3.7g

りんごとキャベツのサラダ

［材料］（1人分）

キャベツ…70g（大1枚）　にんじん…10g
塩…ふたつまみ　りんご（皮つき）…40g
オリーブ油…小さじ1
レモン汁…小さじ1　こしょう…少々

［作り方］

1 キャベツは約7㎜幅に切る。にんじんはせん切りにする。ともにボールに入れて塩をふってもみ、しんなりするまでおく。りんごは5㎜幅のいちょう切りにする。

2 キャベツとにんじんをかるく絞り、オリーブ油、レモン汁を加えてよく混ぜる。器に盛ってこしょうをふる。

ロールパンのハムサンド

［材料］（1人分）

ロールパン…60g（2個）
ボンレスハム…30g（2枚）

A
トマトケチャップ　小さじ1と2/3
マヨネーズ　小さじ2と1/2
パセリ（みじん切り）　小さじ1

［作り方］

1 ロールパンは切れ目を入れる、ハムは半分に切る。Aを混ぜる。

2 パンにハムをはさみ、Aをかける。

昼食

1人分

※ご飯(180g)を含む

エネルギー	558kcal
コレステロール	53mg
脂質	9.4g
飽和脂肪酸	1.6g
食塩相当量	1.8g
食物繊維	6.6g

ささみの青じそゆかり巻き

［材料］（1人分）

ささみ…70g(1本)　ゆかり…小さじ1/4
青じそ…2枚　片栗粉…小さじ1と2/3
ねぎ…20g　ごま油…大さじ1/2
酒…大さじ1　しょうゆ…小さじ1/6

［作り方］

1 ささみは切り込みを入れて、約1cmの厚さにのばす。ゆかりをふって青じそをのせて巻き、楊枝でとめて片栗粉をまぶす。ねぎは長さを半分に切る。

2 フライパンにごま油を弱めの中火で熱し、ささみを巻き終わりを下にして入れ、ねぎも入れる。酒をふってふたをして、ときどき転がしながら火が通るまで7〜8分焼く。ねぎにしょうゆをたらす。

3 ささみの楊枝を取って食べやすく切り、ねぎとともに器に盛る。

いんげんとエリンギのごまあえ

［材料］（1人分）

さやいんげん…50g(5本)　エリンギ…20g

A 白すりごま…小さじ1強
しょうゆ…小さじ1/2
きび砂糖…小さじ2/3

［作り方］

1 いんげんは4cm長さに切る。耐熱皿に入れてふんわりとラップをかけ、電子レンジで1分30秒ほど加熱する。

2 エリンギは細かく裂き、耐熱皿に入れてふんわりとラップをかけ、酒少々（分量外）をふり、電子レンジで30秒ほど加熱する。

3 ボールにAを混ぜ、水けをきった1と2を加えてあえる。

トマトもずく

［材料］（1人分）

トマト(角切り)…50g(1/4個)
もずく(味つき)…15g

［作り方］

トマトは角切りにして器に盛り、もずくをかける。

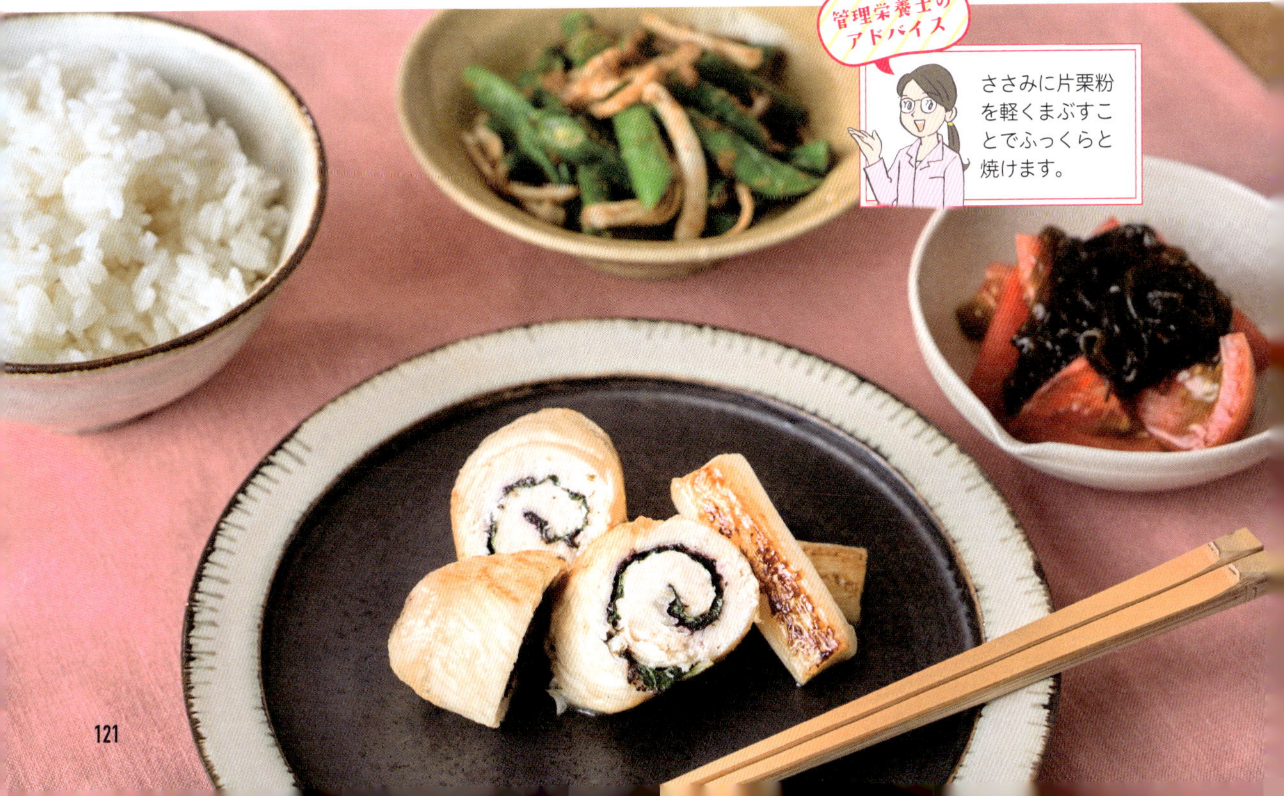
管理栄養士のアドバイス
ささみに片栗粉を軽くまぶすことでふっくらと焼けます。

夕食

1人分

エネルギー	573kcal
コレステロール	211mg
脂質	18.2g
飽和脂肪酸	3.6g
食塩相当量	2.4g
食物繊維	3.8g

切り干し大根のマヨポンサラダ

［材料］（1人分）

切り干し大根…8g
にんじん…5g

A マヨネーズ…小さじ1強
レモン汁…小さじ3/5
ポン酢しょうゆ…小さじ1/2

［作り方］

1 切り干し大根は水洗いして、熱湯に1～2分ひたす。水洗いして水けを絞り、ざく切りにする。にんじんはせん切りにする。

2 ボールにAを混ぜ、1を加えてあえる。

まぐろのオイル煮

［材料］（1人分）

まぐろのオイル煮（P49参照）…50g

雑穀ご飯

［材料］（1人分）

雑穀ご飯…180g

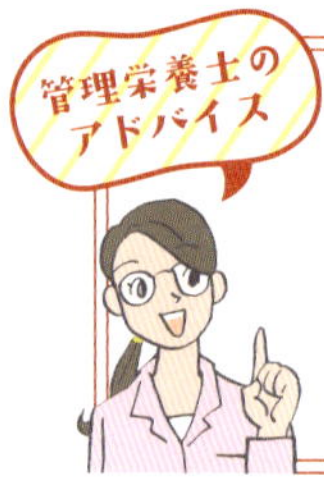

茶碗蒸しは弱火でじっくり蒸すことで、きめ細かな仕上がりに。低カロリーながら食べ応えあり。歯ごたえのある副菜を組み合わせると、より満腹感が増します。

えびと豆腐の茶碗蒸し

［材料］（1人分）

卵…40g（1個弱）

A だし汁…120ml
みりん…小さじ1/3
酒…小さじ2/5
塩…小さじ1/6

むきえび…20g（2尾）
しいたけ…10g（小1個）
三つ葉…1本
絹ごし豆腐…50g

B だし汁…30ml
片栗粉…小さじ1/5強
薄口しょうゆ…小さじ1/6
みりん…小さじ1/6

［作り方］

1 卵を溶き、Aを加えて混ぜる。えびは塩少々（分量外）をふり、少しおいて、酒（分量外）で洗う。しいたけは石づきを切り、斜め半分に切る。三つ葉は2cm長さに切る。

2 深さのある器に絹ごし豆腐を入れ、えび、しいたけをのせる。卵液を茶こしでこしながら注ぎ、縁についた泡を取り除く。

3 2を鍋に入れ、水を高さ2cmくらいまで注ぐ。少しずらしてふたをして、ごく弱火で20分ほど加熱する。竹串で差し、透き通った液がでれば加熱完了。

4 小鍋にBを混ぜる。混ぜながら弱火にかけ、とろみがついたら火を止める。3にかけ、三つ葉をのせる。

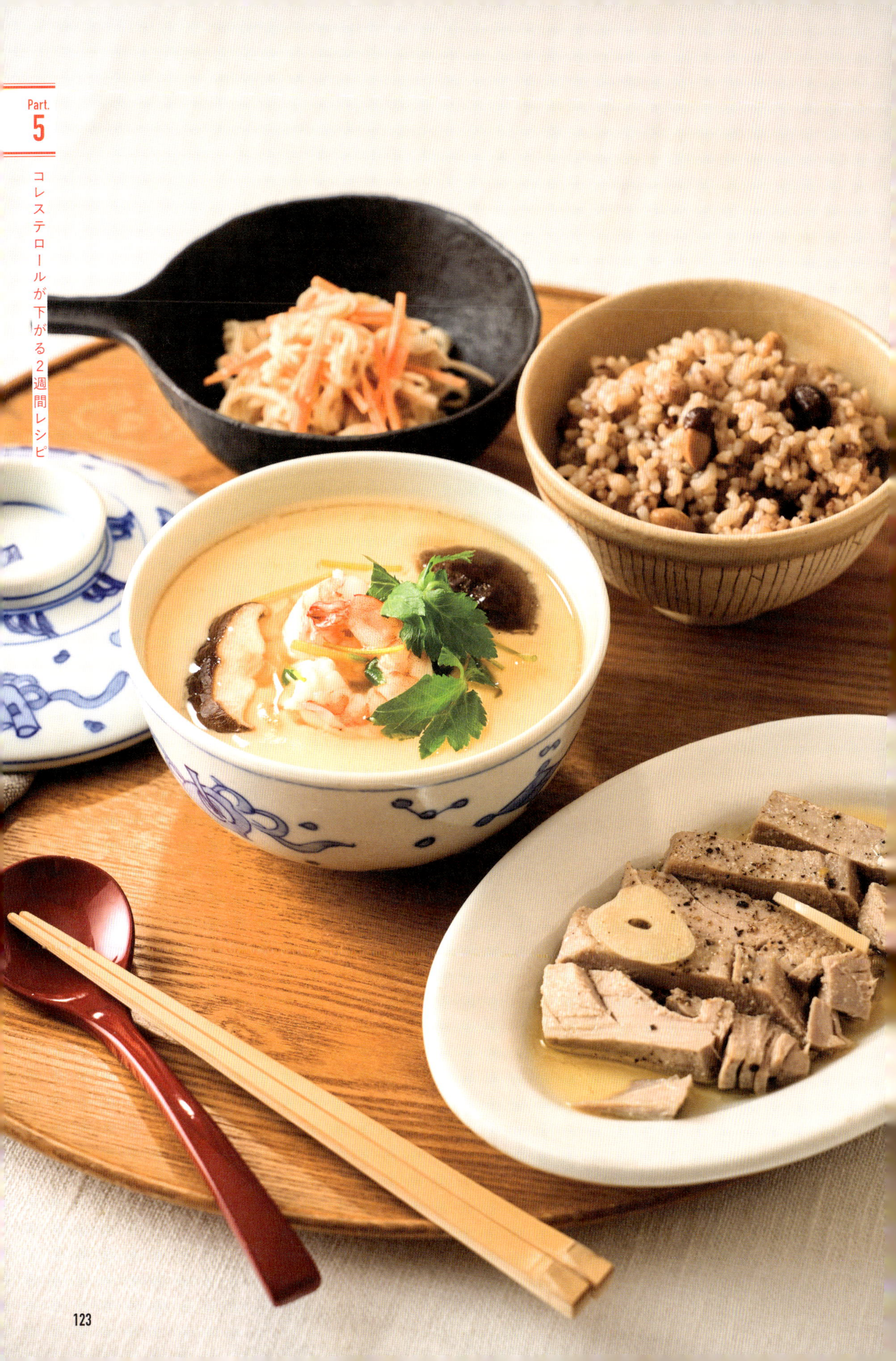

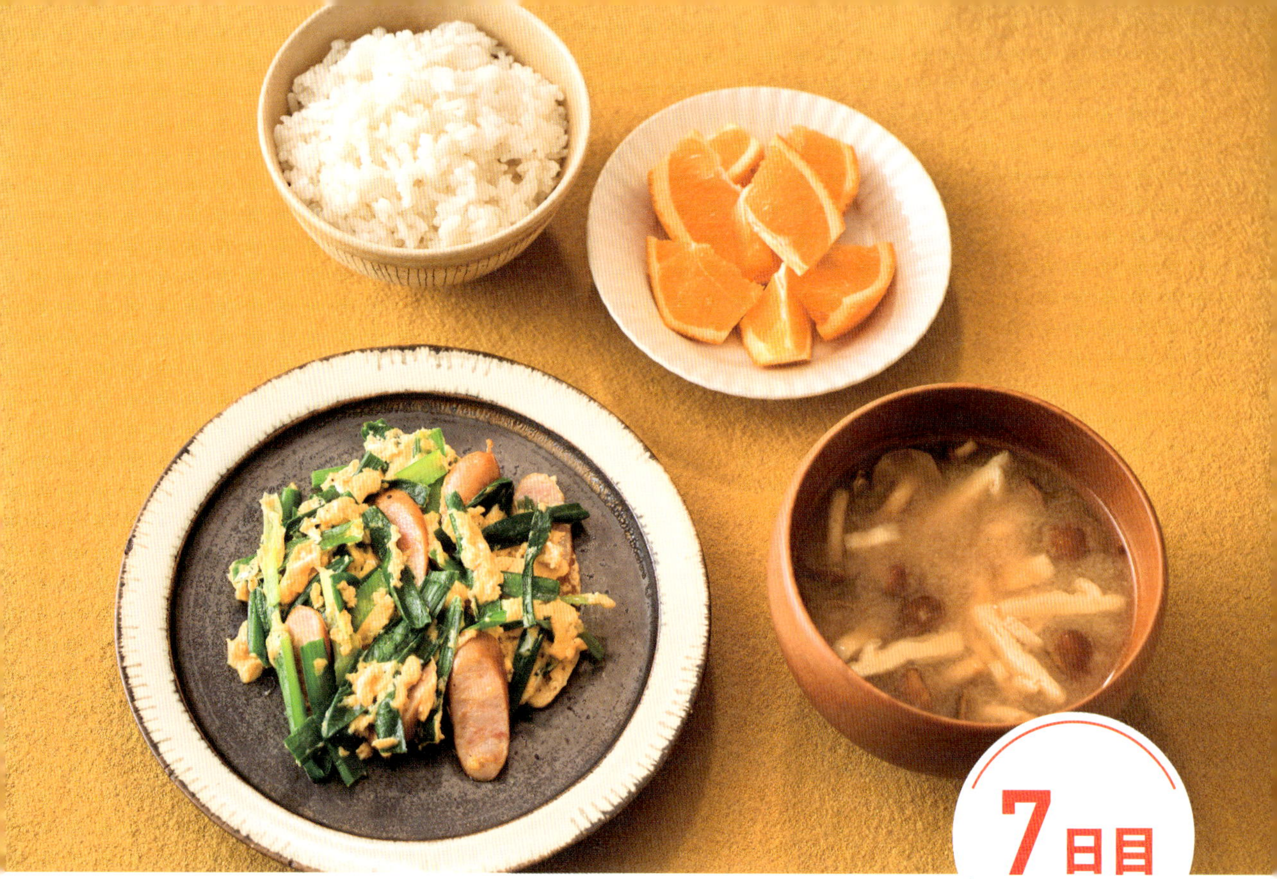

7日目

ソーセージ入りにらたま

［材料］（1人分）

にら…40g（2本）　ソーセージ…20g（1本）
卵…50g（1個）

A｜塩…ひとつまみ　こしょう…少々

オリーブ油…小さじ1強

［作り方］

1 にらは4cm長さに切る。ソーセージは斜め1cm幅に切る。ボールに卵を溶き、Aを加えてよく混ぜる。

2 フライパンにオリーブ油を中火で熱し、にらとソーセージを入れ、さっと炒める。溶き卵を加え、大きく混ぜて炒め、半熟状になったら火を止める。

管理栄養士のアドバイス

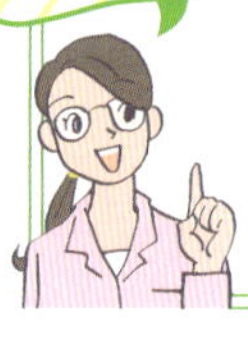

なめこのぬめりには、コレステロールを下げる成分のムチンが含まれます。できるだけ洗い流さないようにします。

朝食 1人分

エネルギー	555kcal
コレステロール	232mg
脂質	18.8g
飽和脂肪酸	5.0g
食塩相当量	2.5g
食物繊維	6.0g

※ご飯（180g）、オレンジ（60g）を含む

なめこと油揚げのみそ汁

［材料］（1人分）

なめこ…30g
油揚げ…10g（1/4枚）
だし汁…150ml
みそ…小さじ2

［作り方］

1 なめこは小房に分ける。油揚げは熱湯をかけて油抜きし、細切りにする。

2 鍋にだし汁を入れて中火にかけ、沸騰したら1を加えて煮る。なめこがしんなりしたら、みそを溶き入れる。

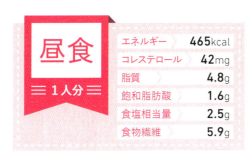

昼食

≡ 1人分 ≡

エネルギー	465kcal
コレステロール	42mg
脂質	4.8g
飽和脂肪酸	1.6g
食塩相当量	2.5g
食物繊維	5.9g

蒸しとうもろこし

［材料］（1人分）

とうもろこし…40g（1/3本）

［作り方］

とうもろこしを濡らしたペーパータオルで包み、さらにラップでふんわりと包む。電子レンジで3分ほど加熱する。

管理栄養士のアドバイス

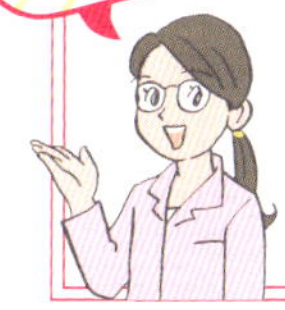

エスニック料理のフォーは、さっぱりと味わうことができます。米粉麺がないときは、細うどんや素麺でもOK。蒸しとうもろこしを添えることで、腹持ち効果のほか、カリウムをたっぷり補給できます。

豚肉ともやしのフォー

［材料］（1人分）

フォー（乾燥）…100g（1玉）
豚もも薄切り肉（しゃぶしゃぶ用）…50g
しめじ…20g　もやし…50g

A
水…400ml　酒…小さじ2
ナンプラー…小さじ1と2/3
きび砂糖…小さじ1
鶏ガラスープの素…小さじ1弱
塩、こしょう…各少々

レモン（くし形切り）…1個
パクチー（ざく切り）…適宜

［作り方］

1 フォーは袋の表示通りに水でもどす。豚肉は一口大に切る。しめじは石づきを切り、ほぐす。

2 鍋に**A**を入れ中火にかけ、沸騰後に豚肉としめじを入れ、火が通ったら取り出す。

3 **2**にフォーを入れ、袋の表示通りに煮る。ゆであがる1分前にもやしを加える。

4 器に**3**を注ぎ、豚肉、しめじ、レモン、パクチーをのせる。

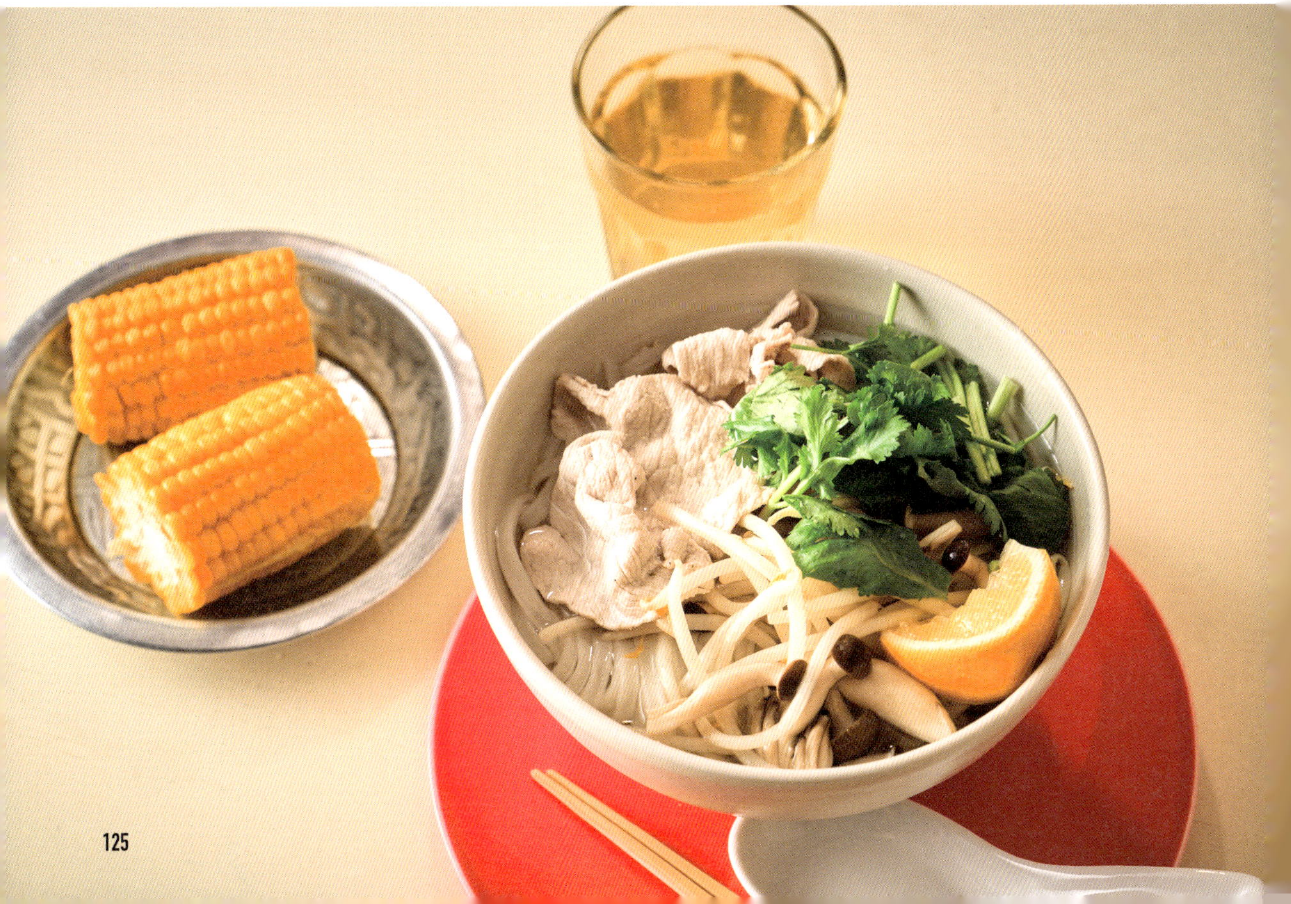

夕食

≡ 1人分 ≡

エネルギー	677kcal
コレステロール	187mg
脂質	21.1g
飽和脂肪酸	3.6g
食塩相当量	2.9g
食物繊維	6.2g

いかとわけぎの酢みそあえ

［材料］（1人分）

わけぎ…50g（2本）
いか…40g

A　酢…小さじ1と1/2強
　　きび砂糖…小さじ1と1/3
　　みそ…小さじ1強
　　しょうがの絞り汁…小さじ3/5

［作り方］

1 わけぎは4cm長さに切る。熱湯でさっとゆでて、ざるにあげて冷まし、水けをきる。

2 いかは1.5×5cm程度に切る。鍋に塩ひとつまみ（分量外）を入れて湯を沸かし、いかを加えてさっとゆで、ざるにあげて冷ます。

3 ボールに**A**を混ぜ、いかとわけぎを加えてあえる。

雑穀ご飯

［材料］（1人分）

雑穀ご飯…180g

管理栄養士のアドバイス

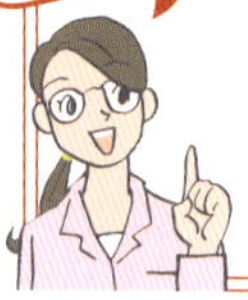

主菜が肉の場合、副菜は魚介や大豆製品がおすすめ。グリルはカジキマグロなどでも美味しくできます。メインが魚の際は、ぬたの具は蒸しささみなどでも良いです。

鶏肉と野菜のグリル焼き

［材料］（1人分）

鶏もも肉（皮なし）100g

A　塩…ふたつまみ弱
　　こしょう…少々

ズッキーニ…40g（1/4本）
黄パプリカ…30g（1/5個）
マッシュルーム…20g（3個）
かぼちゃ…40g
ミニトマト…50g（5個）
オリーブ油…大さじ1
塩…ふたつまみ弱
こしょう…少々
粒マスタード…大さじ1強

［作り方］

1 鶏肉は5～6等分に切り、**A**で下味をつける。ズッキーニとパプリカは大きめの乱切りにする。マッシュルームは縦半分に切る。

2 かぼちゃは3cm角に切る。ラップでふんわりと包んで、電子レンジで30秒ほど加熱する。

3 耐熱皿に野菜、鶏肉の順に並べる。オリーブ油を回しかけ、塩、こしょうを全体にふる。魚焼きグリルの中火で5分ほど焼く。様子を見て焦げそうならばアルミホイルをかけ、さらに3分ほど焼く。粒マスタードを小皿に盛り、添える。

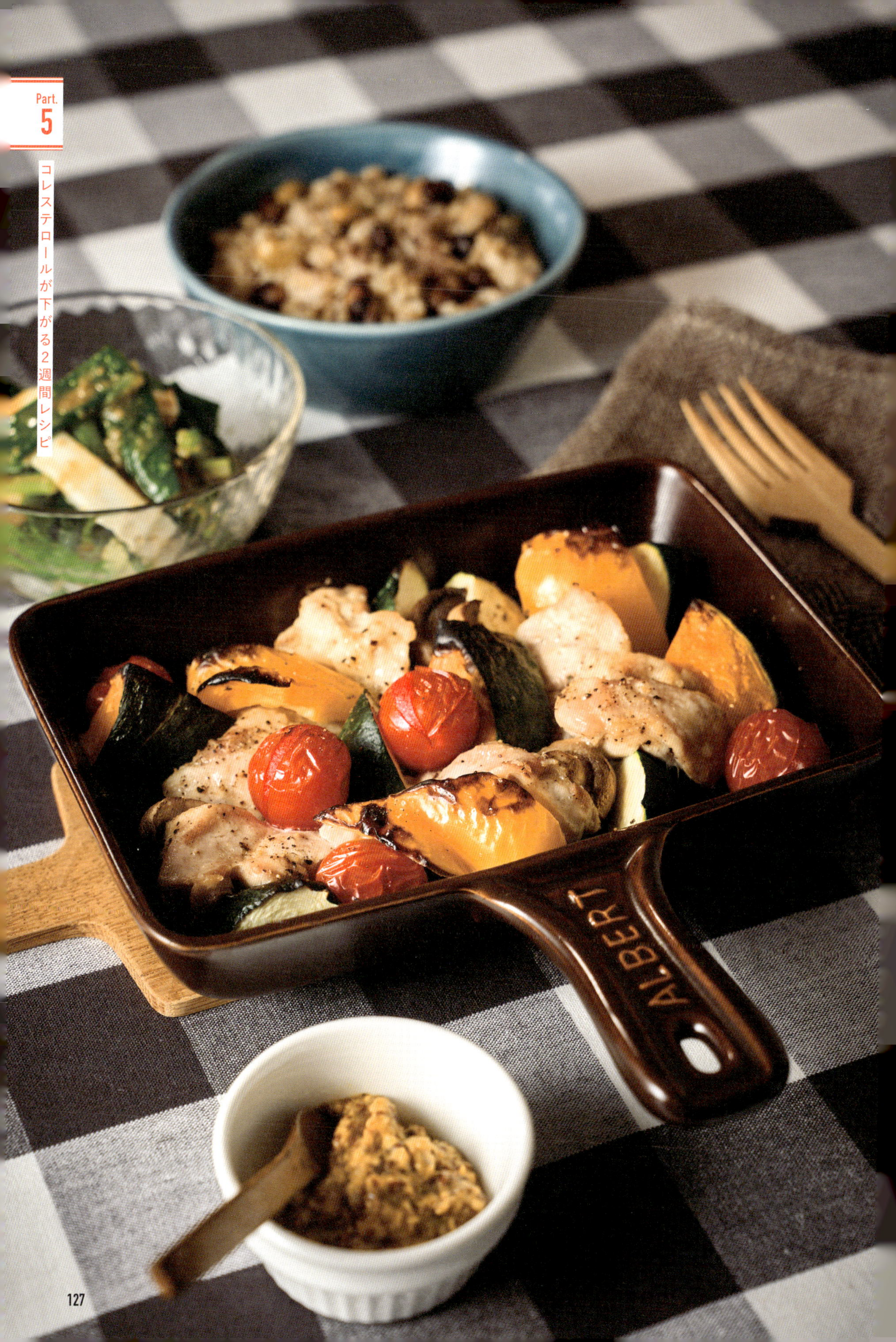
ALBERT

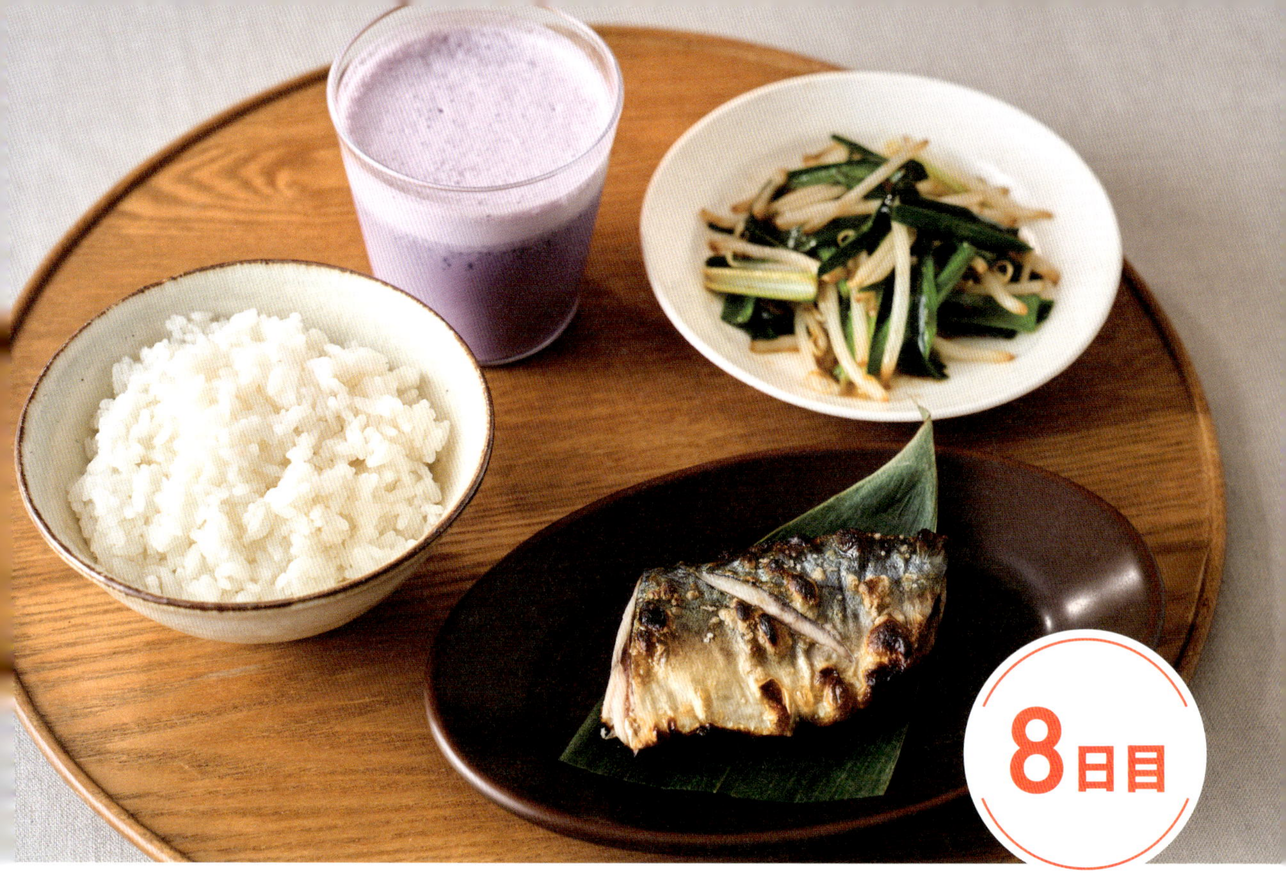

にらもやし炒め

［材料］（1人分）

もやし…60g　にら…20g（1本）
ごま油…小さじ1

A｜しょうゆ …小さじ2/3
　｜酒…小さじ2/5　こしょう…少々

［作り方］

1 にらは5cm長さに切る。

2 フライパンにごま油を中火で熱し、もやしとにらの茎の部分を炒める。油がまわったら、にらの葉を加えてAを回しかけ、さっと炒め合わせる。

ブルーベリージュース

［材料］（1人分）

ブルーベリー（冷凍）…30g
牛乳…150ml　はちみつ…小さじ2/3強

［作り方］

すべての材料をミキサーで攪拌する。

朝食

1人分

※ご飯（180g）を含む

エネルギー	584kcal
コレステロール	54mg
脂質	17.3g
飽和脂肪酸	7.0g
食塩相当量	1.5g
食物繊維	5.1g

さばの塩焼き

［材料］（1人分）

さば（切り身）…60g（1切れ）
塩…ふたつまみ

［作り方］

さばは皮に斜めに切り込みを入れる。塩をふって5分ほどおき、水けを拭く。魚焼きグリルの中火で7〜8分ほど焼く。

管理栄養士のアドバイス

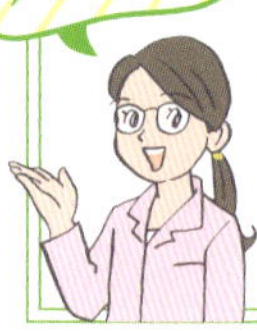

サバはオメガ3系脂肪酸が豊富な優秀な食材。塩は控えめに味つけしたいところ。牛乳にブルーベリーを加えることで、アントシアニンがとれます。甘さは控えめにしましょう。

昼食

1人分

※ご飯(180g)、ミニトマト(1個20g)を含む

エネルギー	522kcal
コレステロール	73mg
脂質	14.2g
飽和脂肪酸	3.0g
食塩相当量	2.1g
食物繊維	4.9g

厚揚げと青梗菜炒め

［材料（1人分）と作り方］

1 青梗菜（40g）は3cm長さに切る。厚揚げ（40g）は湯通しして、縦半分に切り、1cm幅に切る。

2 フライパンにごま油（小さじ1/2）を中火で熱し、厚揚げ、青梗菜の茎を炒める。茎に火が通ったら葉を加え、オイスターソース（小さじ1）を加えて炒める。

管理栄養士のアドバイス

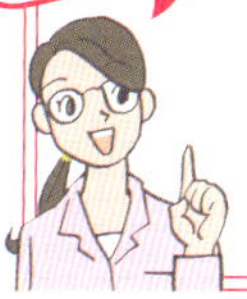

お弁当は容量の半分程度が主食、半分は副食が理想的。副食の内訳はたんぱく質1/3，野菜類2/3を目安に。

簡単和風ミートローフ

※冷凍保存可能

［材料］
（作りやすい分量・13×15cm程度の卵焼き器1個分）

溶き卵…50g（1個分）　ねぎ…40g（1/4本）
鶏胸ひき肉…200g

A　きび砂糖…大さじ1と2/3強
　しょうゆ…大さじ1強　塩…小さじ1/6弱

こめ油…小さじ1

［作り方］

1 ねぎはみじん切りにする。ボールに卵、ひき肉、ねぎ、Aを加え、よく混ぜる。

2 卵焼き器にこめ油を弱火で熱し、1を流し入れる。アルミホイルでふたをして6〜7分焼く。

3 表面が白っぽく固まってきたら裏返す。再びふたをして、弱火で4〜5分、火が通るまで焼く。取り出し、切り分ける。

かぶの塩昆布あえ

［材料（1人分）と作り方］

かぶ（40g）は薄いいちょう切りにして塩少々をふり、10分ほどおく。かぶの水けを絞り、塩昆布（2g）とあえる。

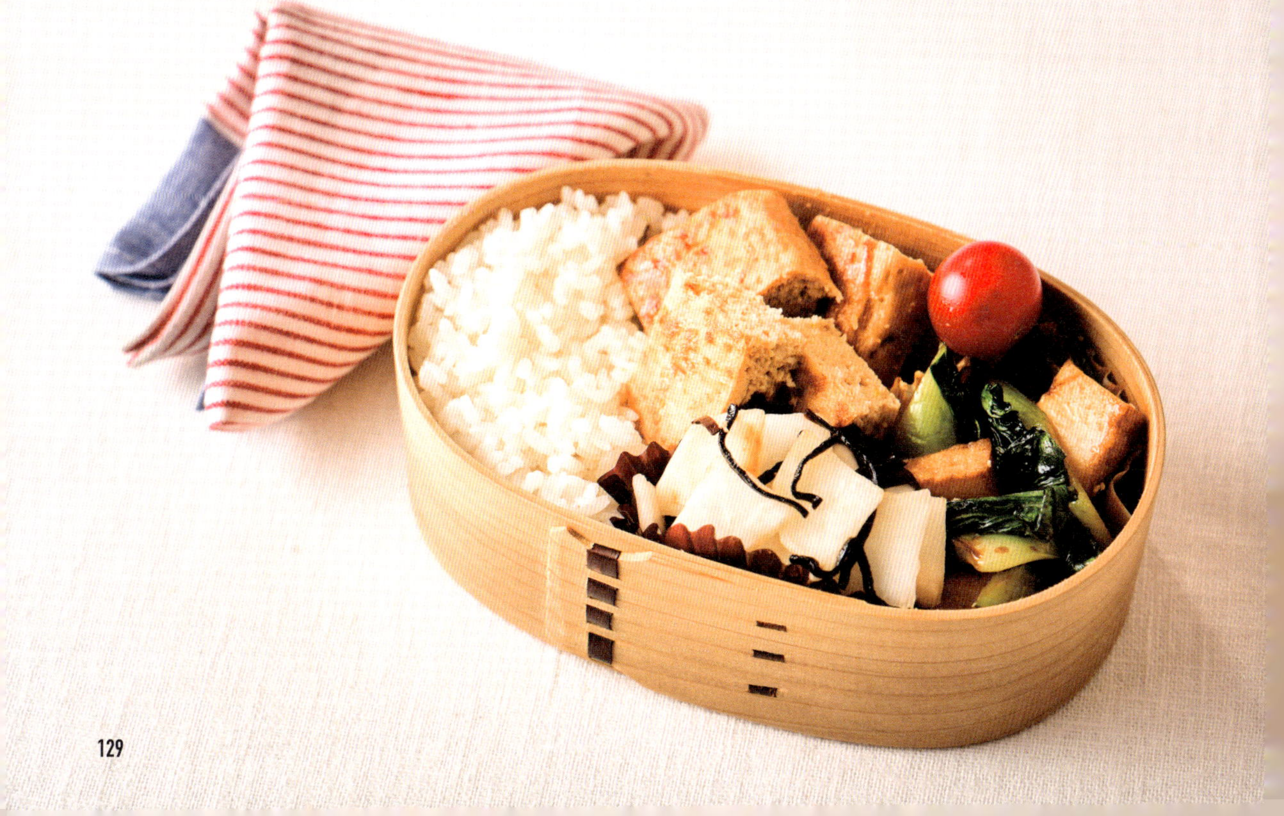

夕食

1人分

エネルギー	622kcal
コレステロール	60mg
脂質	18.0g
飽和脂肪酸	3.3g
食塩相当量	3.0g
食物繊維	10.5g

ポテトサラダ

［材料］（1人分）

じゃがいも…50g（1/3個）
きゅうり…10g
にんじん…5g
ボンレスハム…10g（2/3枚）
マヨネーズ…小さじ2
レモン汁…小さじ1

［作り方］

1 じゃがいもは皮つきのまま1cm幅の角切りにする。ラップでふんわりと包み、電子レンジで1分30秒ほど加熱する。皮をむき、温かいうちにつぶす。

2 きゅうりは薄切りにして、塩少々（分量外）をふり、しんなりしたら水けを絞る。にんじんは薄いいちょう切りにして、ラップでふんわりと包み、電子レンジで20秒ほど加熱する。ハムは5mm幅の短冊切りにする。

3 ボールに1、2を混ぜ、マヨネーズ、レモン汁を加えて混ぜ合わせる。

管理栄養士のアドバイス

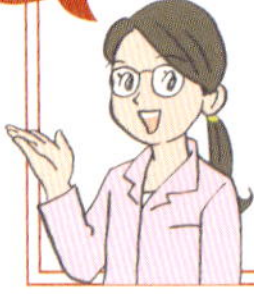

刺身は脂肪の多い魚、淡白な魚を組み合わせると、オメガ3系脂肪酸をとりつつ、エネルギーも控えられます。ゆず酢をつけてからしょうゆをつけるなど、味の違いを楽しめて減塩効果もあります。

刺身盛り合わせ

［材料］（1人分）

まぐろ（中トロ・刺身用）…40g
ほたて貝柱（刺身用）…30g
たい（刺身用）…30g
青じそ…2枚
わさび…適宜
しょうゆ…小さじ1と1/3
ゆず酢…小さじ1

［作り方］

器に刺身、青じそを彩りよく盛り合わせ、わさびを添える。しょうゆ、ゆず酢をそれぞれ小皿に注いで添える。

ひじきと大豆の煮もの

［材料］（1人分）

ひじきと大豆の煮もの（P49参照）…60g

雑穀ご飯

［材料］（1人分）

雑穀ご飯…180g

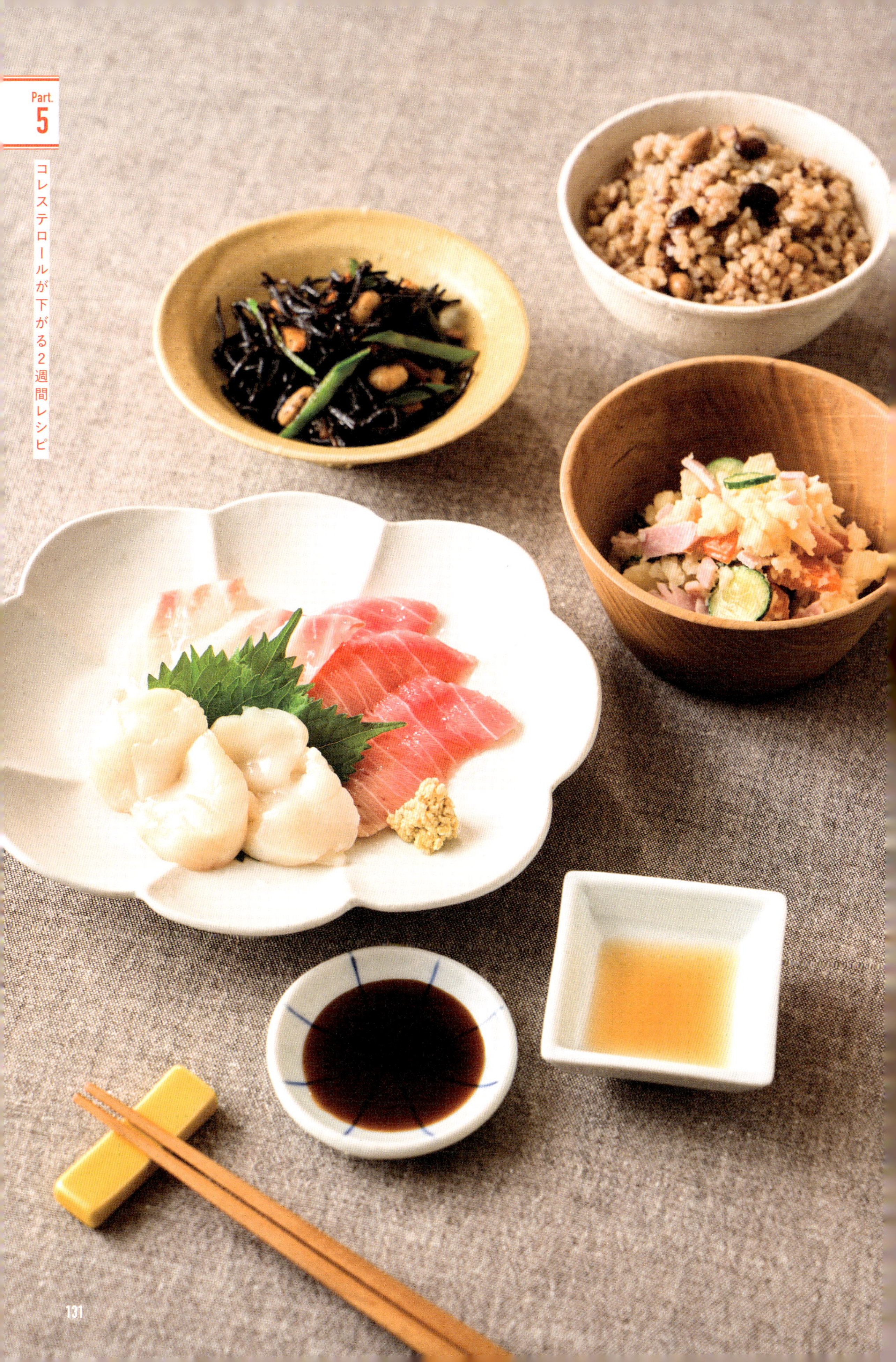

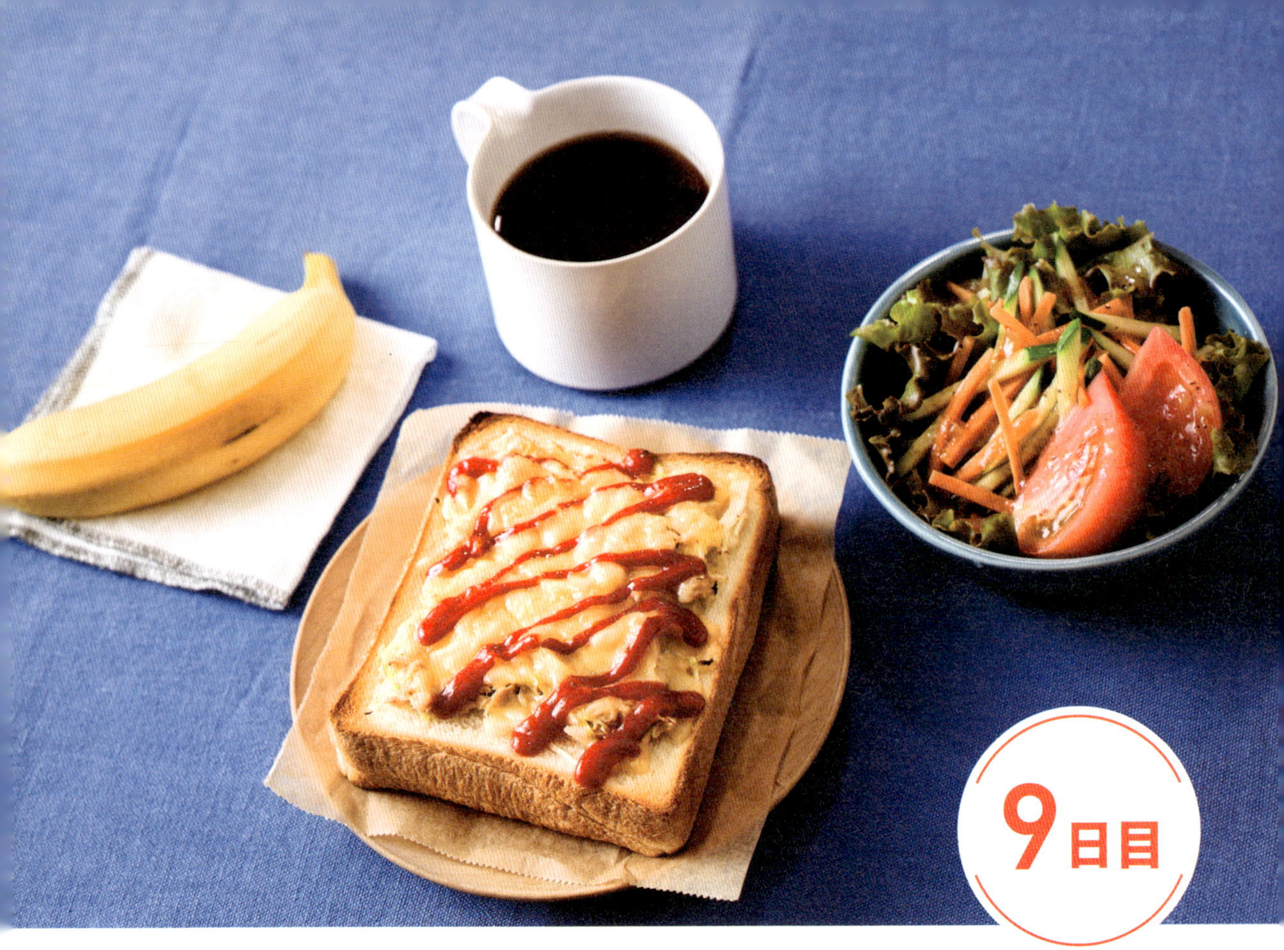

9日目

ミニサラダ

［材料］（1人分）

サニーレタス…20g（小1枚）
トマト…40g（1/4個）
にんじん…15g　　きゅうり…15g
アマニ油ドレッシング…小さじ1と2/3

［作り方］

サニーレタスは食べやすくちぎる。トマトはくし形に切る。にんじん、きゅうりは細い棒状に切る。野菜を器に盛り、ドレッシングをかける。

管理栄養士のアドバイス

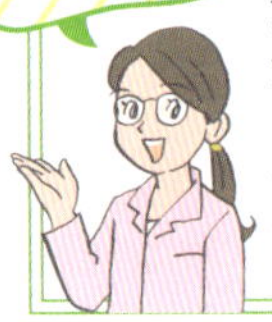

ツナにキャベツを混ぜ込むことで、食物繊維アップや、かさ増しの効果があります。エネルギーダウンしたい方には、ツナは水煮を使用してもチーズの味わいがあるので美味しいです。

朝食

1人分

※バナナ（1本130g）、紅茶を含む

エネルギー	504kcal
コレステロール	9mg
脂質	13.9g
飽和脂肪酸	2.8g
食塩相当量	2.4g
食物繊維	7.3g

ツナチーズトースト

［材料］（1人分）

キャベツ…30g（大1/2枚）
ツナ缶詰…30g
食パン（4枚切り）…90g（1枚）
ピザ用チーズ…30g
トマトケチャップ…小さじ1と2/3

［作り方］

1　キャベツはせん切りにして、2～3㎝長さに切る。ツナと合わせて混ぜる。

2　食パンに1、チーズの順に広げてのせ、ケチャップをかける。オーブントースターで4分ほど焼く。

昼食

1人分

エネルギー	633kcal
コレステロール	41mg
脂質	12.7g
飽和脂肪酸	2.6g
食塩相当量	2.9g
食物繊維	11.6g

※おにぎり(180g)を含む

ゆで豚のみそがけ

［材 料］（1人分）

ゆで豚(P48参照)…70g
じゃがいも…100g(2/3個)

A
みそ…小さじ1と2/3
ゆず酢…小さじ1と1/2強
きび砂糖…小さじ1と1/3
白すりごま…大さじ1強

万能ねぎ(小口切り)…少々

［作 り 方］

1 ゆで豚は食べやすく切る。じゃがいもは4等分に切り、ラップでふんわり包んで電子レンジで3分加熱する。A を混ぜる。

2 豚肉とじゃがいもを器に盛り、A をかけて万能ねぎを散らす。

トマトとめかぶのおろしあえ

［材 料］（1人分）

トマト(角切り)…40g(1/4個)
大根おろし…40g　めかぶ…30g
オリーブ油…小さじ3/4
しょうゆ…小さじ2/3

［作 り 方］

材料を器に入れて混ぜる。

きのこのスープ

［材 料］（1人分）

しめじ…20g　えのきだけ…20g
ねぎ…5g

A
水…150ml
鶏ガラスープの素…小さじ1/3

塩…ひとつまみ強　こしょう…少々

［作 り 方］

1 しめじ、えのきは石づきを切ってほぐし、長さを半分に切る。ねぎは小口切りにする。

2 鍋に A を入れて中火にかける。沸騰したらえのき、しめじを加えて1～2分煮る。塩、こしょう、ねぎを加える。

管理栄養士のアドバイス

ゆで豚はヒレ肉を使うことで飽和脂肪酸が控えられます。ゆで汁を一度冷やして浮いた脂を取り、スープなどに利用すると香味が効いた上品な味に仕上がります。

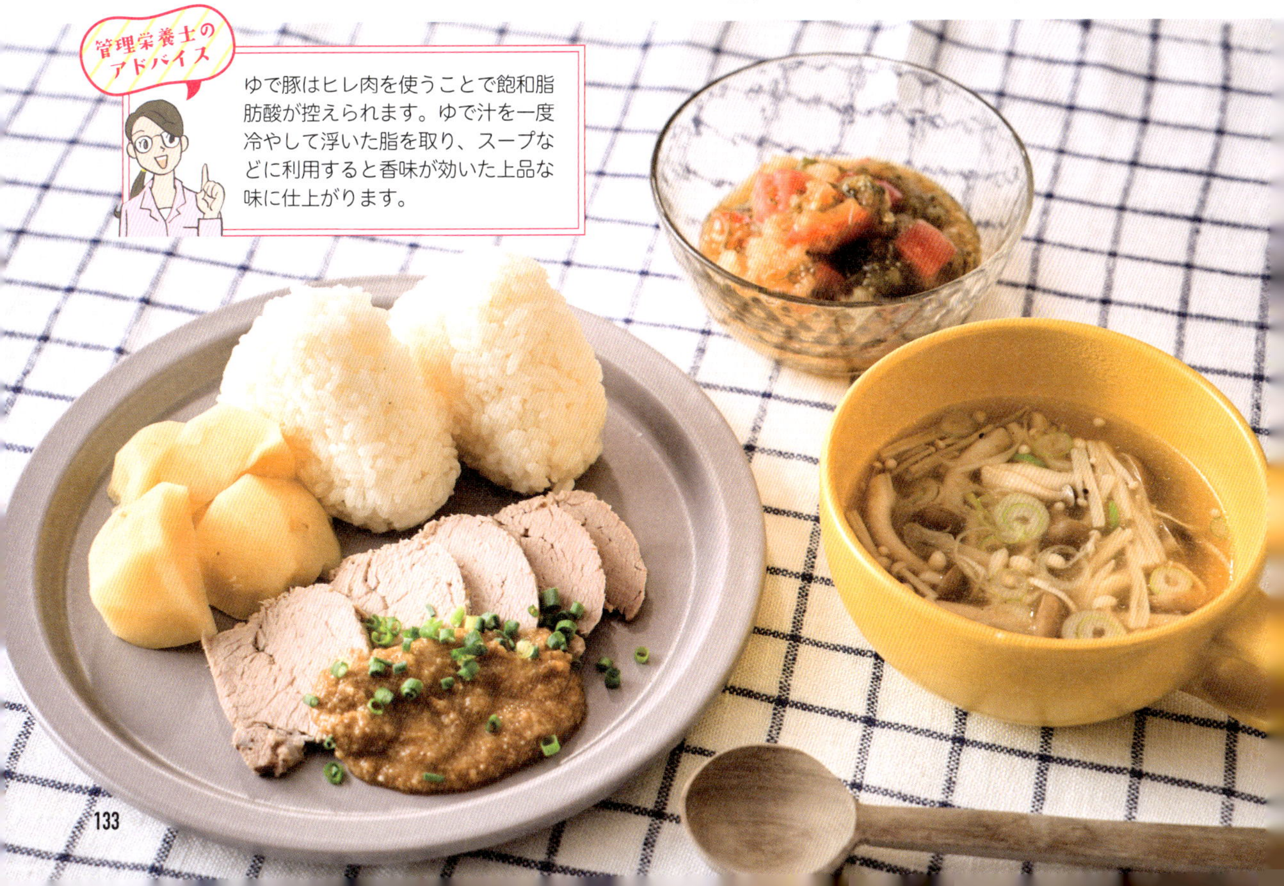

焼き鳥

［材料］（1人分）

鶏もも肉（皮なし）…80g
ねぎ…60g（1/3本）
こめ油…小さじ3/4
塩…ふたつまみ
練りわさび…適宜

［作り方］

1 鶏肉はこま切れにする。ねぎは3cm幅に切る。

2 竹串に鶏肉、ねぎの順に刺す。表面にこめ油をぬり、塩をふる。竹串の持ち手部分をアルミホイルで包む。

3 魚焼きグリルの中火で7〜8分、鶏肉とねぎに火が通るまで焼く（途中、焦げそうならアルミホイルをかける）。

きゅうりとセロリの豆板醤炒め

［材料］（1人分）

きゅうり…40g（小1/2本）
セロリ…30g（1/3本）
ごま油…小さじ1
豆板醤…少々
A 酒…小さじ1弱
　酢…小さじ1と1/2強
　しょうゆ…小さじ1/2
　砂糖…小さじ1/3

［作り方］

1 きゅうりは縦半分に切り、セロリとともに乱切りにする。**A**を混ぜる。

2 フライパンにごま油を中火で熱し、豆板醤を炒める。セロリ、きゅうりを加えてさっと炒め、**A**を加えて火を強め、水分がなくなるまで炒める。

夕食 1人分

エネルギー	578kcal
コレステロール	91mg
脂質	15.7g
飽和脂肪酸	3.3g
食塩相当量	3.2g
食物繊維	5.1g

ほたてとひじきの炊き込みご飯

［材料］（2人分）

米…150g（1合）
まいたけ…80g
ほたて（ボイル）…80g
ひじき（水煮）…30g
にんじん…20g
油揚げ…20g（1/4枚）
A 酒…小さじ3/5
　しょうゆ…小さじ2と1/3
　みりん…小さじ1
だし汁…300ml弱

［作り方］

1 米はといでざるにあげる。まいたけはほぐす。にんじんは薄いいちょう切りにする。油揚げは熱湯をかけて油抜きし、細切りにする。

2 炊飯器の内がまに米を入れて**A**を加え、1合の目盛りまでだし汁を注ぐ。すべての具材を入れ、普通に炊く。

管理栄養士のアドバイス

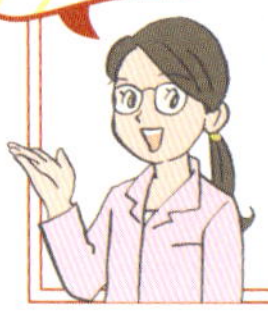

焼き鳥は表面に油を塗ると魚焼きグリルで上手に焼けます。歯ごたえを残すため、胡瓜とセロリは火を通しすぎないのがポイントです。

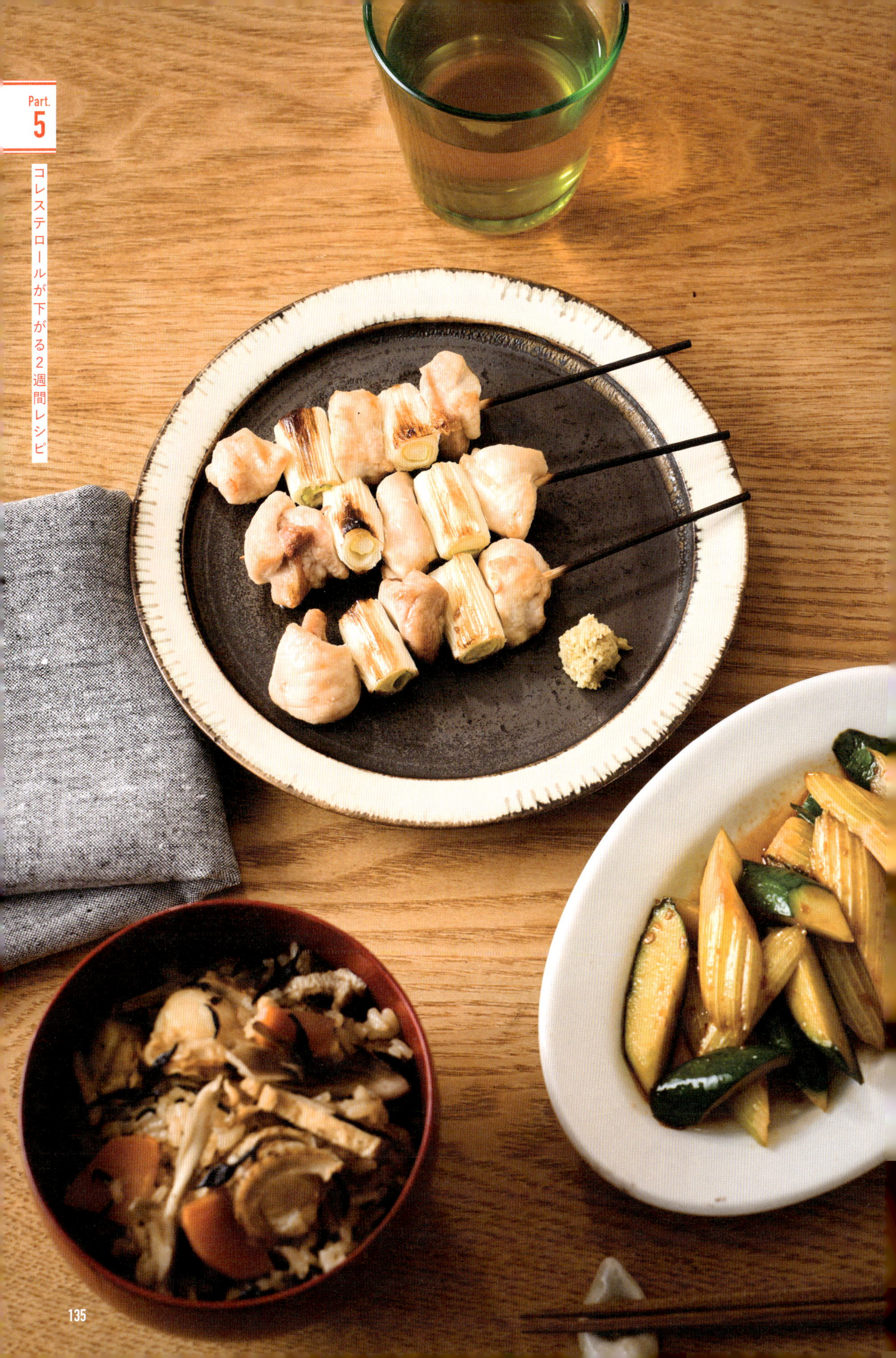

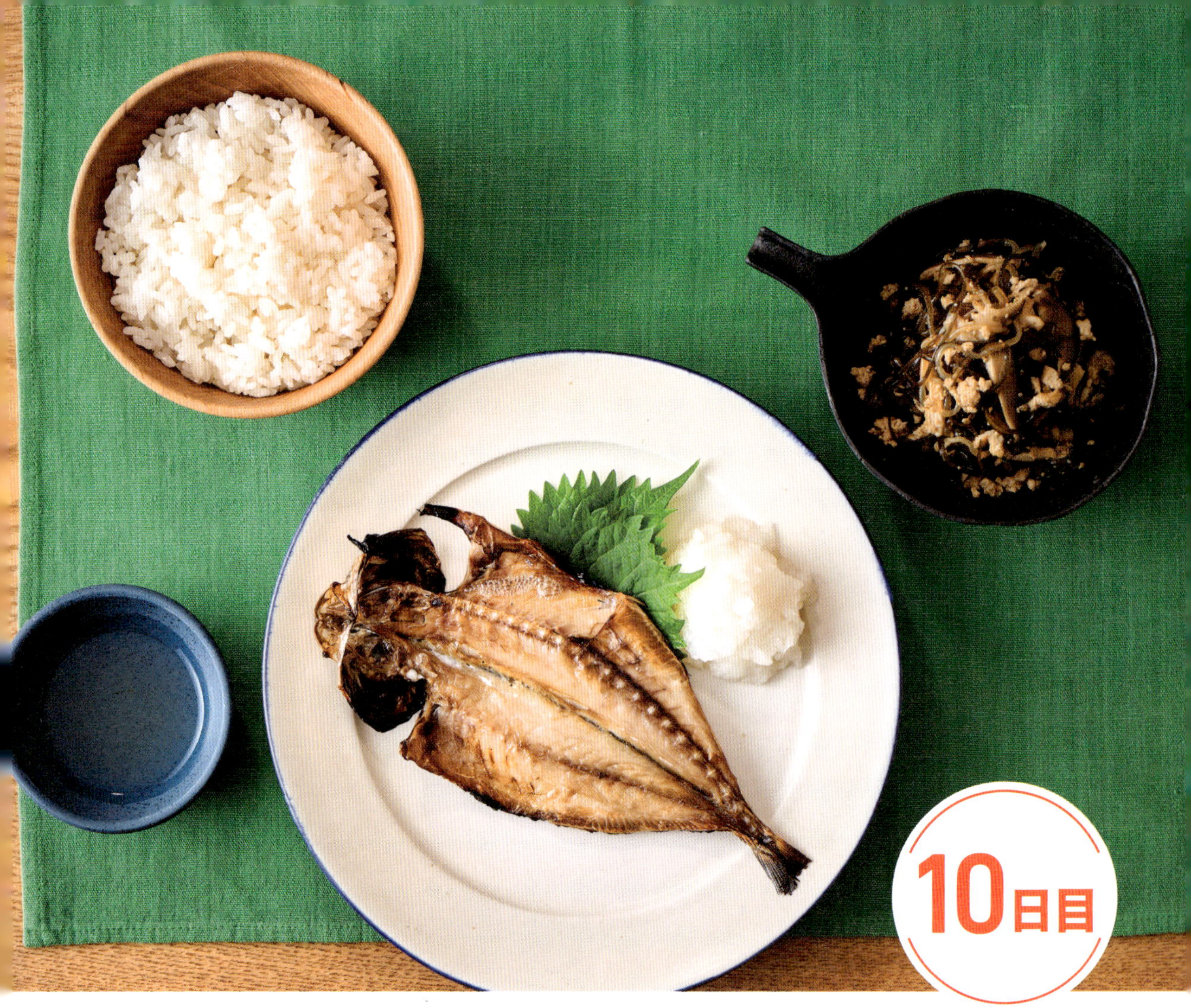

10日目

あじの大根おろし酢添え

［材料］（1人分）

あじ（干物）…60g（小1枚）
大根…40g　　青じそ…1枚
酢…小さじ2

［作り方］

大根は皮ごとすりおろす。あじは魚焼きグリルの中火で7〜8分焼く。器に青じそを敷いてあじを盛り、大根おろしを添える。酢を小皿に入れて添える。

管理栄養士のアドバイス

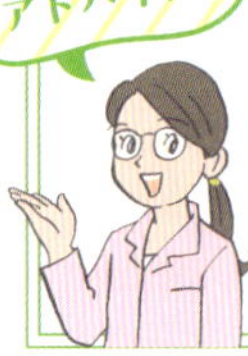

切り昆布の炒め煮は、鶏むね肉のほか、具材になまり節も出汁が効いておすすめな具材です。しらたきの代わりにタケノコなどもよく合います。

朝食
1人分
※ご飯（180g）を含む

エネルギー	467kcal
コレステロール	62mg
脂質	8.8g
飽和脂肪酸	2.5g
食塩相当量	1.9g
食物繊維	4.9g

切り昆布のそぼろ煮

［材料］（1人分）

切り昆布のそぼろ煮（P50参照）…60g

昼食

1人分

エネルギー	622kcal
コレステロール	59mg
脂質	20.6g
飽和脂肪酸	7.9g
食塩相当量	2.9g
食物繊維	6.5g

※グレープフルーツ（60g）を含む

にんじんとパセリのサラダ

［材料］（1人分）

にんじん…50g（1/3本）
パセリ…5g

A
カテージチーズ…大さじ1と1/2弱
レモン汁…小さじ2
きび砂糖…小さじ1/6
塩…ふたつまみ弱　　こしょう…少々

［作り方］

1 にんじんはせん切りにして、塩少々（分量外）をふる。軽くしんなりしたら、水けを絞る。パセリはざく切りにする。

2 ボールにAを混ぜ、1を加えてあえる。

キャベツカレーライス

［材料］（1人分）

牛もも肉（焼き肉用）…70g
キャベツ…80g（中2枚）
玉ねぎ…50g（1/4個）
オリーブ油…小さじ3/4　　水…200ml
カレー粉…小さじ1/2　　カレールー…20g
ご飯…180g

［作り方］

1 牛肉、キャベツは1cm幅に切る。玉ねぎは薄切りにする。

2 鍋にオリーブ油を弱火で熱し、玉ねぎをあめ色になるまで炒める。中火にして牛肉を加えて炒め、肉の色が変わったら、キャベツ、水、カレー粉を加え、ふたをして5分ほど煮る。

3 キャベツが柔らかくなったら火を止め、カレールーを加えて溶かす。再び中火にし、とろみがでるまで煮る。器にご飯とカレーを盛る。

管理栄養士のアドバイス

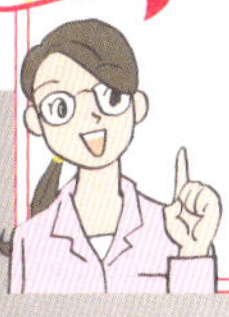

カレーのメニューは食物繊維が不足しがち。キャベツを一緒に煮込むと食物繊維が豊富になります。まろやかな味になるため、スパイシーが好みなら、煮込む際にカレー粉をプラスしましょう。

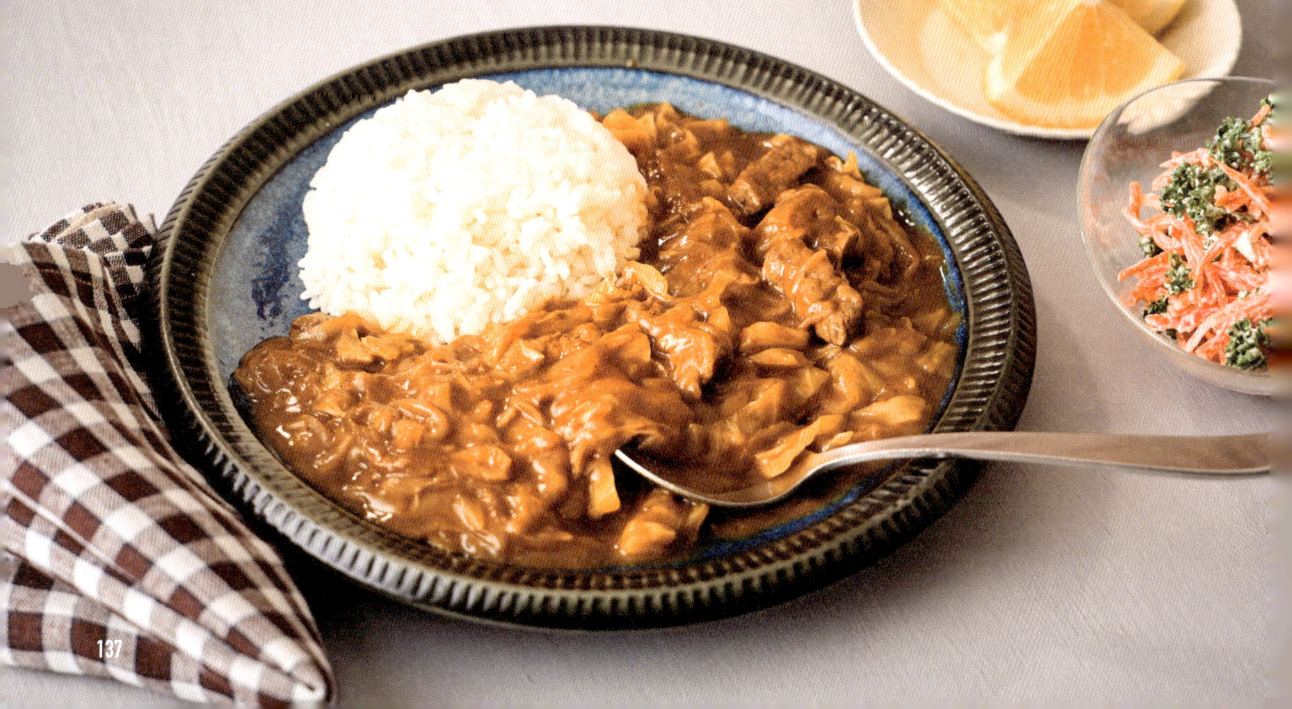

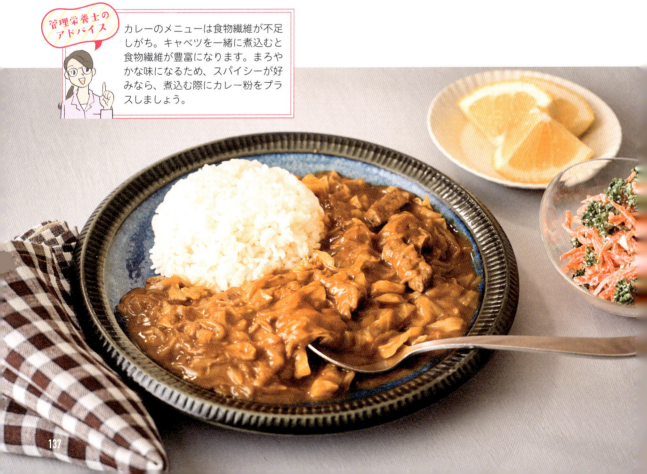

夕食

1人分

エネルギー	650kcal
コレステロール	55mg
脂質	18.7g
飽和脂肪酸	3.5g
食塩相当量	2.1g
食物繊維	6.1g

なすとオクラの あんかけ豆腐

［材料］（1人分）

なす…40g（1/2本）
オクラ…20g（2本）

A
だし汁…100ml
しょうゆ…小さじ1
みりん…小さじ2/3
酒…小さじ3/5

B
片栗粉…小さじ1/2
水…小さじ1/2

絹ごし豆腐…150g
万能ねぎ（小口切り）…2g（小さじ1）

［作り方］

1 なすは縦半分に切って5mm幅に切り、水にくぐらせる。オクラは薄切りにする。

2 鍋に**A**を入れて中火にかける。沸騰したらなすを加え、火が通ったらオクラを加える。ひと煮立ちしたら、混ぜた**B**を加え、とろみがつくまで煮る。

3 豆腐は耐熱容器に入れ、ふんわりとラップをして、電子レンジで40～50秒加熱する。出てきた水分を捨てて器に盛り、**2**をかけて、万能ねぎを散らす。

管理栄養士のアドバイス

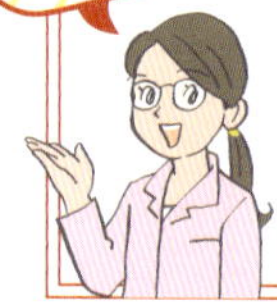

カツオはオメガ3系脂肪酸のほか、鉄分などミネラルも多く含む優秀な魚種。生が苦手な方でも香味野菜や酸味でアクセントをつけ、酸味でさっぱりと食べやすくなります。

かつおとわかめの おかずサラダ

［材料］（1人分）

かつお（刺身用）…100g
玉ねぎ…30g
ラディッシュ…20g（2個）
にんにく…5g（1かけ）
わかめ（戻したもの）…10g

A
白すりごま…小さじ2弱
ゆず酢…小さじ1と1/2強
しょうゆ…小さじ1と1/3
アマニ油（またはオリーブ油）…小さじ1強
しょうが（すりおろし）…小さじ1/2

［作り方］

1 かつおは1cm幅に切る。玉ねぎはごく薄切りにして、水にさっとさらす。ラディッシュ、にんにくは薄切りにする。わかめはざく切りにする。**A**を混ぜる。

2 玉ねぎ、わかめ、ラディッシュを混ぜて器に盛り、かつおをのせる。にんにくを散らし、**A**を全体にかける。

雑穀ご飯

［材料］（1人分）

雑穀ご飯…180g

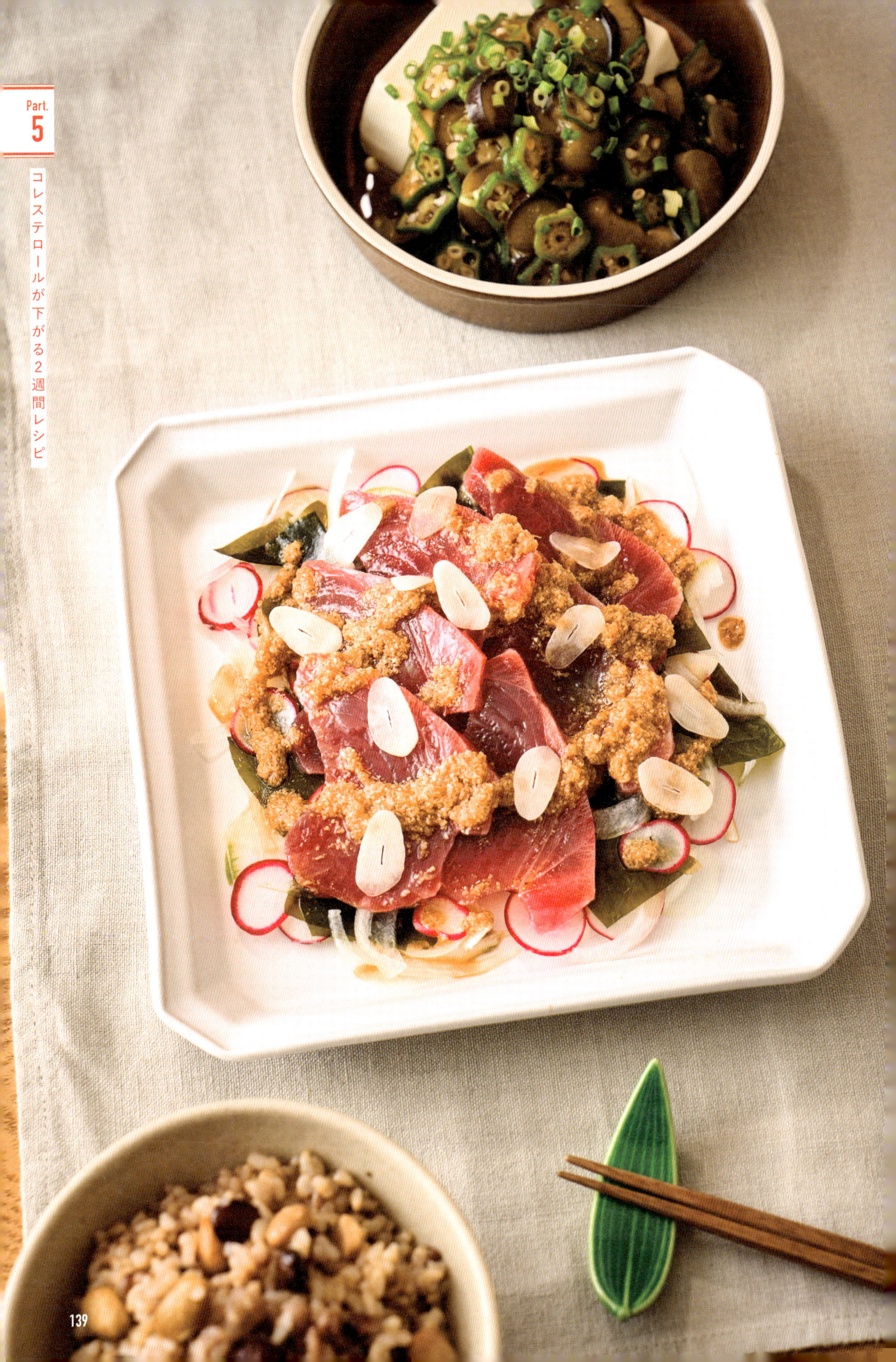

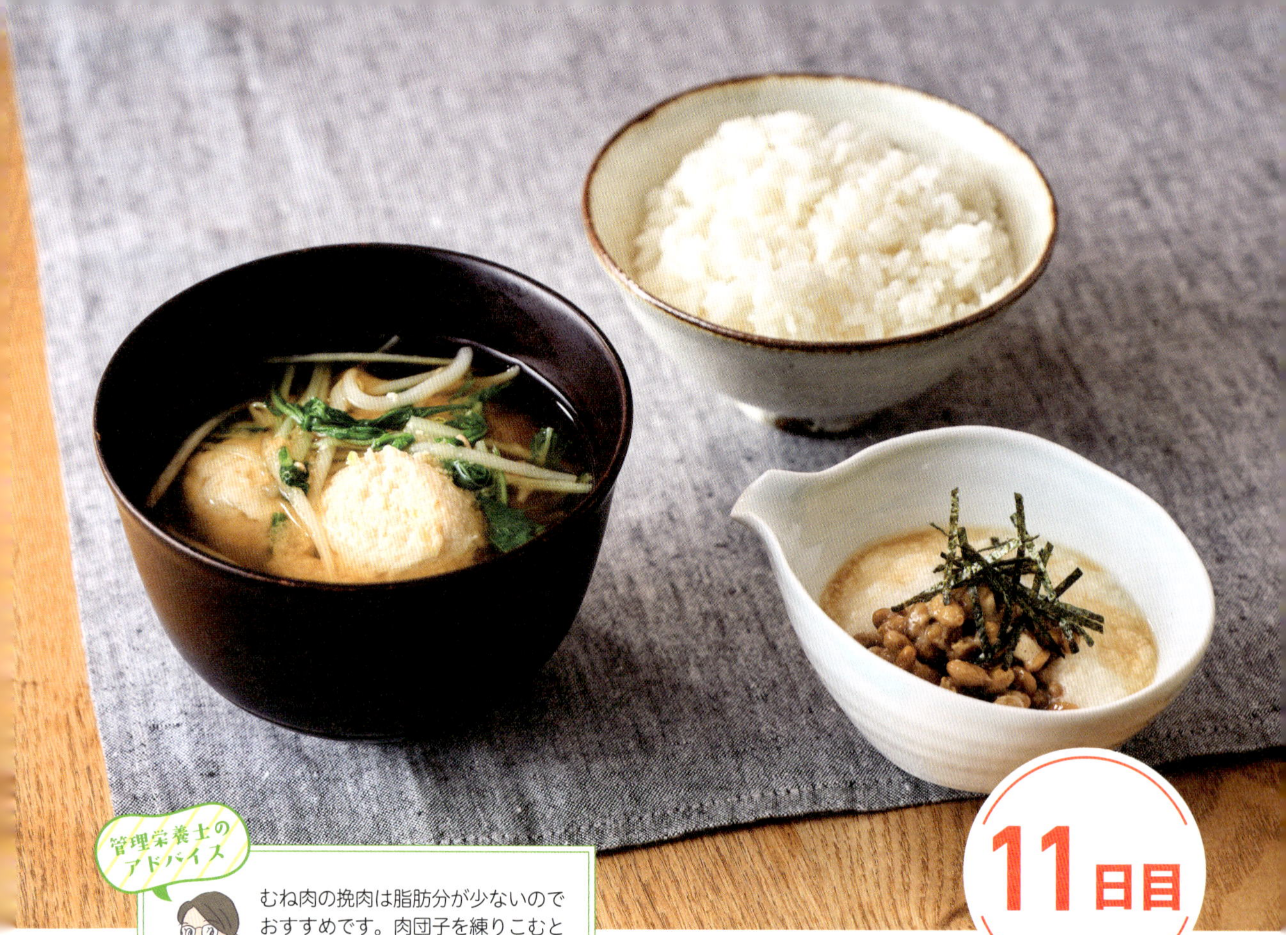

11日目

朝食

1人分

※ご飯(180g)を含む

エネルギー	443kcal
コレステロール	33mg
脂質	16.3g
飽和脂肪酸	2.0g
食塩相当量	1.7g
食物繊維	5.2g

管理栄養士のアドバイス

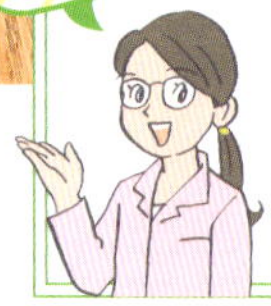

むね肉の挽肉は脂肪分が少ないのでおすすめです。肉団子を練りこむときに酒の水分でふっくらさせ、片栗粉がつなぎとなります。

鶏だんごのみそ汁

［材料］（1人分）

鶏胸ひき肉…50g

A ねぎ（みじん切り）…20g（大さじ2強）
片栗粉…小さじ1　酒…小さじ1
塩…少々

水菜…20g　もやし…20g
だし汁…150ml　みそ…小さじ2

［作り方］

1 ひき肉とAをボールに入れ、粘りが出るまでよく混ぜる。

2 水菜は3cm長さに切る。

3 鍋にだし汁を入れて中火にかける。沸騰したら1を1/3量ずつスプーンですくいながら入れる。

4 肉だんごに火が通るまで5分ほど煮る。水菜、もやしを加えてさっと煮て、みそを溶き入れる。

山かけ納豆

［材料］（1人分）

山いも…40g
納豆（たれつきのもの）…40g（1パック）
納豆付属のたれ…1パック
刻みのり…少々

［作り方］

山いもはすりおろす。山いもと納豆を器に盛ってたれをかけ、のりをのせる。

昼食

1人分

エネルギー	543kcal
コレステロール	72mg
脂質	14.5g
飽和脂肪酸	4.1g
食塩相当量	1.7g
食物繊維	4.2g

※ご飯(180g)を含む

ぶりの塩麹焼き

［材料（1人分）と作り方］

ぶりの切り身（60g）を半分に切り、両面に塩麹（小さじ1）をぬる。魚焼きグリルの中火で6～7分ほど焼く。

ラディッシュ甘酢漬け

［材料］（1人分）

ラディッシュ甘酢漬け（P54参照）…40g

塩ゆでブロッコリー

［材料（1人分）と作り方］

ブロッコリー（20g）は小房に分け、塩少々を加えた熱湯でさっとゆでる。

豚肉と玉ねぎの炒めもの

［材料］（1人分）

豚もも薄切り肉…40g

A 酒…小さじ2/5
片栗粉…小さじ1弱

玉ねぎ…20g　にんじん…10g
こめ油…小さじ1

B しょうゆ…小さじ1/2
みりん…小さじ1/3

［作り方］

1 豚肉は食べやすい大きさに切り、Aをもみ込む。玉ねぎは縦に薄切り、にんじんは薄い短冊切りにする。

2 フライパンにこめ油を中火で熱し、豚肉を炒める。肉の色が変わったら、にんじん、玉ねぎを加えて炒め、にんじんがしんなりしたら、Bを加えて軽く炒め合わせる。

管理栄養士のアドバイス

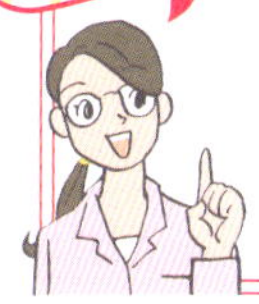

ぶりの塩麹焼きは少ない塩分でも塩麹の効果で美味しく仕上がります。豚肉炒めでボリュームアップし、彩りのラディッシュを添えます。

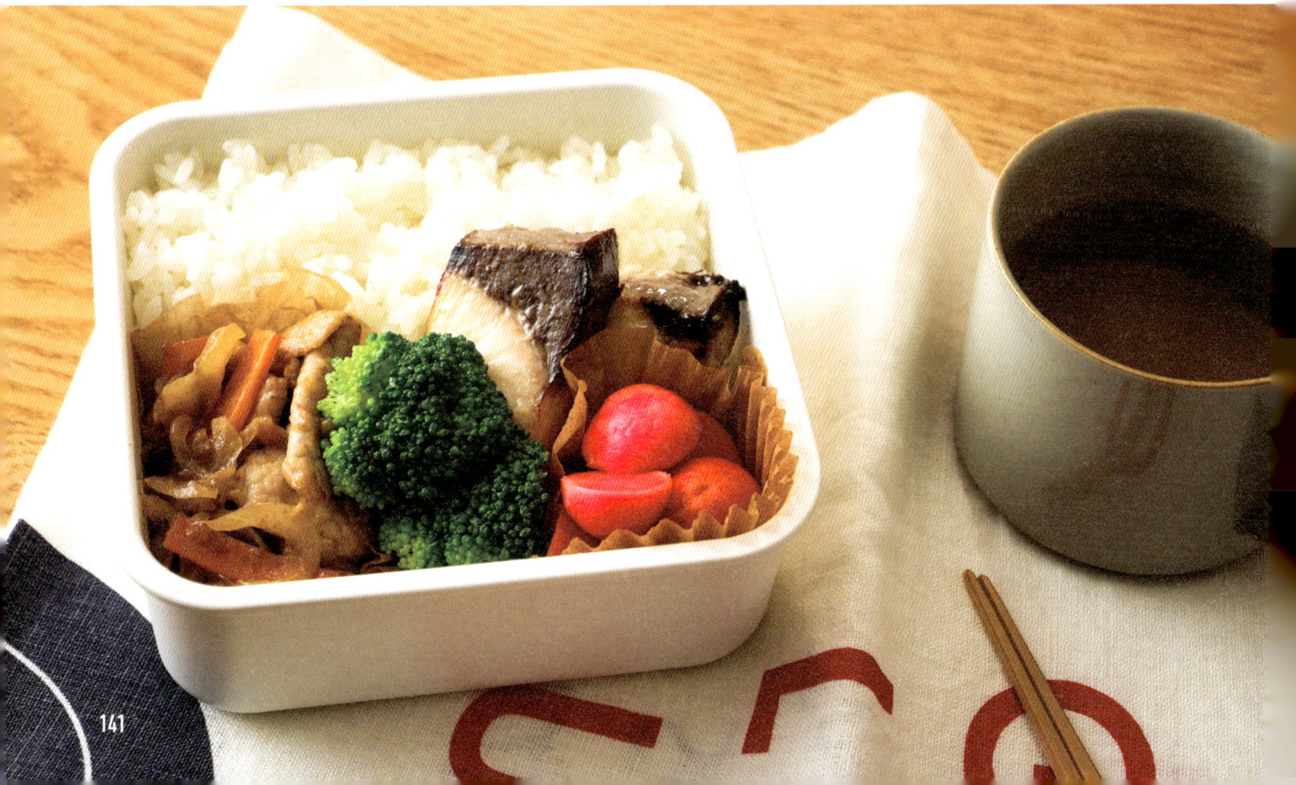

えのき入り麻婆豆腐

［材料］（1人分）

木綿豆腐…150g（1/2丁）
豚ひき肉（赤身）…50g
えのきだけ…50g
ごま油…小さじ1と1/2
しょうが（みじん切り）…5g（小さじ1）
にんにく（みじん切り）…5g（小さじ1）
豆板醤…小さじ1/3弱

A
水…100ml
酒…小さじ1
しょうゆ…小さじ2/3
きび砂糖…小さじ2/3
甜面醤…小さじ1/2弱
鶏ガラスープの素…小さじ1/3

B
片栗粉…小さじ1と2/3
水…小さじ1と2/3

ねぎ（みじん切り）…30g（大さじ3強）
あれば花椒…少々

［作り方］

1. 豆腐は1.5cm角に切る。塩少々（分量外）を加えた熱湯でさっとゆで、ざるにあげる。えのきは石づきを切り、1cm幅に切ってほぐす。**A**、**B**をそれぞれ混ぜる。
2. フライパンにごま油を弱火で熱し、しょうが、にんにくを炒める。香りがでたら、豆板醤を加えてさっと炒める。
3. 中火にしてひき肉を加えて炒め、肉の色が変わったらえのきを加えてさっと炒める。**A**を加えて煮立ったら、豆腐を加えて2分ほど煮る。**B**を加えて混ぜ、とろみがつくまで煮る。ねぎ、あれば花椒を加え、ひと混ぜする。

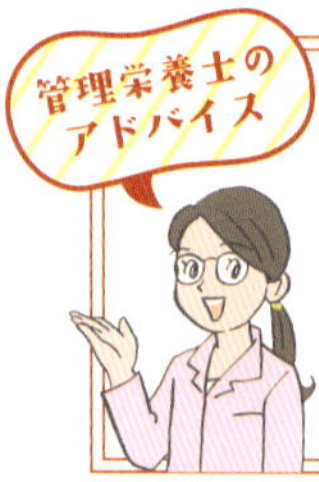

麻婆豆腐にえのきを入れることで、食物繊維アップや、かさ増し効果があります。中華料理は油を多く使用する料理のため、高エネルギーになりがち。野菜料理を組み合わせてカロリーダウンを。

夕食

1人分

エネルギー	728kcal
コレステロール	70mg
脂質	25.5g
飽和脂肪酸	5.6g
食塩相当量	2.4g
食物繊維	7.2g

かじきとパプリカ炒め

［材料］（1人分）

かじき（切り身）…50g（1/2切れ）
赤パプリカ…40g（1/3個）
こめ油…小さじ1弱

A
酒…小さじ1弱
しょうゆ…小さじ2/3

［作り方］

1. かじき、パプリカは2cm幅に切る。
2. フライパンにこめ油を中火で熱し、かじきを焼く。焼き色がついたら裏返し、パプリカも加える。**A**を加え、かじきに火が通るまで、軽く炒め合わせる。

たたききゅうり

［材料］（1人分）

きゅうり…50g（1/2本）
塩…少々
白いりごま…少々

［作り方］

きゅうりは塩少々（分量外）をまぶしてまな板の上で転がし、洗う。すりこぎなどでたたいて砕き、塩をふる。器に盛り、ごまをふる。

雑穀ご飯

［材料］（1人分）

雑穀ご飯…150g

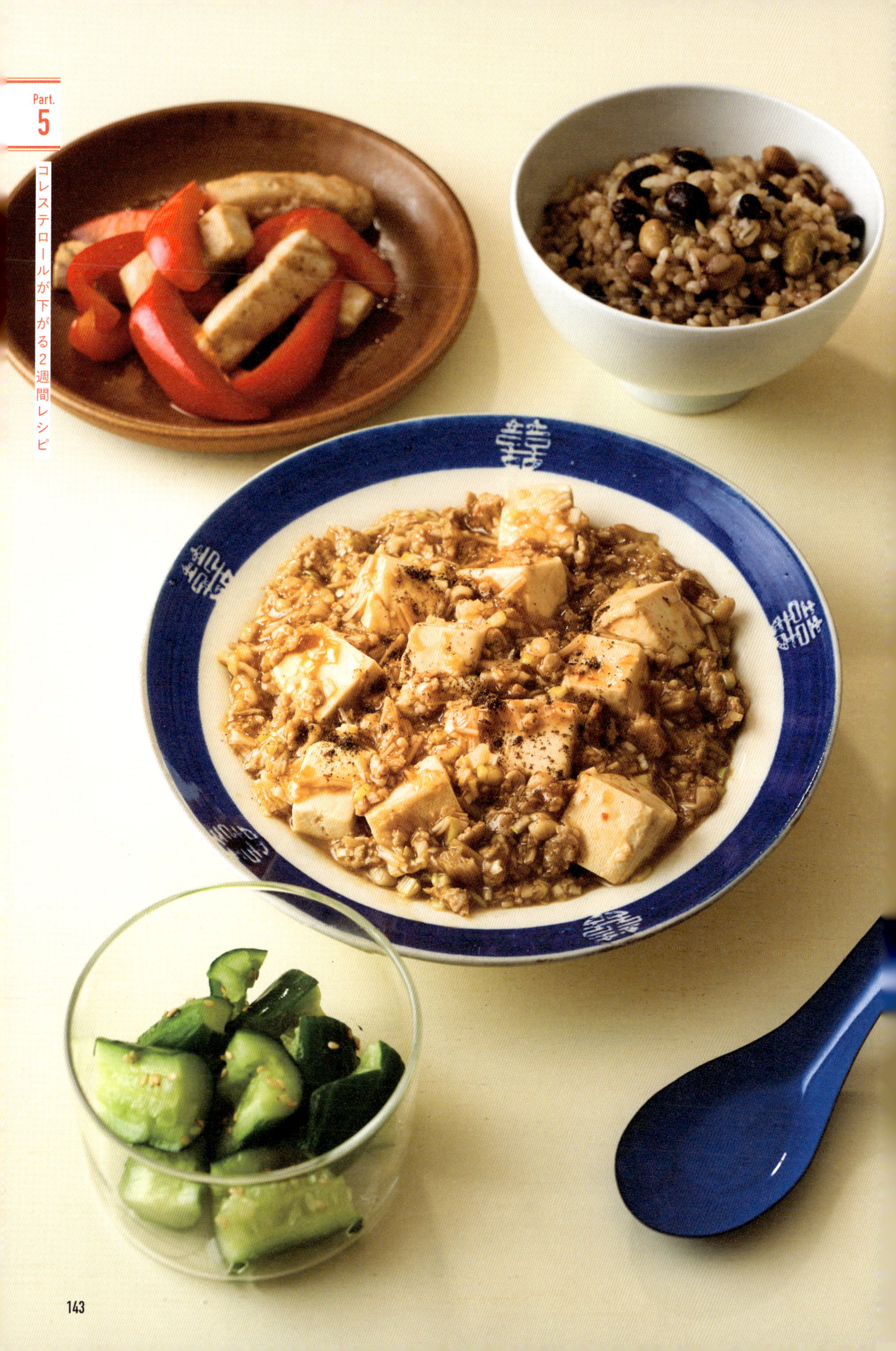

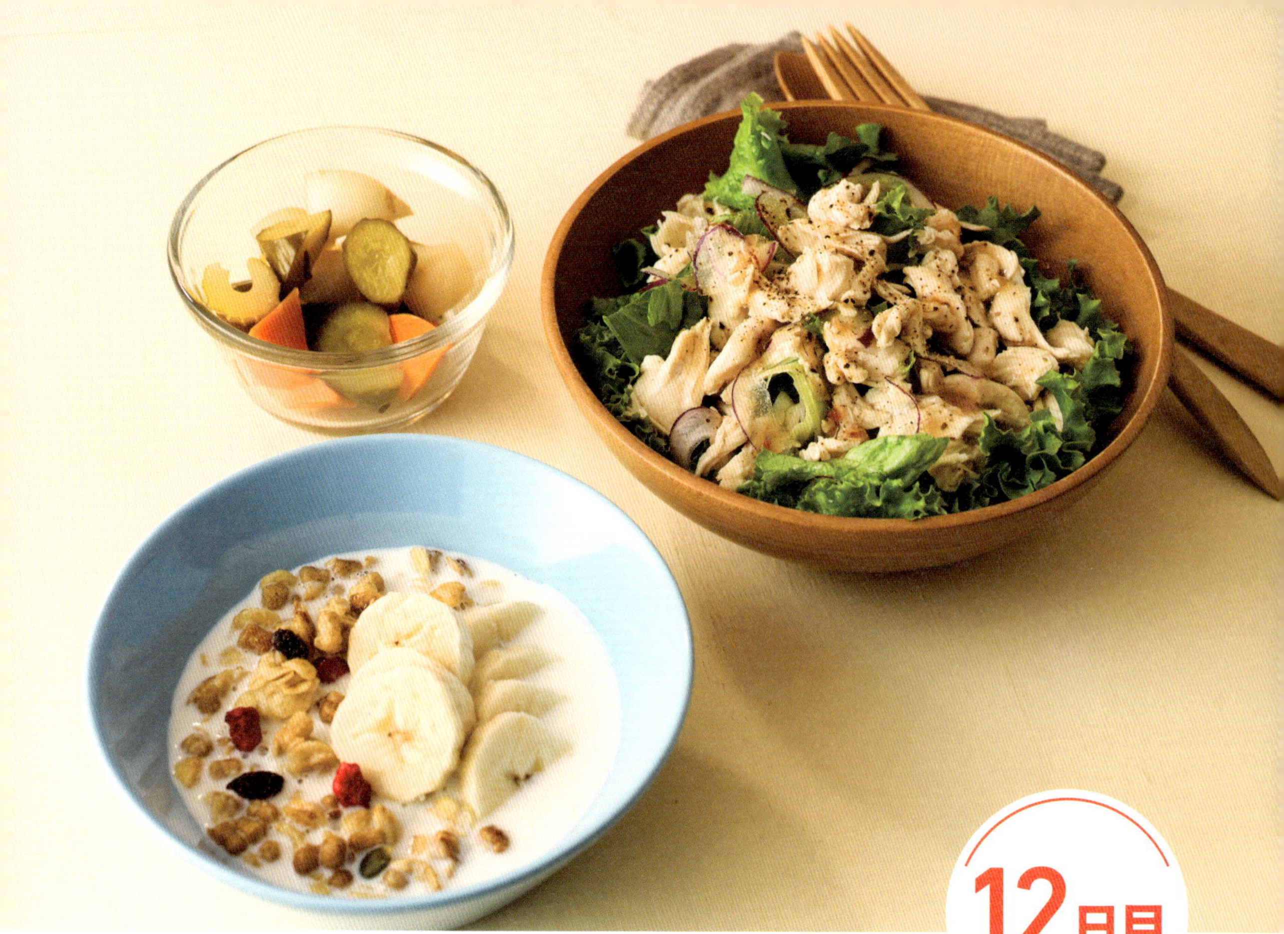

12日目

蒸し鶏サラダ

［材料］（1人分）

鶏ささみの酒蒸し（P53参照）…70g
リーフレタス…40g（小3枚）
紫玉ねぎ…15g
アマニ油ドレッシング…小さじ2強
好みでこしょう…適宜

［作り方］

1 リーフレタスは食べやすくちぎる。紫玉ねぎはごく薄切りにして、水にさらして水けをきる。

2 蒸し鶏と1を器に盛り合わせ、ドレッシングをかけ、好みでこしょうをふる。

管理栄養士のアドバイス

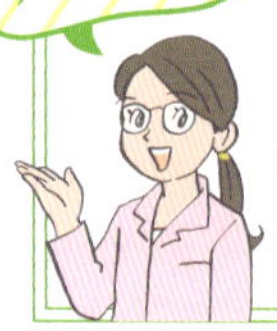

シリアルは全粒粉など食物繊維が多く含まれ、加糖していないものがおすすめです。サラダには蒸し鶏を入れ、朝食からたんぱく質をしっかりとります。

朝食　1人分

エネルギー	491kcal
コレステロール	36mg
脂質	5.8g
飽和脂肪酸	1.1g
食塩相当量	2.4g
食物繊維	8.9g

バナナ入りグラノーラ

［材料］（1人分）

グラノーラ
（ナッツやドライフルーツ入りのもの）…50g
牛乳…100ml
バナナ（輪切り）…50g（1/2本）

ミックス野菜のピクルス

［材料］（1人分）

ミックス野菜のピクルス（P52参照）…60g

昼食
1人分

エネルギー	575kcal
コレステロール	41mg
脂質	15.2g
飽和脂肪酸	5.5g
食塩相当量	3.0g
食物繊維	8.5g

※キウイ(30g)、パイナップル(缶詰30g)を含む

オイルツナとキャベツのスパゲティ

［材料］（1人分）

キャベツ…50g(大1枚)
アスパラガス…50g(2本)
まぐろのオイル煮(P49参照)…50g

A バター…大さじ1/2強
しょうゆ…小さじ1弱
塩…小さじ1/6　　こしょう…少々

スパゲティ…100g
パセリ(みじん切り)…小さじ2

［作り方］

1 キャベツはしんを除き、ざく切りにする。しんは薄切りにする。アスパラは5cm長さの斜め切りにする。まぐろのオイル煮は1cm角に切る。Aをボールに入れて混ぜる。

2 鍋にたっぷりの湯を沸かし、塩適宜（分量外）を入れ、スパゲティを袋の表示通りにゆでる。ゆで終わる1分前にキャベツとアスパラを加え、火を少し強めてゆで上げ、ざるにあげる。

3 Aのボールに2、まぐろを加えて手早く混ぜる。器に盛り、パセリをふる。

管理栄養士のアドバイス

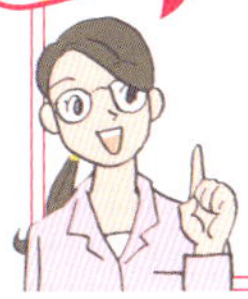

オイルツナはパスタと相性が良く美味しいので、野菜をたっぷり入れることで麺の食べすぎを防ぎます。パセリは細かくちぎって、熱々のゆでたてパスタと共に混ぜると馴染みやすく、カロチンの補給に。

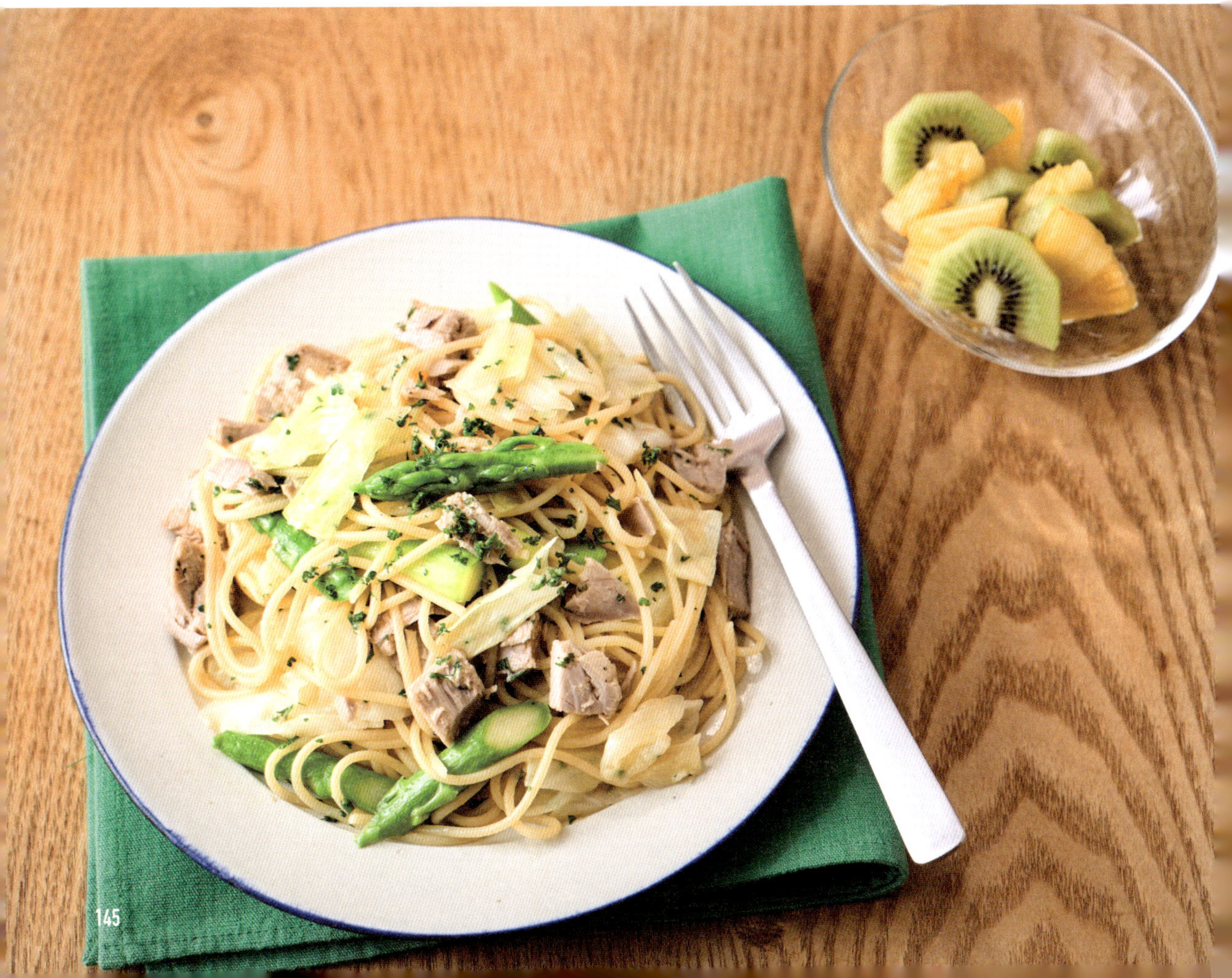

大根とにんじんのピリ辛炒め

［材料］（1人分）

大根とにんじんのピリ辛炒め（P50参照）
…80g

根菜たっぷり豚汁

［材料］（1人分）

豚こま切れ肉…20g
里いも…20g（1/2個）
ごぼう…10g
大根…20g
にんじん…10g
ねぎ…20g
しいたけ…10g（小1個）
三つ葉…1本
油揚げ…3g
ごま油…小さじ1弱
だし汁…200ml
酒…小さじ1
みそ…小さじ2と1/2

［作り方］

1 里いもは5㎜幅に切り、ごぼうはささがきにして、ともに水にさらす。大根は5㎜幅、にんじんは3㎜幅のいちょう切りにする。ねぎは1㎝幅に切る。しいたけは石づきを切り、縦4等分に切る。三つ葉は2㎝長さに切る。油揚げは熱湯をかけて油抜きし、細切りにする。

2 鍋にごま油を中火で熱し、豚肉を色が変わるまで炒める。里いも、ごぼう、大根、にんじん、しいたけを加えて炒め、全体に油がなじんだらだし汁を加える。沸騰したらアクを取り、酒を加えてふたをして、根菜が柔らかくなるまで10分ほど煮る。

3 油揚げとねぎを加え、みその半量を溶き入れて5分ほど煮る。残りのみそを溶き入れて器に盛り、三つ葉をのせる。

夕食

1人分

エネルギー	672kcal
コレステロール	66mg
脂質	20.7g
飽和脂肪酸	3.7g
食塩相当量	4.0g
食物繊維	10.2g

白身魚ときのこの包み蒸し

［材料］（1人分）

すずき（切り身）…80g（1切れ）
A 塩…小さじ1/6
こしょう…少々
まいたけ…30g
えのきだけ、しめじ、しいたけ…各20g
白ワイン…小さじ2
パセリ（みじん切り）…適宜
レモン（くし形切り）…10g（1切れ）

［作り方］

1 すずきにAをふる。きのこ類は石づきを切る。まいたけ、えのき、しめじをほぐし、えのきは長さを半分に切る。しいたけは薄切りにする。

2 クッキングシートを広げてすずき、きのこをのせ、白ワインとパセリをふる。シートの両端をたたみ、具材をふんわりと包む。さらにシート全体をラップでふんわりと包む。

3 電子レンジで約6分加熱する。ラップをはずしてシートごと器に盛り、レモンを添える。

雑穀ご飯

［材料］（1人分）

雑穀ご飯…180g

管理栄養士のアドバイス

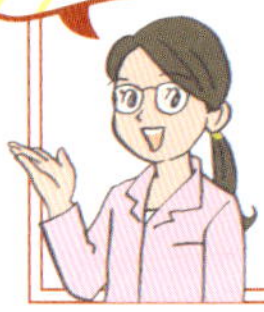

多くの種類の野菜をたっぷりとるには、豚汁やけんちん汁など汁物がおすすめです。具を多くすることで減塩効果もあります。

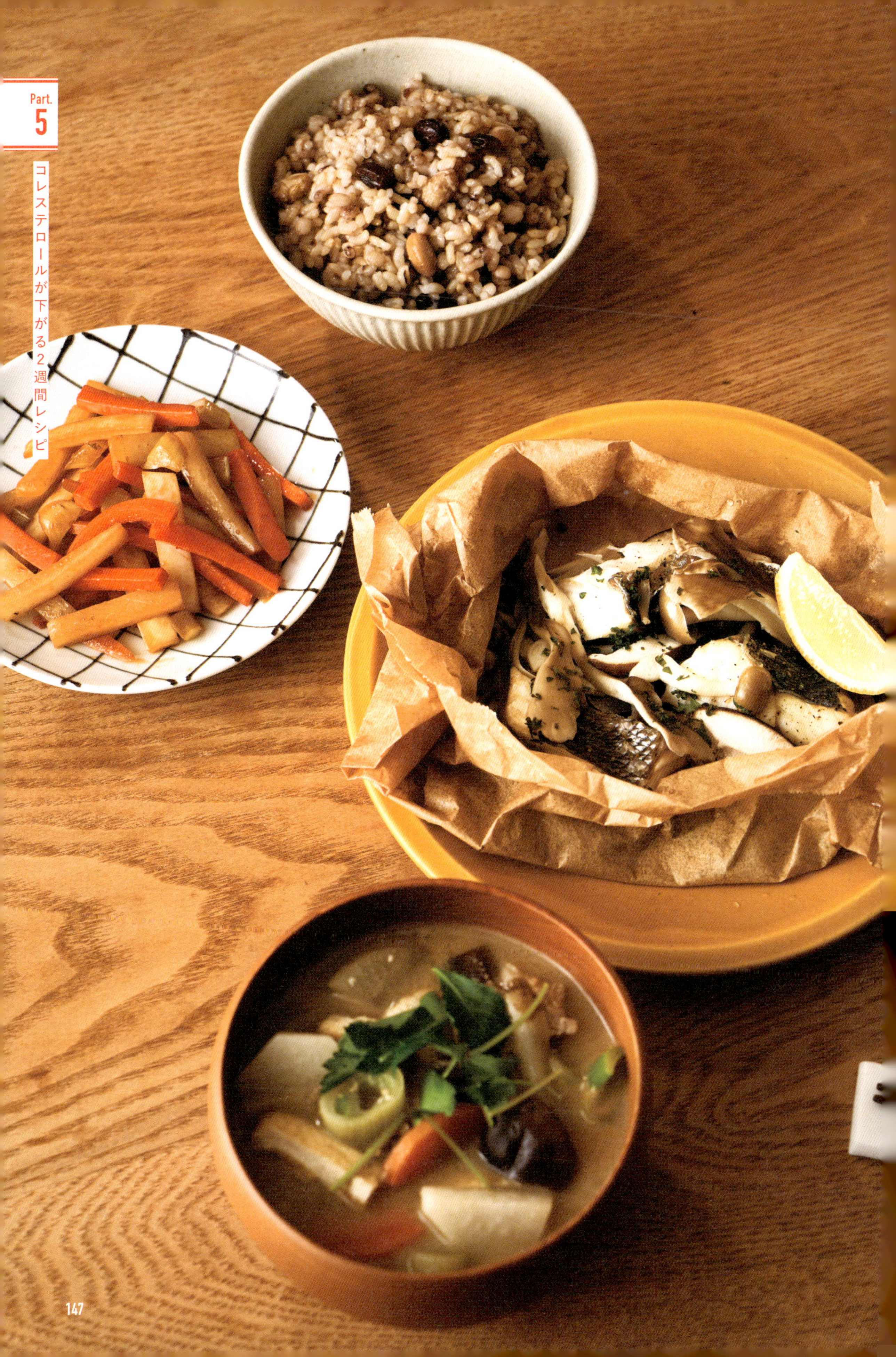

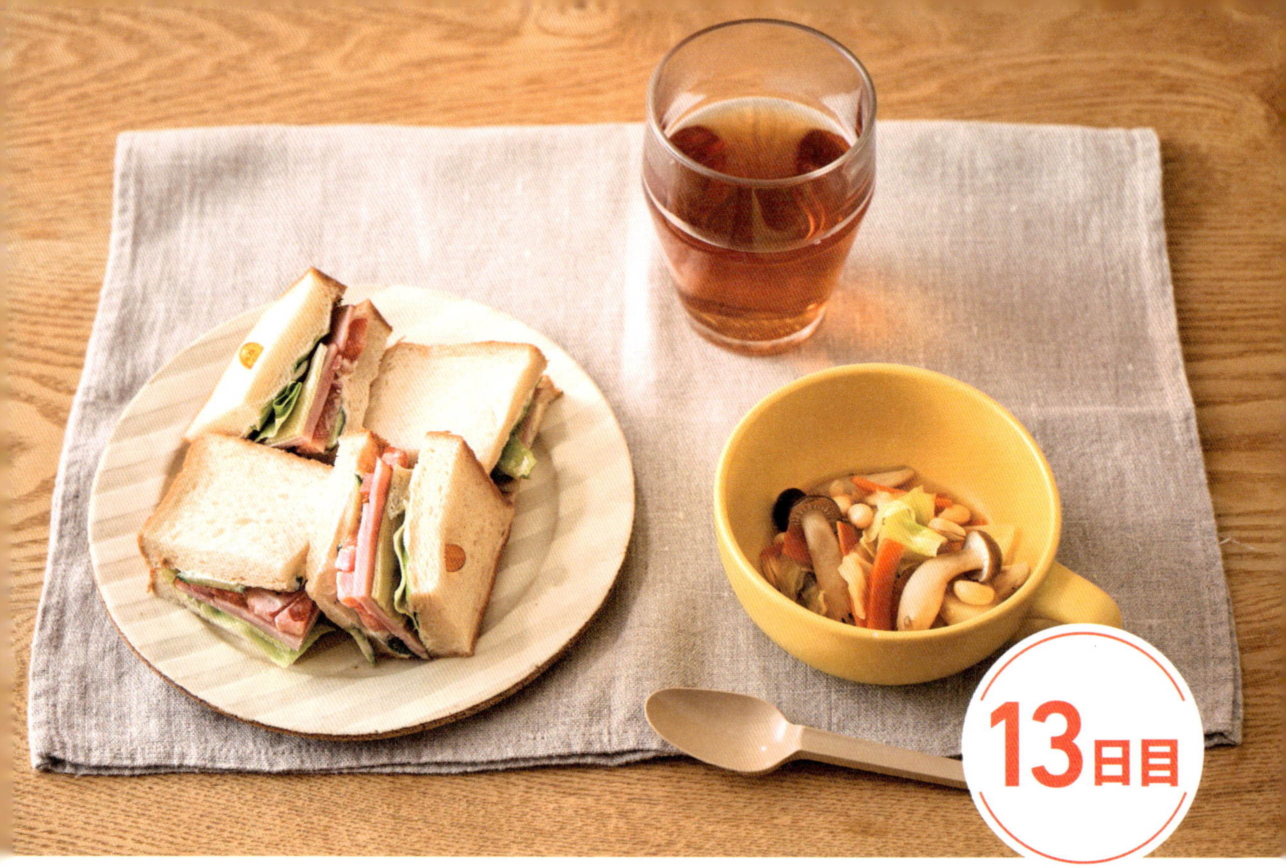

13日目

キャベツとしめじのスープ煮

［材料］（1人分）

キャベツ…40g（中1枚）
しめじ…30g　にんじん…10g
大豆の水煮…15g
コンソメ（顆粒）…小さじ1/3弱
塩…ふたつまみ弱　こしょう…少々

［作り方］

1 キャベツは2㎝幅に切る。しめじは石づきを切り、ほぐす。にんじんは薄い短冊切りにする。

2 鍋に1と大豆、ひたひたの水（分量外・100ml程度）とコンソメを加え、ふたをして中火で5分ほど煮る。野菜が柔らかく煮えたら、塩、こしょうで味を調える。

管理栄養士のアドバイス

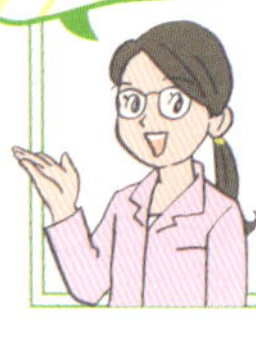

スープ煮に大豆を入れることで、手軽にイソフラボンの補給ができます。サンドイッチは、脂肪の少ないボンレスハムとカッテージチーズでたんぱく質量をアップします。

朝食

1人分

エネルギー	415kcal
コレステロール	25mg
脂質	15.4g
飽和脂肪酸	3.2g
食塩相当量	3.3g
食物繊維	7.7g

ハムとレタスのサンドイッチ

［材料］（1人分）

食パン（8枚切り）…90g（2枚）
ボンレスハム…30g（2枚）
レタス…20g（小1枚）　トマト…30g
きゅうり…20g

A　カテージチーズ…大さじ1と1/2弱
　マヨネーズ…大さじ1
　こしょう…少々

［作り方］

1 レタスはパンの大きさに合わせてちぎる。きゅうりは斜め薄切り、トマトは薄切りにする。Aを混ぜる。

2 パンにAを塗る。ハム、レタス、トマト、きゅうりを彩りよくはさみ、4等分に切る。

昼食

1人分

※オレンジ(60g)を含む

エネルギー	499kcal
コレステロール	56mg
脂質	14.1g
飽和脂肪酸	5.2g
食塩相当量	1.4g
食物繊維	5.9g

とうもろこしご飯

［材料（1人分）と作り方］

米（150g・1合）はといでざるにあげる。炊飯器の内がまに米を入れ、1合目の目盛りまで水を注ぐ。ホールコーン(40g)、バター（大さじ1弱）を加え、普通に炊く。

管理栄養士のアドバイス

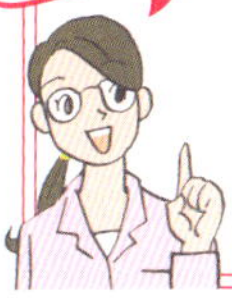

とうもろこしのシーズンには、芯や新鮮なとうもろこしのひげを入れて炊き込むと味わい良く、食物繊維もアップします。豚もも肉は小麦粉をまぶして焼くことでふっくら仕上がり、タレが絡みやすくなります。

アスパラの豚肉巻き

［材料］（1人分）

アスパラガス…30g(小2本)
豚もも薄切り肉…70g
小麦粉…小さじ1弱　　こめ油…小さじ1

A しょうゆ…小さじ1
　みりん…小さじ2/3

［作り方］

1 豚肉を広げてアスパラをのせ、斜めに巻き、小麦粉をまぶす。

2 フライパンにこめ油を中火で熱し、肉の巻き終わりが下になるように並べる。巻き終わりがくっついたら、ころがしながら炒める。肉に焼き色がついたら、Aを加えてふたをして、2分ほど蒸し焼きにする。ふたをとって煮汁がほぼなくなるまで煮からめ、食べやすく切る。

しらたきとしめじの炒めもの

［材料］（1人分）

しらたきとしめじの炒めもの(P52参照)…60g

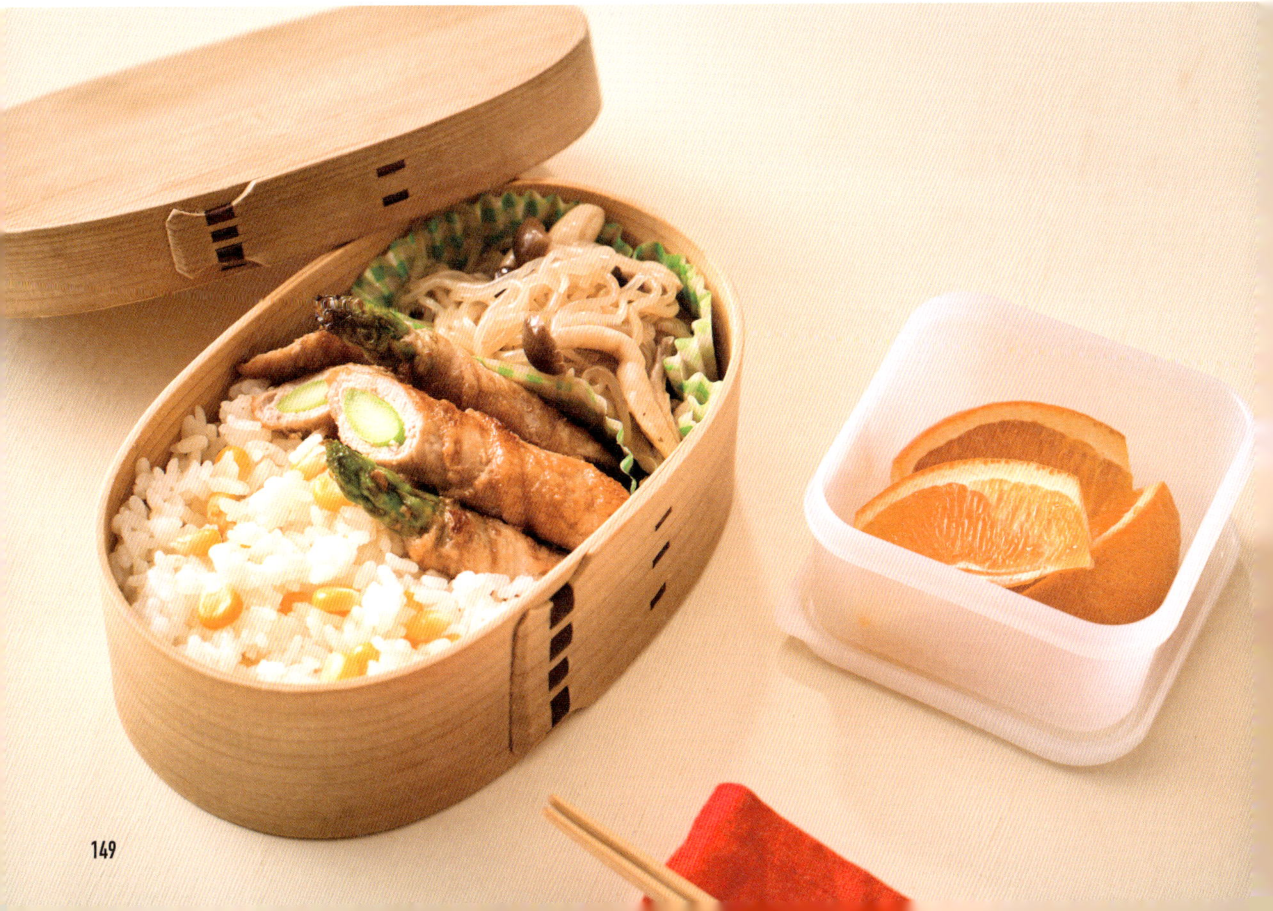

夕食

1人分

エネルギー	768kcal
コレステロール	303mg
脂質	33.2g
飽和脂肪酸	5.8g
食塩相当量	6.0g
食物繊維	7.7g

海鮮チヂミ

［材料］（1人分）

いか…40g
むきえび…40g
長いも…50g
白菜キムチ…50g
にら…30g（1本）
えのきだけ…30g
にんじん…20g

A
溶き卵…25g（1/2個分）
小麦粉…大さじ3
片栗粉…大さじ2

ごま油…大さじ1と1/3弱
酢…小さじ2

［作り方］

1 いかとえびは、塩ひとつまみ（分量外）をふって5分ほどおき、酒（分量外）で洗う。長いもはすりおろす。白菜キムチ、にら、石づきをきったえのきはざく切りにする。にんじんはせん切りにする。

2 ボールに1とAを入れ、混ぜ合わせる。

3 フライパンにごま油を中火で熱し、2を流し入れる。片面約5分ずつ、両面にこんがり焼き色がつくまで焼く。食べやすく切って器に盛り、酢を添える。

牛すじおでん

［材料］（1人分）

厚揚げ…50g（1/3枚）
がんもどき…25g（小1個）
ちくわ…25g（1/3本）
こんにゃく（あく抜き済みのもの）
…50g（1/5枚）
大根…80g
牛すじ（下ゆで済みのもの）…60g

A
だし汁…400ml
みりん…小さじ1弱
しょうゆ…小さじ1弱
塩…小さじ1/3

好みで練り辛子…適宜

［作り方］

1 厚揚げとがんもは熱湯をかけて油抜きし、厚揚げは斜め半分に切る。ちくわは斜めに切る。こんにゃくは三角形に切る。大根は3cm幅の輪切りにして、面取りをし、隠し包丁を入れる。

2 鍋にAを入れ、材料をすべて加えて中火にかける。煮立ったら弱火にして、落しぶたとふたをして、30～40分煮る。大根が柔らかく煮えたら味をみて、必要なら塩少々（分量外）を加えて味を調える。器に盛り、好みで練り辛子を添える。

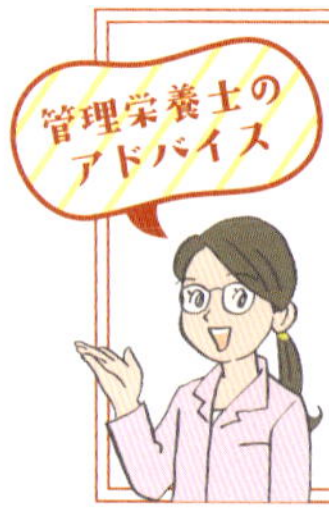

おでんはたんぱく源が練り物に偏らないように、厚揚げや牛すじを組み合わせます。大根の皮は厚く剥き、きんぴら用に残しておきましょう。チヂミは卵が控えめなため、山芋をつなぎにするとまとまりやすくなります。

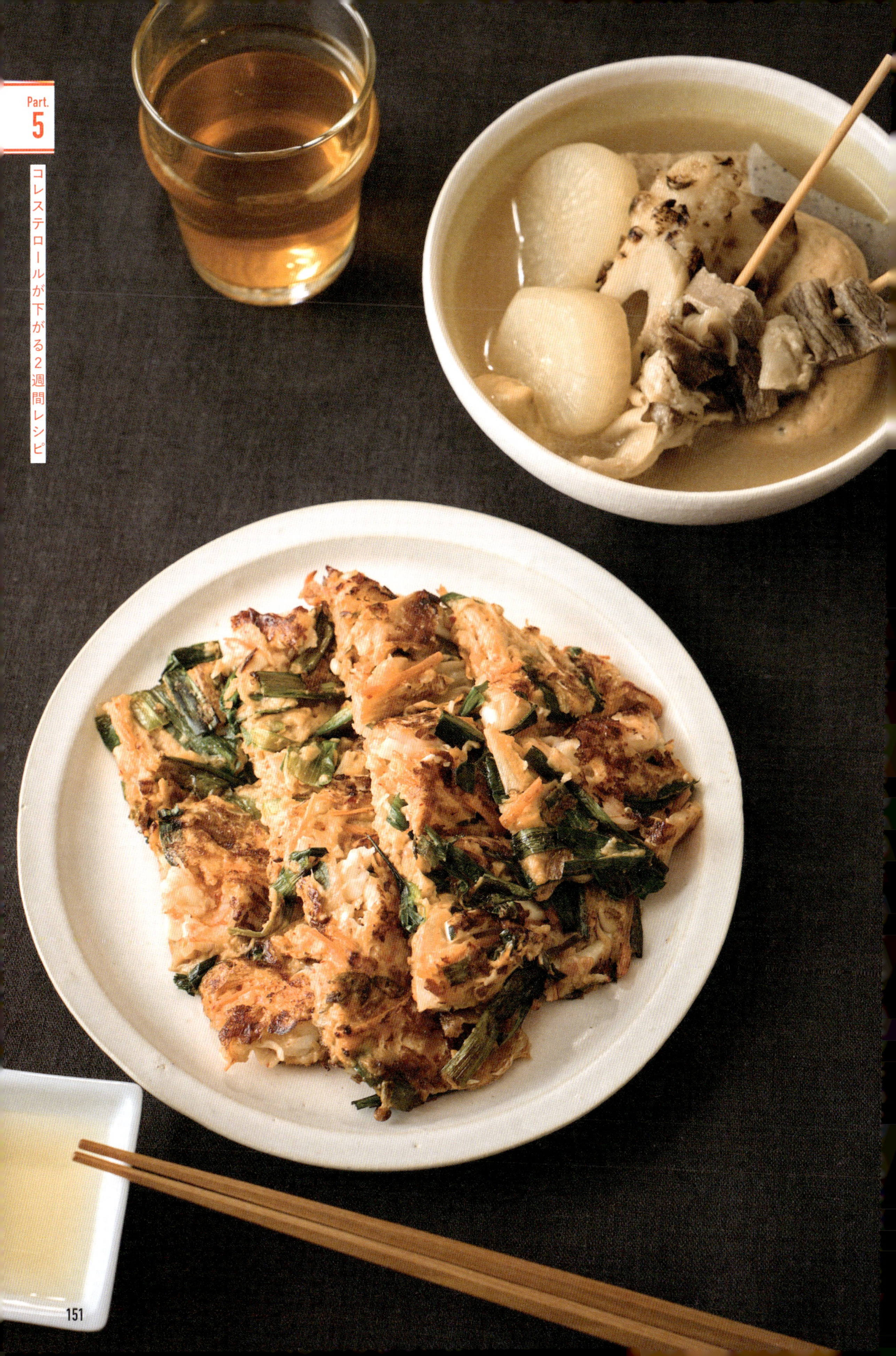

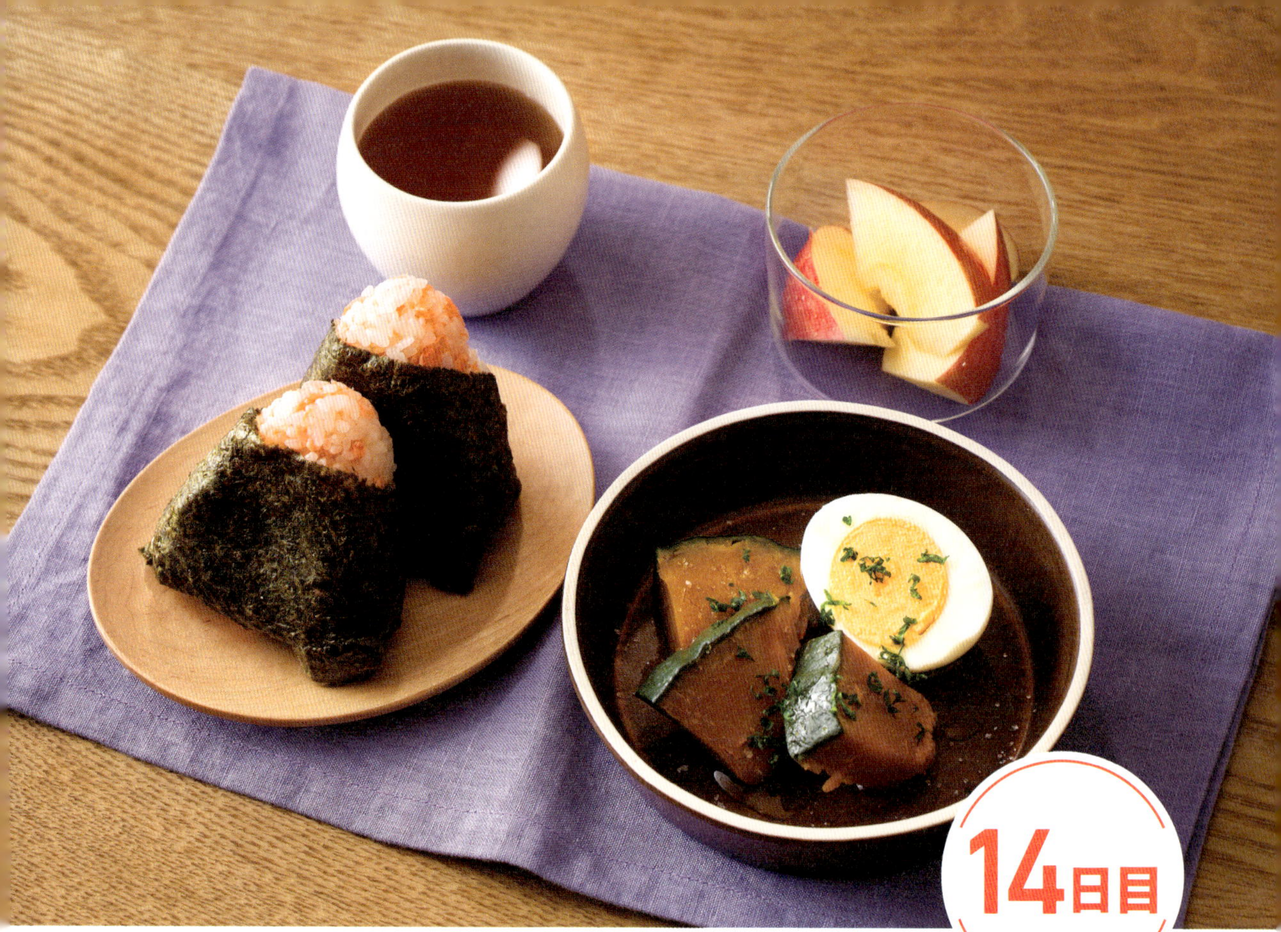

14日目

蒸しかぼちゃとゆでたまごの盛り合わせ

［材料］（1人分）

かぼちゃ…60g　　ゆで卵…25g（1/2個）

A　オリーブ油…小さじ1
　　塩…ひとつまみ

パセリ（みじん切り）…適宜

［作り方］

1　かぼちゃは2cm幅に切る。ラップでふんわりと包み、電子レンジで30秒ほど加熱する。

2　かぼちゃとゆで卵を器に盛り、A、パセリをふる。

管理栄養士のアドバイス

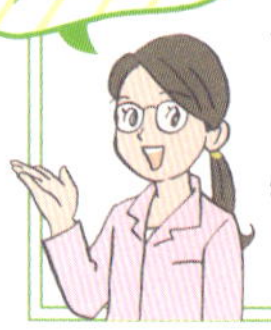

手軽に朝食を済ませたいときは、具入りのおにぎりや蒸し野菜が便利。オリーブオイルでカロチンの吸収がアップ。りんごは皮つきにして、食物繊維やポリフェノール摂取を意識します。

朝食

1人分

※りんご（120g）を含む

エネルギー	474kcal
コレステロール	121mg
脂質	11.2g
飽和脂肪酸	2.5g
食塩相当量	1.2g
食物繊維	6.2g

鮭おにぎり

［材料］（1人分）

ご飯…150g
甘塩鮭（切り身）…45g
のり（1/3切）…2枚

［作り方］

鮭は魚焼きグリルの中火で7〜8分焼く。ご飯に鮭をほぐして混ぜ、握ってのりを巻く。

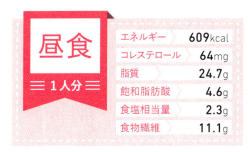

昼食

1人分

エネルギー	609kcal
コレステロール	64mg
脂質	24.7g
飽和脂肪酸	4.6g
食塩相当量	2.3g
食物繊維	11.1g

アボカドとまぐろのサラダ

［材料］（1人分）

まぐろ（赤身・刺身用）…60g
アボカド…60g（1/2個）

A
- オリーブ油…小さじ1と1/2
- しょうゆ…小さじ1
- 練りわさび…小さじ1/3弱
- 塩、こしょう…各少々

［作り方］

まぐろ、アボカドは1cm角に切る。ボールにAを混ぜ、まぐろとアボカドを加えてあえる。

さば缶とトマトのパスタ

［材料］（1人分）

キャベツ（ざく切り）…50g（大1枚）
玉ねぎ（縦1cm幅）…50g（1/4個）
にんじん（薄いちょう切り）…20g
マッシュルーム（薄切り）…20g（2個）
にんにく（薄切り）…5g（1かけ）
さばの水煮（缶詰）…40g
トマト缶詰（カット）…100g

A
- 白ワイン…小さじ2
- コンソメ（顆粒）…小さじ1弱

ショートパスタ（ペンネ）…50g
塩…ふたつまみ弱　　こしょう…少々

［作り方］

1. 鍋にパスタ以外のすべての具材を入れ、A、ひたひたの水（分量外・250ml程度）を加えて中火にかける。
2. 煮立ったらあくを取り、パスタを加え、少しずらしてふたをして、袋の表示通りに煮る。塩、こしょうで味を調える。

管理栄養士のアドバイス

一価不飽和脂肪酸を多く含むアボカドと魚介は、優秀な脂質の組み合わせです。アボカドは高カロリーのため1人1/2～1/4個までに。

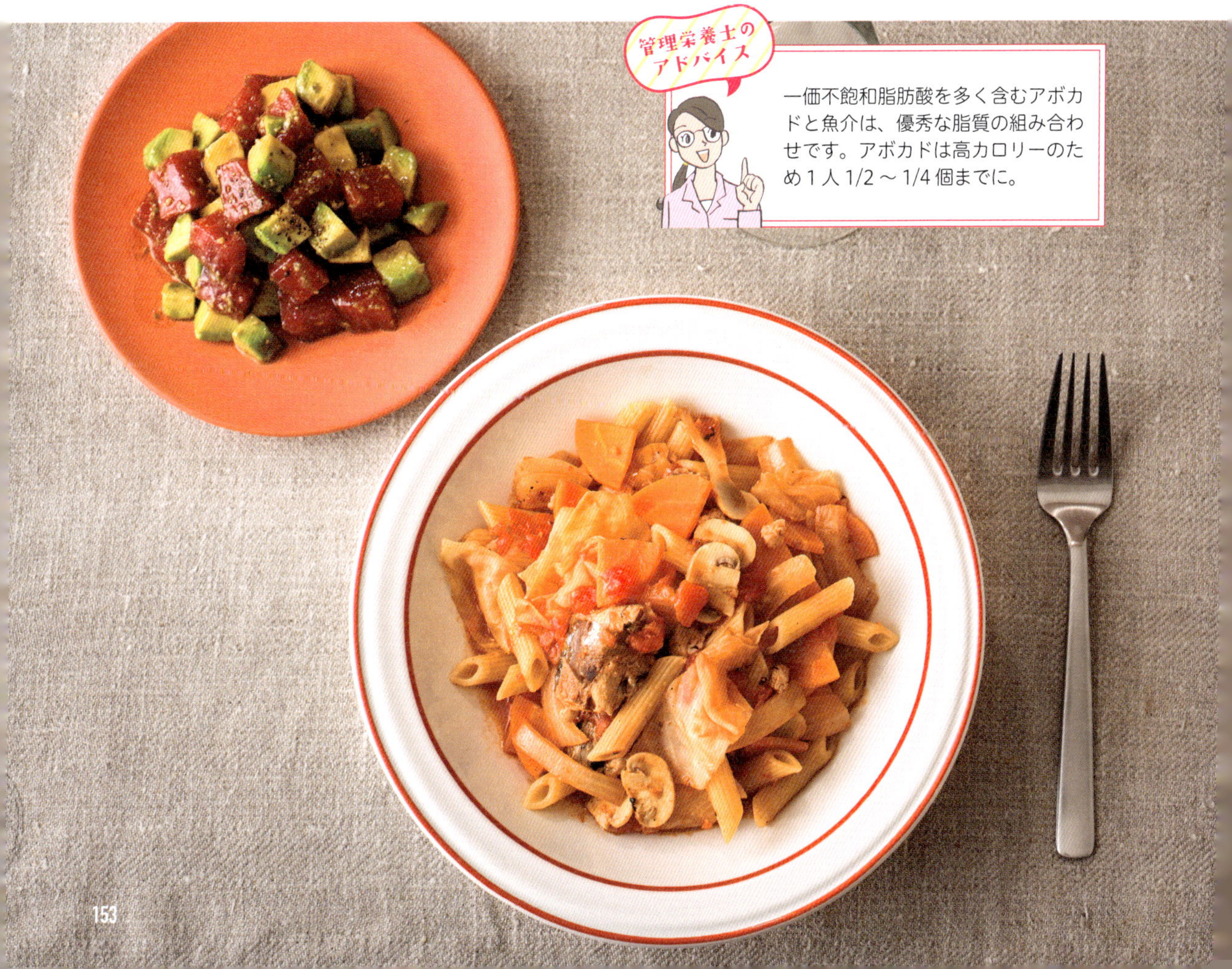

夕食 1人分	
エネルギー	764kcal
コレステロール	142mg
脂質	24.7g
飽和脂肪酸	9.5g
食塩相当量	2.5g
食物繊維	4.6g

えびときゅうりのとろろ昆布あえ

［材料］（1人分）

きゅうり…50g（1/2本）
むきえび…20g
片栗粉…少々
とろろ昆布…2g（大さじ1）
青じそ（せん切り）…1枚

［作り方］

1 きゅうりは縦半分に切り斜め薄切りにする。塩少々（分量外）でもみ、水けを絞る。えびは塩少々（分量外）をふって5分ほどおき、酒（分量外）で洗い、水けを拭いて片栗粉をまぶす。鍋に湯を沸かし、えびを1〜2分ゆでて火を通し、ざるにあげて冷ます。

2 きゅうり、えび、とろろ昆布、青じそを混ぜ合わせる。

管理栄養士のアドバイス

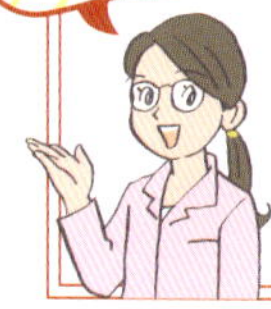

牛ヒレは脂肪が少ないですが、国産牛は比較的飽和脂肪酸を多く含みます。調理はオリーブ油を使用し、バターなどの乳製品は控えましょう。副菜は和風の野菜料理を組み合わせると、カロリーが少なくなります。

牛ひれ肉のパン粉焼き

［材料］（1人分）

牛ひれ肉…100g
塩、こしょう…各少々
エリンギ…50g
キャベツ…50g（1枚）
にんじん…5g

小麦粉…小さじ1と1/3
溶き卵…10g

A パン粉…大さじ2
　粉チーズ…大さじ1

オリーブ油…大さじ1と1/3弱
レモン（くし形切り）…15g（1個）

B 中濃ソース…大さじ1弱
　トマトケチャップ…大さじ1と1/3

［作り方］

1 牛肉はたたいて1cm程度の厚さにのばし、塩、こしょうで下味をつける。エリンギは縦半分に切る。キャベツとにんじんはせん切りにし、混ぜておく。**A** はバットに、**B** は小皿にそれぞれ混ぜる。

2 牛肉に小麦粉、溶き卵、**A** の順にころもをつける。

3 フライパンにオリーブ油を弱めの中火で熱し、**2** とエリンギを入れて焼く。両面を各2分ほど、こんがり焼き色がつくまで焼く。食べやすく切って、キャベツとにんじん、レモンとともに器に盛る。**B** を添える。

雑穀ご飯

［材料］（1人分）

雑穀ご飯…180g

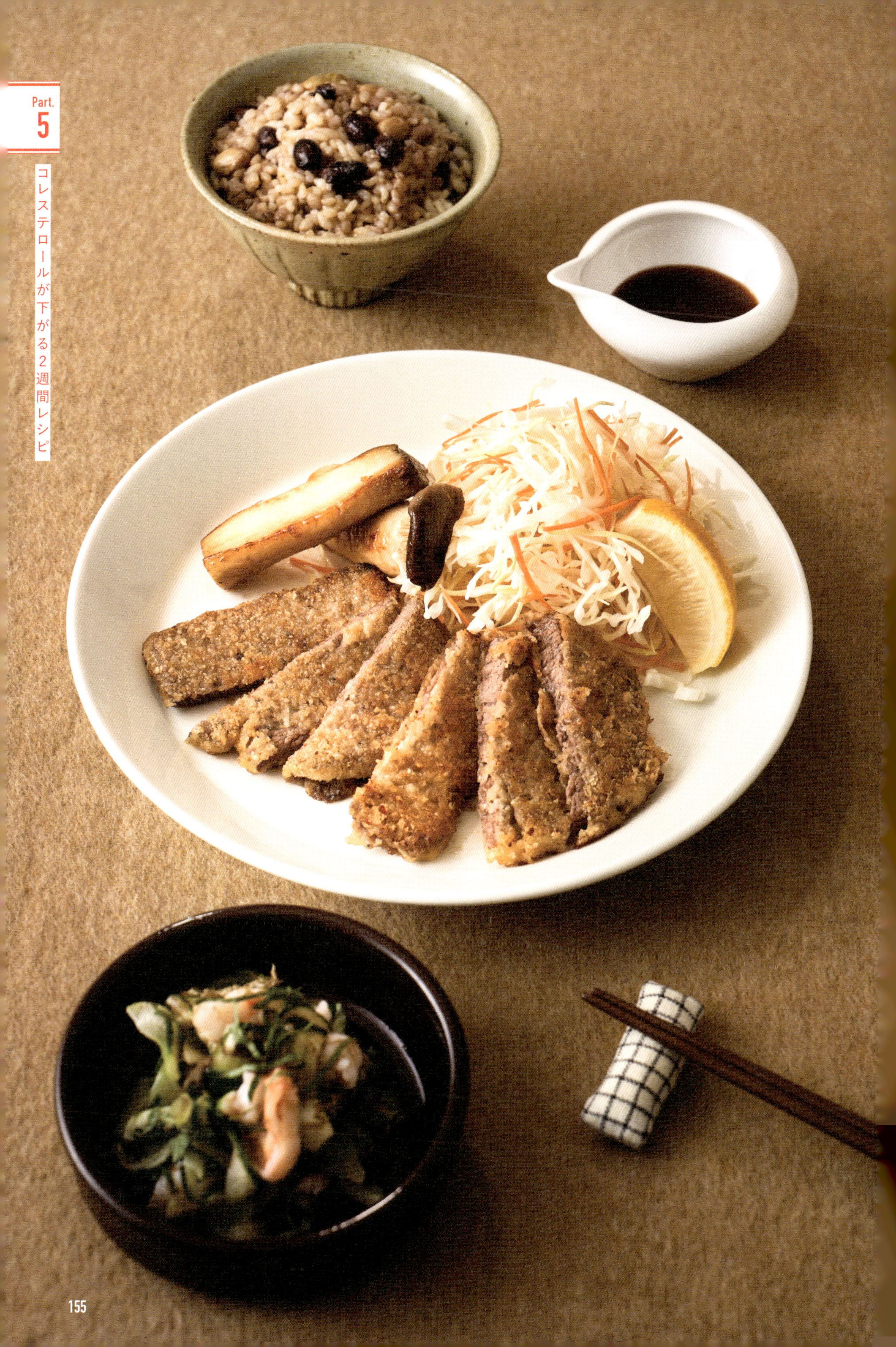

Column.
4

「これりすくん」で動脈硬化のリスクを把握する

動脈硬化性疾患の発症リスクがわかる!?

健康診断でLDLコレステロール値の高さを指摘されたが、自覚症状はなくて受診を悩んでいる。そんな方におすすめなのが、日本動脈硬化学会の「動脈硬化性疾患予防ガイドライン2022年版」に基づいて開発された、動脈硬化性疾患発症予測ツール「これりすくん」です。

年齢、性別、喫煙習慣のほか、最新の健康診断の結果に沿って、血圧、耐糖能異常の有無、HDLコレステロール値、LDLコレステロール値を入力すると、近い将来、動脈硬化性疾患を発症する確率を、以下のように判定してくれます。

①発症リスクは高いか低いか
②10年以内の発症確率
③同年齢、同性でもっとも発症リスクが低い人と比べて何倍の発症確率か

「これりすくん」は、日本動脈硬化学会のホームページで、アプリ版とWEB版が紹介されており、どちらも中身は同じです。ただし、家族性高コレステロール血症、40歳未満、80歳以上の方の発症予測には利用できません。

また、血圧、血糖値、年齢、病歴など個人差があるので、アプリの判定結果だけで自己判断せず、定期的な健康診断を心がけ、気になる方は医師に相談しましょう。

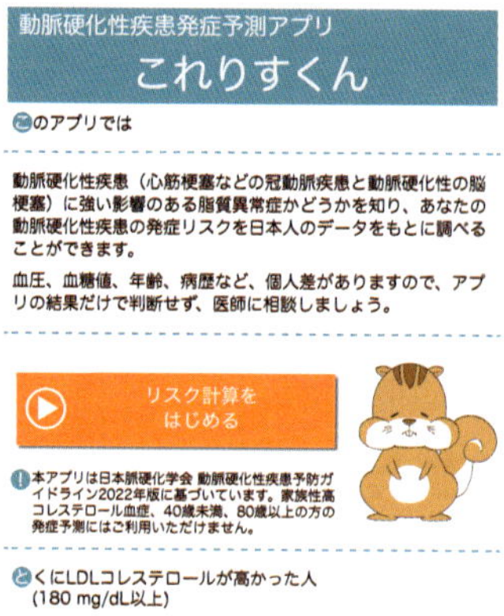

「これりすくん」【Web版】

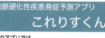

https://www.j-athero.org/general/gl2022app/general.html

【QRコード】

Part. 6

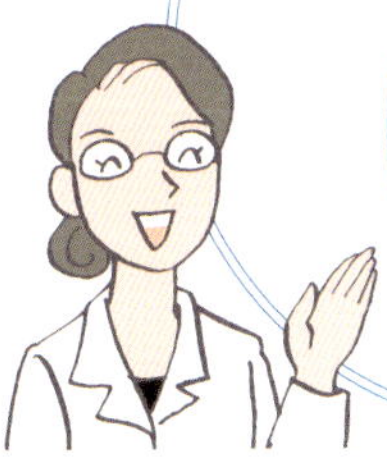

運動習慣で コレステロール値を さらに改善

コレステロール値や中性脂肪値は、食事だけで改善することはできません。
運動療法とセットで実践することで、目に見えて効果が現れます。
順天堂医院が実際に指導している運動療法で、
楽しく体を動かしていきましょう。

基本

今よりも10分だけ多く体を動かす

ＨＤＬコレステロールは運動で増やす

中性脂肪値やコレステロール値は、適切な運動により改善できます。厚生労働省の「健康づくりのための身体活動・運動ガイド２０２３」では、脂質異常症の改善・予防のための運動指針として、以下の運動の組み合わせが推奨されています。

①週１５０分以上、毎日30分以上の中強度の有酸素運動を行う（無理な場合は、1日合計30分以上の運動を週3回以上行う。30分を10分ずつに分けてもＯＫ）

②週２～３日は筋力トレーニングをする

「中強度」は、ややキツイと感じる・少し汗ばんで息が切れる程度で、「有酸素運動」は、ウォーキング、スロージョギング、サイクリング、水泳、水中運動、ラジオ体操などが該当します。

有酸素運動は、全身の筋肉を動かす際のエネルギー源として血糖や脂肪が使われることから、**ＬＤＬコレステロールや中性脂肪、体脂肪を減らす効果が期待できます**。さらに、運動により筋肉量が増えると脂肪の代謝が活発化し、血中の脂質の改善にも有効です。

また、**運動を継続することにより善玉のＨＤＬコレステロールを増加させることもわかっており、ＬＨ比（16ページ）の改善が期待できます**。動脈硬化の強い危険因子とされる、ＬＤＬコレステロールの小型化（122ページ）の予防にも有効です。

普段の生活にプラス10分を心がける

運動する時間を確保できない方や運動が苦手な方は、日常生活の中で活動量を増やしてみましょう。厚生労働省の調査から、**日常生活の中で今より10分多く体を動かすことで、死亡・生活習慣病・がんのリスクを３～４%減らせることがわかっています**。

そして同省では、健康づくりのために1日10分多く体を動かす「＋10（プラス・テン）」を提唱。通勤や買い物での移動中、仕事や家事の隙間時間を利用して、体を動かしてみましょう。１６２ページから紹介する、自宅でできる「おうち運動」もおすすめです。

ただし、運動療法には注意も必要です。誤ったやり方で体を動かすと思わぬ事故や怪我につながるので、

- **体を動かす時間は少しずつ増やしていく**
- **体調がすぐれないときは無理をしない**
- **既往症や痛みのある場合は、医師などの専門家に相談する**

以上の３つポイントに注意しながら進めましょう。

日本人は1日の歩数が少ない

右のグラフは東京都民を対象に行った調査で、1日あたり8000歩以上歩いている人の割合です。男性は約4割、女性は約3割にとどまっています。自家用車の所有率が低い都民がこの数字なので、全国平均はもっと割合が低いことが予想されます。

■1日8,000歩以上歩いている人（20歳以上）

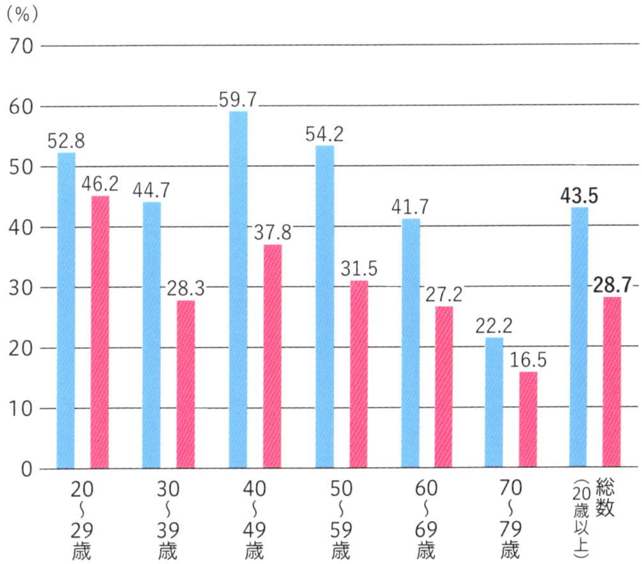

出典：国民健康・栄養調査

「プラス・テン」を実践する

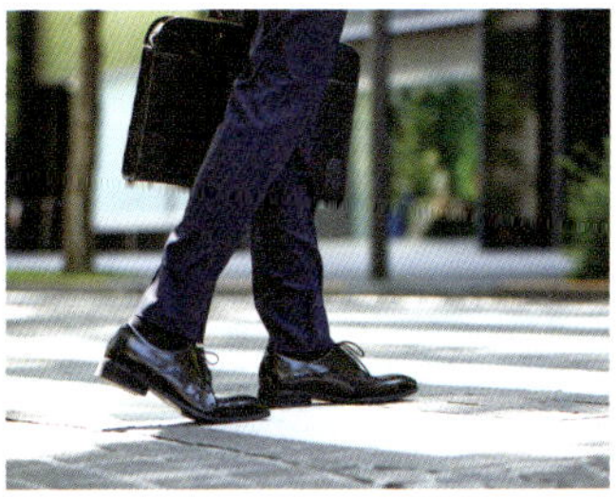
なるべく歩いて移動する

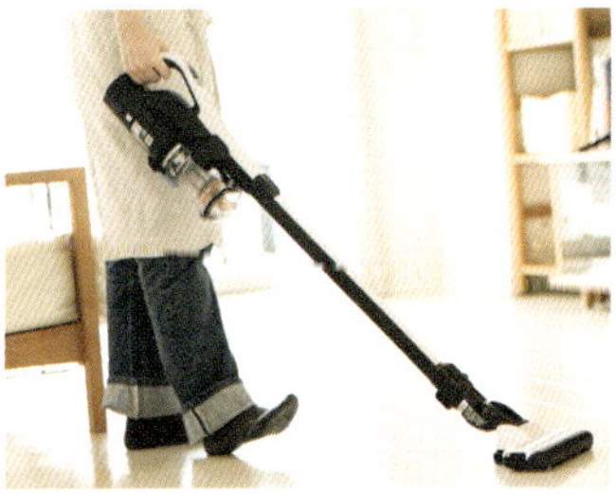
掃除の時間を少し長くする

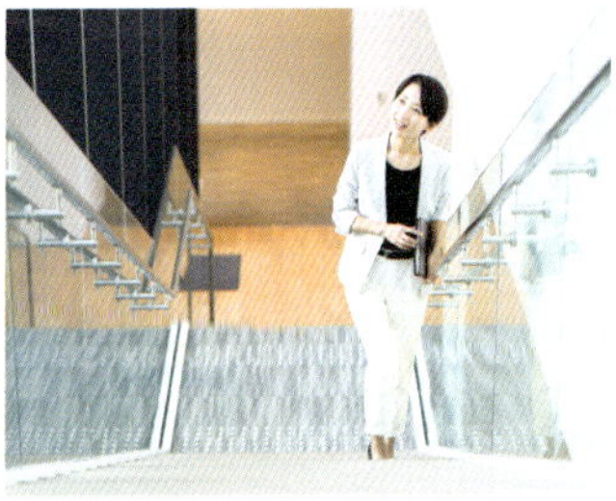
階段を使うようにする

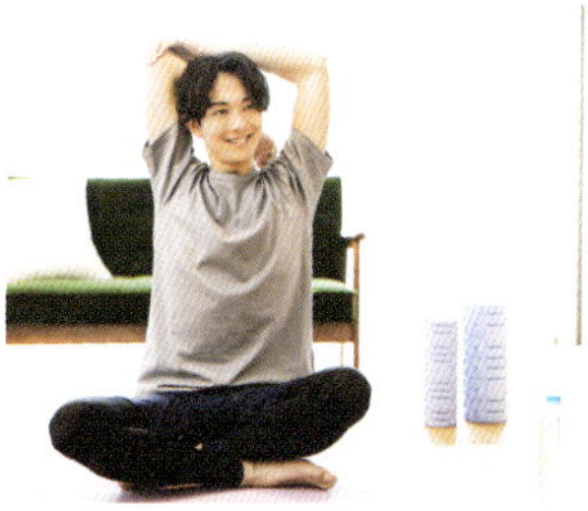
家でストレッチをする

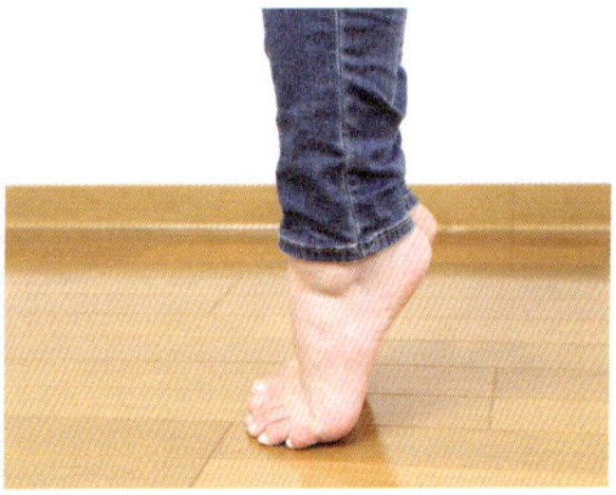
つま先立ちをする

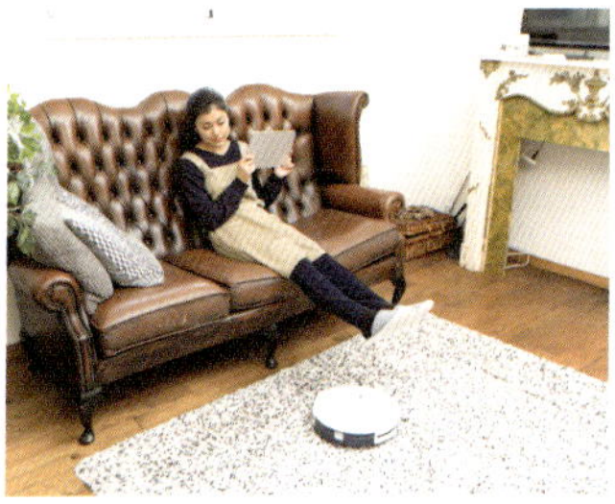
座りながら足の上げ下げをする

実践1

コレステロール値が改善する歩き方

HDLコレステロールは運動で増やす

運動にはさまざまな種類がありますが、その中でもっとも気軽に始められるのがウォーキングです。

昭和大学医学部の木庭新治教授の調査によると、男女とも1日6000歩以上歩いている人は、2000歩未満しか歩いていない人に比べて、中性脂肪の値が低下し、HDLコレステロールの値が上昇していることがわかっています。

さらに、別の調査では、1日の歩行時間が30分未満の人は、約40分以上歩いている人に比べて、循環器病（心臓病や脳卒中）の発症リスクが高まることも報告されています。

これらのことからもわかるように、歩くことは、さまざまな健康増進効果のほか、中性脂肪値とコレステロール値の改善が認められています。

コロナ禍も影響して現代人の歩数は激減

厚生労働省の「健康日本21（第三次）」では、1日の理想の歩数は、成人男女8000歩、高齢者男女6000歩を推奨しています。

ところが、2022年度の「国民健康・栄養調査」によると、20歳以上の歩数の平均は男性6465歩、女性5820歩で、直近10年間で男女とも減少していました。コロナ禍により普及した在宅勤務で、今後も歩数は減ると予測されており、健康に悪影響を及ぼす可能性が指摘されています。

ウォーキングで健康効果を高める

ウォーキングの魅力は、特別な道具は不要で手軽に始められることです。また、運動習慣のない人や体力に不安のある人でも自分のペースで取り組めます。さらに、歩くためだけに時間を確保しなくても、以下のように通勤や買い物などの時間を利用して、歩数を増やすことが可能です。

- **仕事帰りに1駅分だけ歩く**
- **バスを利用している区間は、歩くか自転車を使う**
- **エレベーターやエスカレーターではなく、階段を使う**

気をつけたいのが、だらだら歩いて歩数だけを増やしても、大きな効果は望めないことです。正しく歩くためには、左ページの姿勢、歩幅、腕の振り方、重心移動、呼吸の仕方を参考にしてみましょう。歩数計やスマートフォンの歩数計アプリを導入して、ゲーム感覚でウォーキングを楽しむことも歩数アップの秘訣です。

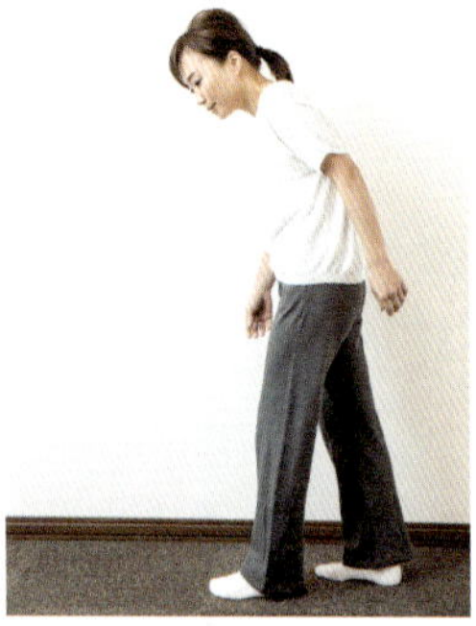

だらだら歩きは年齢よりも老けて見えます。意識的に姿勢よく歩きましょう

スタスタ歩ける ウォーキングフォーム

①姿勢をチェックする

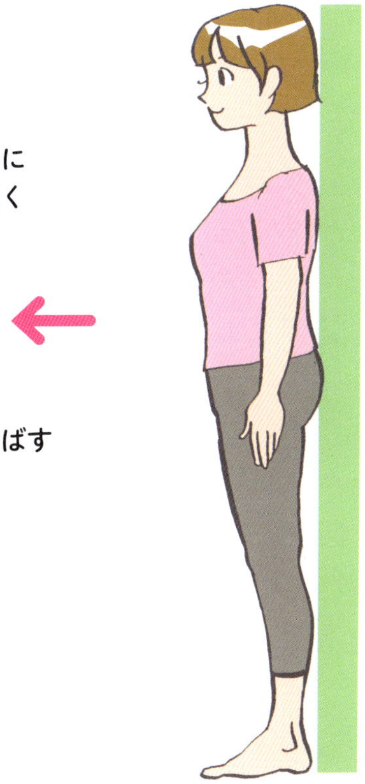

まずは歩く前に姿勢をチェックしましょう。壁に背中を当て、後頭部、肩、お尻、かかとを一直線上にして立ちます。この姿勢から足を踏み出して、ウォーキングを開始します。

②効果的なフォームで歩く

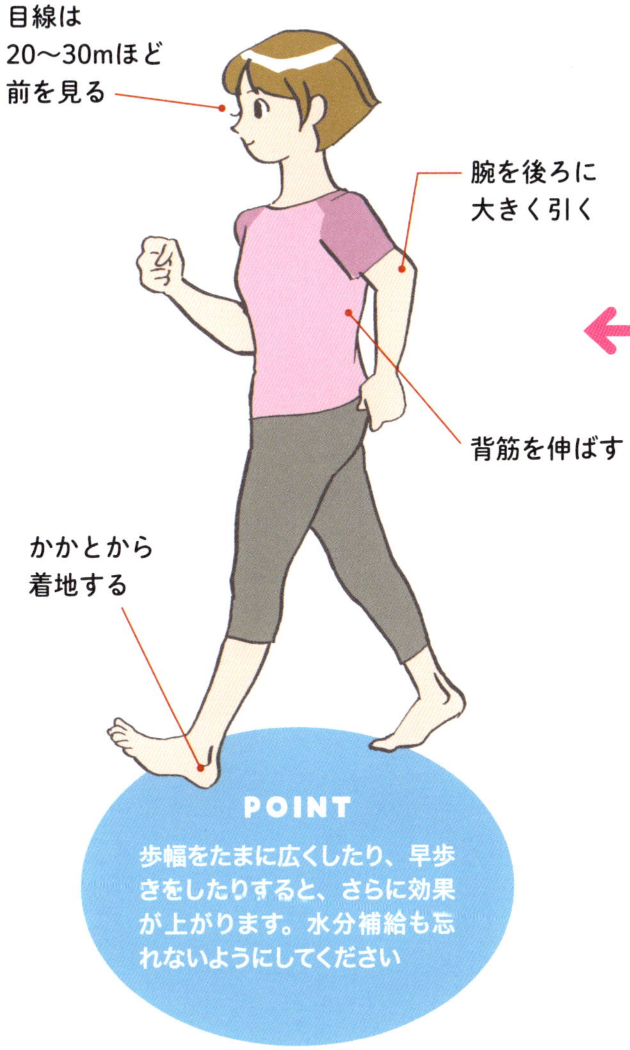

目線は
20〜30mほど
前を見る
腕を後ろに
大きく引く
背筋を伸ばす
かかとから
着地する

POINT

歩幅をたまに広くしたり、早歩きをしたりすると、さらに効果が上がります。水分補給も忘れないようにしてください

靴選びはどうすればいい？

足にフィットし、クッション性のある靴を選びましょう。歩いているとき、ひざなどにかかる負担を軽減してくれます。

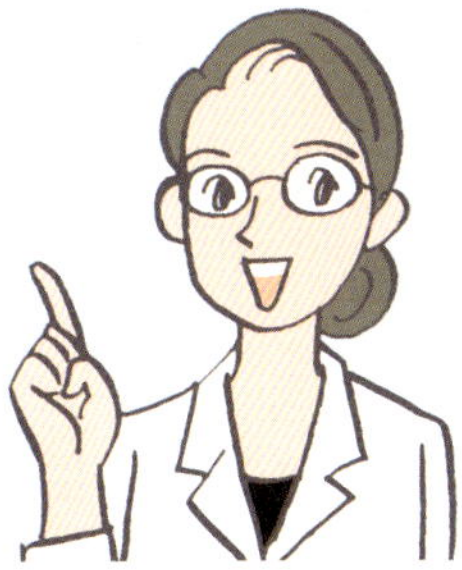

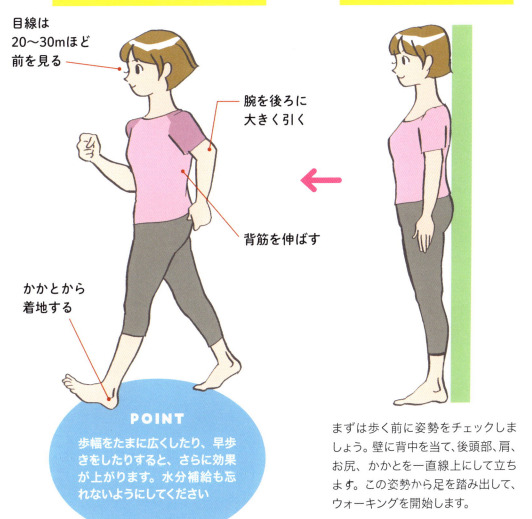

実践2

「おうち体操」で筋肉をつける

自宅で手軽に運動不足を解消する

有酸素運動やウォーキングと聞くと、屋外やスポーツジムに行く必要があると思われがちですが、「手軽に家の中で運動したい」という人は多くいます。そんな人におすすめなのが、順天堂医院健康スポーツ室が考案した「おうち運動」です。

自宅での運動は、時間を気にすることなく自分のペースで進められるため、忙しい日常でも継続しやすいメリットがあります。天候や気温、花粉などに左右されることがないので、外で運動ができない日にも最適です。

室内でできる代表的な運動には、ストレッチ、筋力トレーニングのほか、スクワットや足踏みやもも上げなどの有酸素運動があります。

また、途中で休憩を挟みながら筋力トレーニングを行う「インターバルトレーニング」は、高い脂肪燃焼効果が期待できます。

座りっぱなしの人はこまめに立ち上がる

繰り返しになりますが、脂質異常症を含めた生活習慣病の予防には、〝ややきつい〟と感じる程度の有酸素運動が有効です。いつもより身体活動量を増やすことでも、一定の効果が望めると言われています。まずは今より10分だけ多く体を動かすことから始め、とくに長時間座っていることが多い人は、こまめに立ち上がる生活を心がけましょう。

次のページからは、手軽にできる「おうち体操」を紹介していきます。まずは「もも上げ運動」からスタート。足腰に不安のある方もできる体操もあるので、ぜひご活用ください。

大きな筋肉を鍛えて効率的に脂肪燃焼させる

「おうち体操」を実践する際のポイントは、下半身、胸、背中といった体の中で大きな筋肉がある箇所を中心に、効率よく鍛えることです。

特に、下半身に集まっている太ももやお尻の筋肉は体の中でも大きく、立ったり歩いたり、姿勢を維持したりなど日常動作の基盤となり、ＱＯＬ（生活の質）に大きな影響を与える筋肉です。これらの筋肉を鍛えることは、ＱＯＬの維持・向上だけでなく、基礎代謝のアップにもつながります。

基礎代謝が上がると、エネルギー源として脂肪が消費されるため、太りづらくなり、やせやすくなります。また、下半身の筋肉量が増えると全身の血流がアップし、疲れにくくもなるでしょう。

加齢に伴う骨、関節、筋肉などの運動機能の低下により起こる「ロコモティブシンドローム（通称ロコモ）」の予防にも効果的です。

下半身の筋肉を鍛える

**人間の筋肉は、約7割が下半身に集中しています。
下半身を鍛えることで、基礎代謝がアップします。**

もも上げ運動［目標：1分間］

1 両足を軽く開いて立ち、その場で左足の太ももを腰の高さまで上げてください。

2 次に左足の太ももを腰の高さまで上げます。左右交互にリズミカルに、もも上げをしましょう。

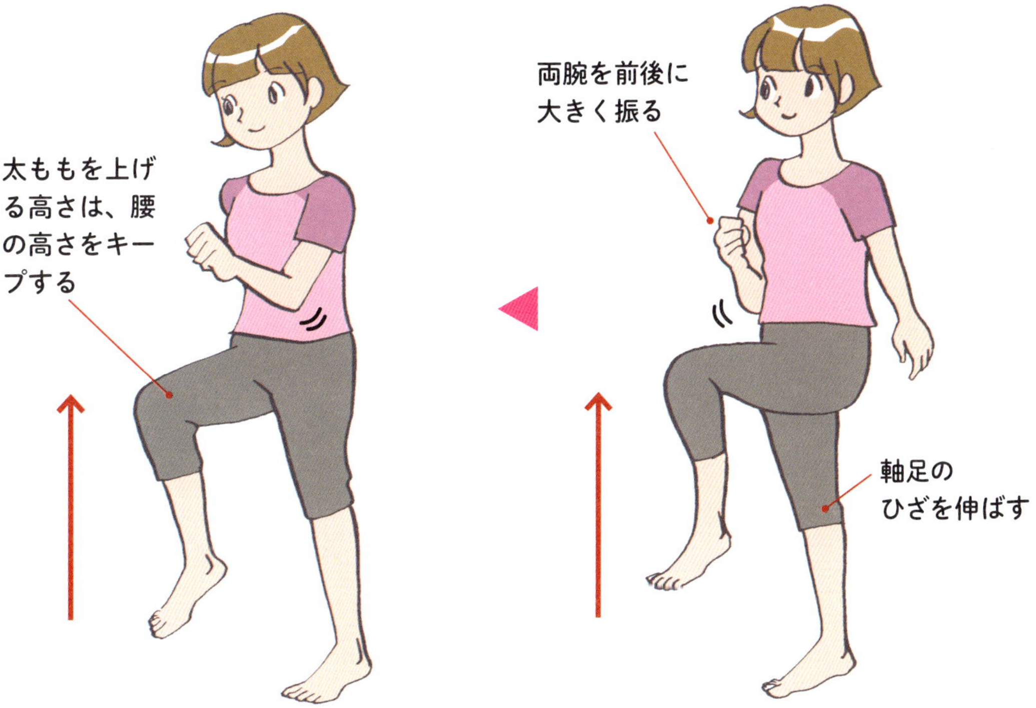
両腕を前後に大きく振る
軸足のひざを伸ばす
太ももを上げる高さは、腰の高さをキープする

POINT

- 呼吸を止めずに行う
- ももを上げるスピードを一定にする
- 腕は肩甲骨を動かすイメージで、しっかり振る

上半身の筋肉を鍛える

下半身だけでなく、上半身も鍛えましょう。
おすすめしたいのは、ペットボトルを利用した手首曲げです。
中身の入ったペットボトルをダンベルがわかりにする運動です。

ペットボトルで手首曲げ［目標：左右10回］

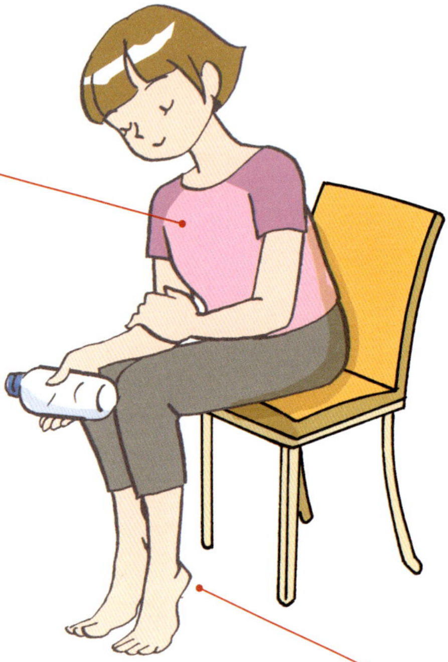

上体をやや
前傾させる

かかとは床から浮かせても OK

1 まず、椅子に腰掛け、中身の入ったペットボトルを逆手で持ちます。右ひじを右の太ももの上に乗せ、左手を右ひじに軽く添えます。

POINT

- ペットボトルをしっかりと下げ、できる限り手前に返してください
- 手のひらや手の甲に「効いている」という感覚があればOK

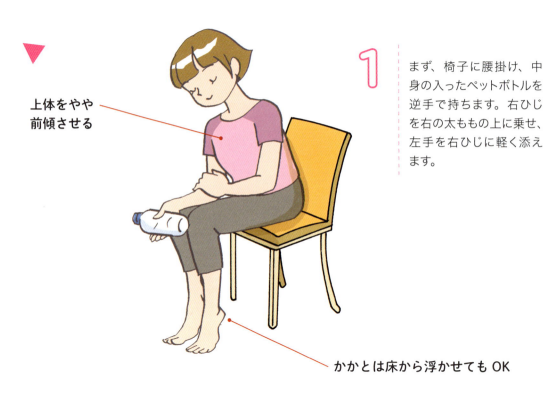

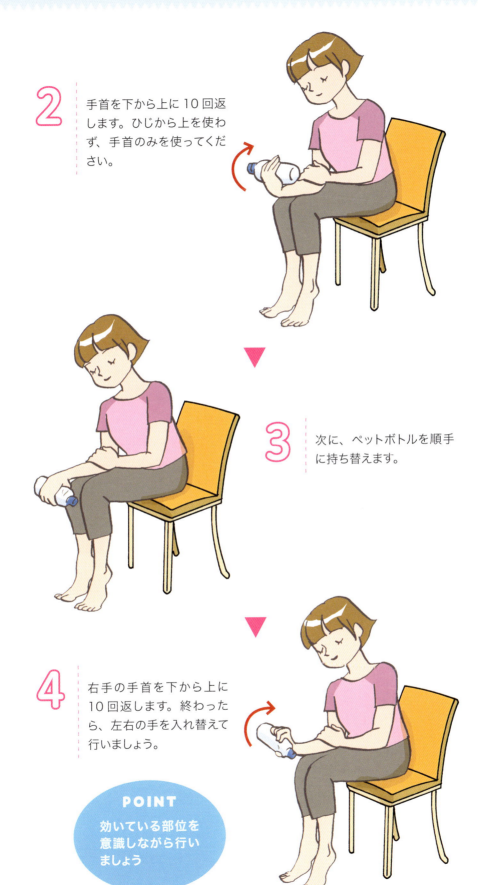

2

手首を下から上に10回返します。ひじから上を使わず、手首のみを使ってください。

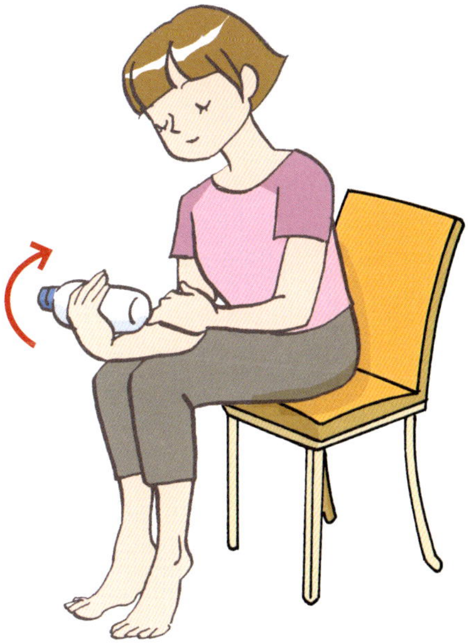

3

次に、ペットボトルを順手に持ち替えます。

4

右手の手首を下から上に10回返します。終わったら、左右の手を入れ替えて行いましょう。

POINT

効いている部位を意識しながら行いましょう

インターバルトレーニング

インターバルトレーニングとは中高度の運動を 30 ～ 60 秒ほど行ったあと、30 秒の休憩をとり、運動を再開するトレーニングです。運動の間に休憩をとることでメリハリが生まれ、体力のアップだけでなく、体に負荷がかかりすぎるのを防いでくれます。

まずは自分のレベルにあった下半身トレーニング（P166-167）を行ったあと、水分補給をしながら休憩します。休憩後、レベルに合わせた上半身トレーニング（P168-169）を行ってください。1 周だけでも十分ですし、物足りなければ周数を増やしていきましょう。休憩部分を P163 の「もも上げ運動」にするのも効果的です。

【下半身を鍛える】

レベル 1　スクワット

［目標：1セット10～15回を2～3セット］

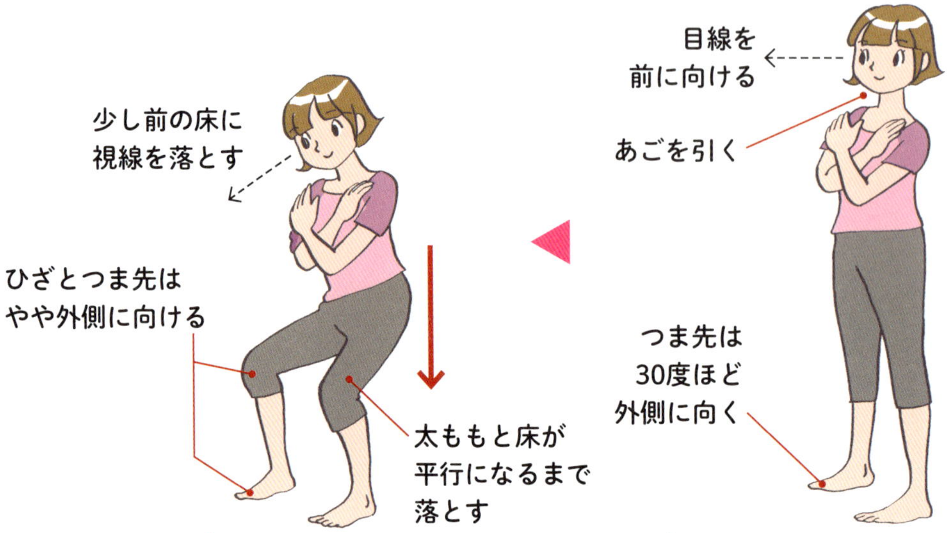

目線を
前に向ける
あごを引く
つま先は
30度ほど
外側に向く
少し前の床に
視線を落とす
ひざとつま先は
やや外側に向ける
太ももと床が
平行になるまで
落とす

1 両足を肩幅よりも広めに開きます。両手は胸の前でクロスさせてください。

2 お尻をうしろに突き出しながら、ひざを曲げてゆっくりと腰を落とします。

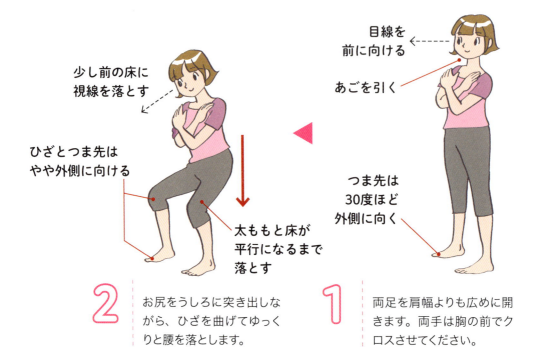

レベル
2

フロントランジ

［目標：左右10回を2セット］

状態は
起こしたまま
後ろの足のかかとは
床から浮かせる
両足を大きく
前後に開く

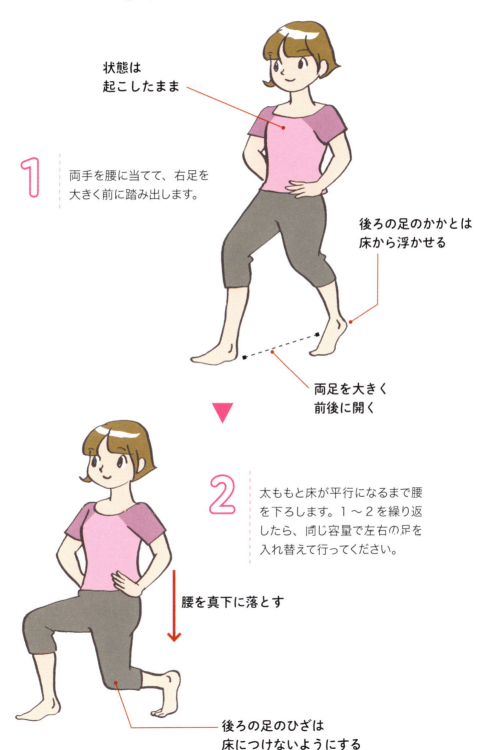

1 両手を腰に当てて、右足を大きく前に踏み出します。

▼

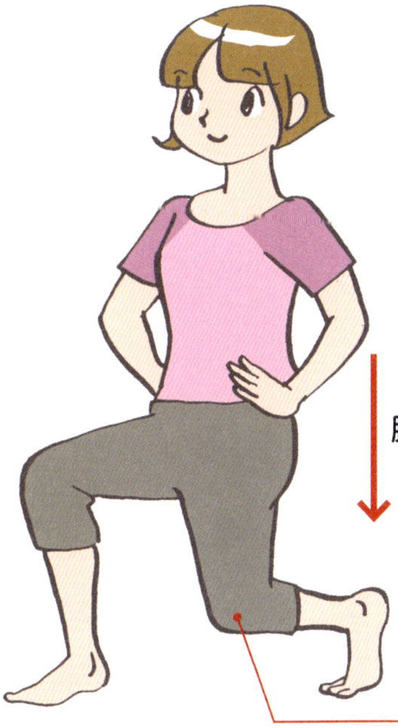

2 太ももと床が平行になるまで腰を下ろします。1～2を繰り返したら、同じ容量で左右の足を入れ替えて行ってください。

インターバルトレーニング
【上半身を鍛える】

レベル 1

壁を使って腕立て伏せ

［目標：1セット10回を2セット］

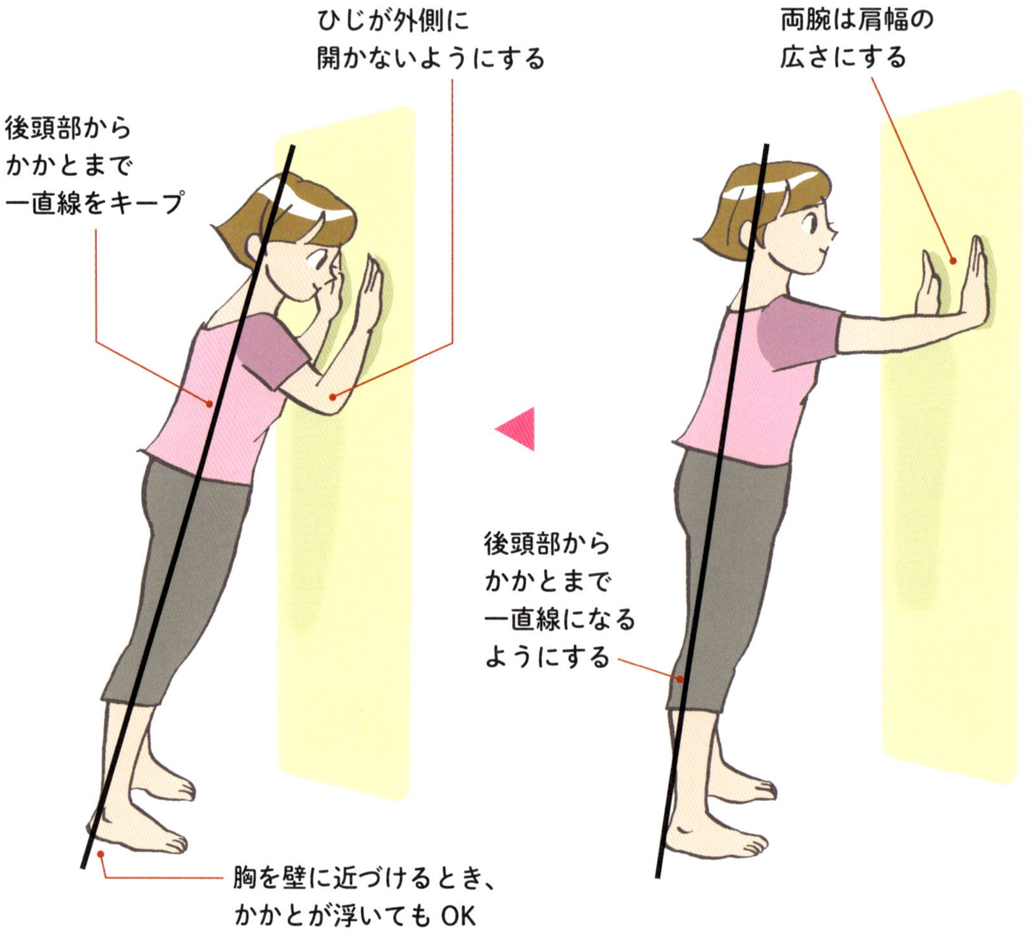

両腕は肩幅の
広さにする
後頭部から
かかとまで
一直線になる
ようにする
ひじが外側に
開かないようにする
後頭部から
かかとまで
一直線をキープ
胸を壁に近づけるとき、
かかとが浮いても OK

1 壁の前に立ち、両足を軽く開きます。両手を伸ばして壁についたら、壁によりかかります。

2 両ひじを曲げながら、胸を壁に近づけます。10 回繰り返しましょう。

レベル
2

四つん這いで腕立て伏せ

［目標：30〜60秒］

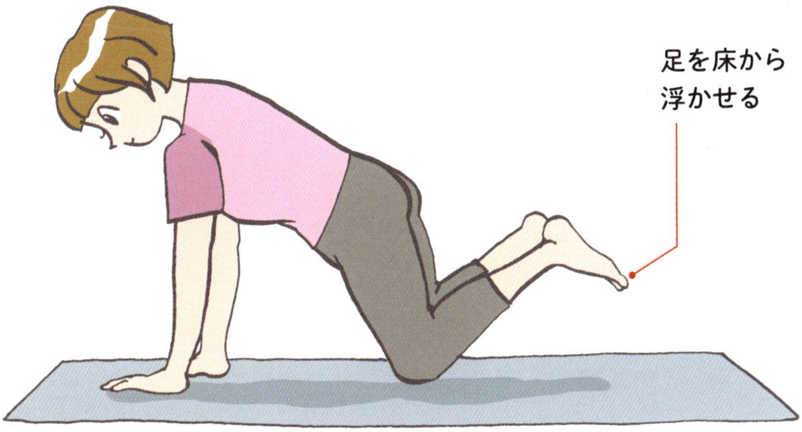
足を床から
浮かせる

1

両手のひらと両ひざを床につけ、四つん這いの体勢になります。

▼

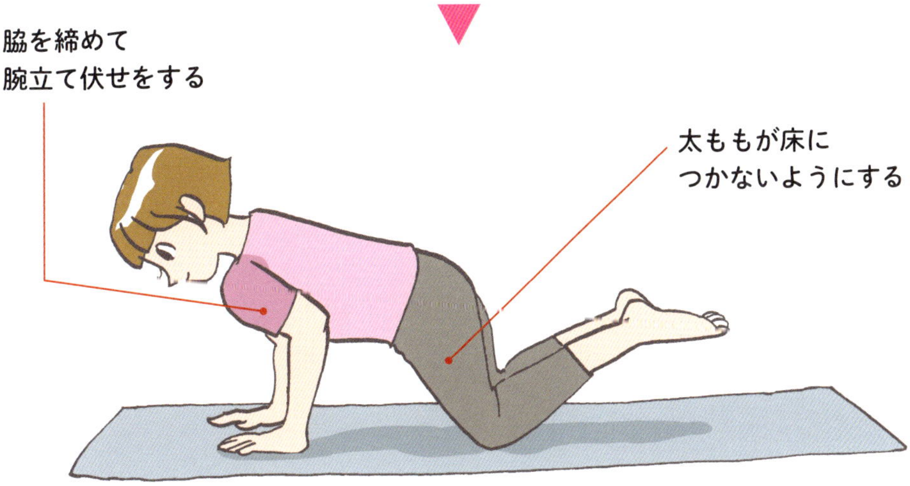
脇を締めて
腕立て伏せをする
太ももが床に
つかないようにする

2

両ひじを曲げ、腕立て伏せを行います。反動を使わずに、腕の力のみで腕立て伏せを行なってください。

Column. 5

毎日、体組成計に乗って数値を記録する

体重だけでなく自分の体の状態を知る

脂質異常症や肥満などの生活習慣病の予防・改善や日々の健康管理には、体重だけではなく、「体組成」をチェックして、自分の体の状態や、各組織がバランスよく保たれているかを知ることが重要です。

体組成とは、「筋肉」「脂肪」「骨」「水分」など私たちの体を構成している組織のことで、脂肪が多すぎたり、筋肉が少なすぎたりするなど体組成のバランスが悪いと、生活習慣病やサルコペニア・フレイルにつながります。

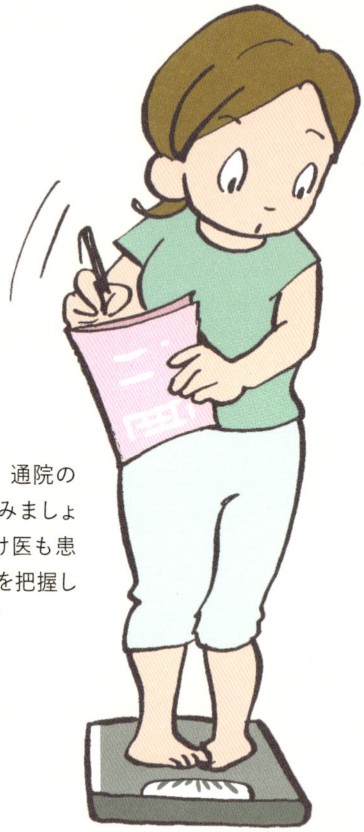

数値を記録し、通院の際に持参してみましょう。かかりつけ医も患者の健康状態を把握しやすくなります

毎日同じ時間帯に測りレコーディングする

体組成の測定は「体組成計」を利用しましょう。体重計や体脂肪計ではわからなかった「筋肉量」「基礎代謝量」「内臓脂肪レベル」のほか、肥満度を表す体格指数「BMI（※）」などを知ることができます。数値を可視化することで、自分に必要なものがわかり、間違ったダイエットを防ぐことも可能になります。

体組成測定のタイミングは、朝起きて、排泄を済ませたあとがベストです。最近はスマホと連動して各数値を記録・管理できる体組成計や便利な健康管理アプリもあるので、日々の健康維持に役立ててみましょう。

体の各数値にプラスして食事や運動の記録を行うと、「レコーディングダイエット」にもなります。

BMI…体重kg ÷（身長m）^{2}。18.5〜25未満が「普通体重」。15.5未満は低体重、25以上は肥満（1〜4度）と判定される

材料別料理索引

肉類・肉加工品

■牛肉
牛肉とごぼう・パプリカのきんぴら …… 51
キャベツカレーライス …… 137
牛すじおでん …… 150
牛ひれ肉のパン粉焼き …… 154

■豚肉
ゆで豚 …… 48
豚肉ともやしのレンジ蒸し …… 58
ゆで豚と生野菜のサラダ …… 62
豚肉と餅のキムチ炒め …… 69
豚肉と青菜のやわらか炒め …… 70
豚肉とレタスのミルフィーユ蒸し …… 106
豚ひれ肉のはちみつマスタード焼き …… 110
豚肉ともやしのフォー …… 125
ゆで豚のみそがけ …… 133
豚肉と玉ねぎの炒めもの …… 141
根菜たっぷり豚汁 …… 146
アスパラの豚肉巻き …… 149

■鶏肉
鶏ささみの酒蒸し …… 53
蒸し鶏とブロッコリーのサラダ 塩麹ドレッシング …… 61
鶏むね肉とパプリカのエスニック炒め …… 68
鶏肉とキャベツのトマトスープ …… 90
棒棒鶏 …… 101
ささみと野菜の具だくさんそうめん …… 105
鶏手羽元と大根のうま煮 …… 118
ささみの青じそゆかり巻き …… 121
鶏肉と野菜のグリル焼き …… 126
焼き鳥 …… 134
蒸し鶏サラダ …… 144

■ラム肉
ラムチョップのステーキ …… 57

■ひき肉
切り昆布のそぼろ煮 …… 50
牛ひき肉と高野豆腐のハンバーグ …… 66
にんじんとコーンの焼き飯 …… 109
簡単和風ミートローフ …… 129
鶏だんごのみそ汁 …… 140
えのき入り麻婆豆腐 …… 142

■ハム・ソーセージ
冷やし中華 …… 113
ロールパンのハムサンド …… 120
ソーセージ入りにらたま …… 124
ポテトサラダ …… 130
ハムとレタスのサンドイッチ …… 148

魚介類・貝類・海藻類

■あじ
あじときゅうりの酢のもの …… 87
あじの南蛮漬け …… 102
あじの大根おろし酢 …… 136

■いか
いかとわけぎの酢みそあえ …… 126
海鮮チヂミ …… 150

■いわし
いわしの梅煮 …… 72
いわしの梅ロール …… 114

■えび
鮭とえびのムニエル トマトバジルソース …… 73
厚揚げのえびのせ焼き …… 77
えびと豆腐の茶碗蒸し …… 122
海鮮チヂミ …… 150
えびときゅうりのとろろ昆布あえ …… 154

■かき
かきのみそ汁 …… 91

■かじき
かじきのカレーソテー(めかじき) …… 74
かじきとパプリカ炒め …… 142

■かつお
かつおとわかめのおかずサラダ …… 138

■鮭
鮭とえびのムニエル トマトバジルソース …… 73
豆腐と鮭缶のハンバーグ(鮭缶) …… 75
鮭ときのこの炊き込みご飯 …… 95
鮭と青梗菜の中華風雑炊(鮭缶) …… 101
鮭の塩焼き 大根おろしレモン汁がけ …… 108
鮭おにぎり …… 152

■さば
さばじゃが(さば缶) …… 60
さばの香味焼き …… 71
さばの塩焼き …… 128
さば缶とトマトのパスタ(さば缶) …… 153

■白身魚
刺身盛り合わせ(たい) …… 130
白身魚ときのこの包み蒸し(すずき) …… 146

■スモークサーモン
サーモンとレタスのサンドイッチ …… 117

■ツナ缶
ゴーヤーと豆腐のチャンプルー …… 76
トマトとツナのサラダ …… 100
ゴーヤーとツナのサラダ …… 118
ツナチーズトースト …… 132

■ひじき
ひじきと大豆の煮もの …… 49
ほたてとひじきの炊き込みご飯 …… 134

■ぶり
ぶりのオイスター炒め …… 59
ぶりの塩麹焼き …… 141

■ほたて
ほたてとパプリカの炒めもの …… 82
刺身盛り合わせ …… 130
ほたてとひじきの炊き込みご飯 …… 134

■まぐろ
まぐろのオイル煮 …… 49
刺身盛り合わせ …… 130
オイルツナとキャベツのスパゲティ …… 145
アボカドとまぐろのサラダ …… 153

■めかぶ
めかぶ納豆 …… 100
めかぶ豆腐 …… 110
トマトとめかぶのおろしあえ …… 133

■もずく
トマトもずく …… 121

■わかめ
わかめとえのきのみそ汁 …… 100

■ゴーヤー

ゴーヤーと豆腐のチャンプルー…… 76
ゴーヤーとツナのサラダ…… 118

■ごぼう

牛肉とごぼう・パプリカのきんぴら…… 51
根菜と厚揚げの炒り煮…… 55
いわしの梅煮…… 72
たたきごぼう…… 84
けんちん汁…… 88
根菜たっぷり豚汁…… 146

■さやいんげん

厚揚げのえびのせ焼き…… 77
いんげんとエリンギのごまあえ…… 121

■さやえんどう

ひじきと大豆の煮もの…… 49

■春菊

春菊と焼まいたけのわさびあえ…… 86

■ズッキーニ

鶏肉と野菜のグリル焼き…… 126

■セロリ

ミックス野菜のピクルス…… 52
セロリのピリ辛炒め…… 82
かぶと柑橘のサラダ…… 85
あじの南蛮漬け…… 102
きゅうりとセロリの豆板醤炒め…… 134

■大根

大根とにんじんのピリ辛炒め…… 50
豆腐と鮭缶のハンバーグ…… 75
鮭の塩焼き 大根おろしレモン汁がけ…… 108
鶏手羽元と大根のうま煮…… 118
トマトとめかぶのおろしあえ…… 133
あじの大根おろし酢…… 136
根菜たっぷり豚汁…… 146
牛すじおでん…… 150

■たけのこ

山菜とがんもどきの煮もの…… 79

■玉ねぎ

ラムチョップのステーキ…… 57
さばじゃが…… 60
ゆで豚と生野菜のサラダ（紫玉ねぎ）…… 62
牛ひき肉と高野豆腐のハンバーグ…… 66
豚肉と青菜のやわらか炒め…… 70
あじの南蛮漬け…… 102
サーモンとレタスのサンドイッチ…… 117
キャベツカレーライス…… 137
かつおとわかめのおかずサラダ…… 138
豚肉と玉ねぎの炒めもの…… 141
蒸し鶏サラダ（紫玉ねぎ）…… 144
さば缶とトマトのパスタ…… 153

■青梗菜

豚肉と青菜のやわらか炒め…… 70
鮭と青梗菜の中華風雑炊…… 101
厚揚げと青梗菜炒め…… 129

■とうがん

油揚げととうがんのだし煮…… 80

■とうもろこし

蒸しとうもろこし…… 125

■トマト・ミニトマト・トマト缶

ゆで豚と生野菜のサラダ…… 62
牛ひき肉と高野豆腐のハンバーグ…… 66
さばの香味焼き…… 71
かつおとわかめのおかずサラダ…… 138

野菜類（料理の添え物使用の野菜は除外）

■青じそ

じゃことねぎの炒飯…… 61
きつね納豆…… 78
あじの南蛮漬け…… 102
ささみと野菜の具だくさんそうめん…… 105
鮭の塩焼き 大根おろしレモン汁がけ…… 108
いわしの梅ロール…… 114
ささみの青じそゆかり巻き…… 121
刺身盛り合わせ…… 130
あじの大根おろし酢…… 136
えびときゅうりのとろろ昆布あえ…… 154

■アスパラガス

ぶりのオイスター炒め…… 59
ほたてとパプリカの炒めもの…… 82
オイルツナとキャベツのスパゲティ…… 145
アスパラの豚肉巻き…… 149

■枝豆

さばじゃが…… 60
切り干し大根煮…… 84
鮭ときのこの炊き込みご飯…… 95

■オクラ

ささみと野菜の具だくさんそうめん…… 105
オクラ納豆…… 116
なすとオクラのあんかけ豆腐…… 138

■かぶ

ミックス野菜のピクルス…… 52
かぶと柑橘のサラダ…… 85
かぶの塩昆布あえ…… 129

■かぼちゃ

かぼちゃとにんじんのグリル…… 81
かぼちゃのポタージュ…… 93
鶏肉と野菜のグリル焼き…… 126
蒸しかぼちゃとゆでたまごの盛り合わせ…… 152

■キャベツ

かじきのカレーソテー…… 74
鶏肉とキャベツのトマトスープ…… 90
魚肉ソーセージと野菜のカレー炒め…… 112
りんごとキャベツのサラダ…… 120
ツナチーズトースト…… 132
キャベツカレーライス…… 137
オイルツナとキャベツのスパゲティ…… 145
キャベツとしめじのスープ煮…… 148
さば缶とトマトのパスタ…… 153
牛ひれ肉のパン粉焼き…… 154

■きゅうり

ミックス野菜のピクルス…… 52
かぶと柑橘のサラダ…… 85
あじときゅうりの酢のもの…… 87
棒棒鶏…… 101
ささみと野菜の具だくさんそうめん…… 105
冷やし中華…… 113
ポテトサラダ…… 130
ミニサラダ…… 132
きゅうりとセロリの豆板醤炒め…… 134
たたききゅうり…… 142
ハムとレタスのサンドイッチ…… 148
えびときゅうりのとろろ昆布あえ…… 154

ミニサラダ……132
ほたてとひじきの炊き込みご飯……134
にんじんとパセリのサラダ……137
豚肉と玉ねぎの炒めもの……141
根菜たっぷり豚汁……146
キャベツとしめじのスープ煮……148
海鮮チヂミ……150
さば缶とトマトのパスタ……153
牛ひれ肉のパン粉焼き……154

■にんにく
まぐろのオイル煮……49
にんにくしょうゆ……54
ラムチョップのステーキ……57
鶏むね肉とパプリカのエスニック炒め……68
さばの香味焼き……71
鮭とえびのムニエル トマトバジルソース……73
ほたてとパプリカの炒めもの……82
鶏肉とキャベツのトマトスープ……90
棒棒鶏……101
豆腐ステーキ……106
にんじんとコーンの焼き飯……109
かつおとわかめのおかずサラダ……138
えのき入り麻婆豆腐……142
さば缶とトマトのパスタ……153

■白菜
豚肉と餅のキムチ炒め(白菜キムチ)……69
白菜とかにかまの中華スープ……91
海鮮チヂミ(白菜キムチ)……150

■パセリ
にんじんとコーンの焼き飯……109
ロールパンのハムサンド……120
にんじんとパセリのサラダ……137

■ピーマン・パプリカ
牛肉とごぼう・パプリカのきんぴら……51
ラムチョップのステーキ……57
鶏むね肉とパプリカのエスニック炒め……68
ほたてとパプリカの炒めもの……82
豚肉とレタスのミルフィーユ蒸し……106
魚肉ソーセージと野菜のカレー炒め……112
焼き野菜のおかかしょうゆ……114
鶏肉と野菜のグリル焼き……126
かじきとパプリカ炒め……142

■ブロッコリー
蒸し鶏とブロッコリーのサラダ 塩麹ドレッシング……61
ブロッコリーとトマトのサラダ……104
豚ひれ肉のはちみつマスタード焼き……110
冷やし中華(ブロッコリースプラウト)……113
ブロッコリーとひよこ豆のサラダ……114
塩ゆでブロッコリー……141

■ほうれん草
ほうれん草のおひたし……102

■ホールコーン(缶詰)
にんじんとコーンの焼き飯……109
とうもろこしご飯(お弁当)……149
鮭とえびのムニエル トマトバジルソース……73
鶏肉とキャベツのトマトスープ……90
かぼちゃのポタージュ……93

■水菜
鶏だんごのみそ汁……140

■みょうが
かきのみそ汁……91

鮭とえびのムニエル トマトバジルソース……73
モロヘイヤとトマトのポン酢あえ……87
鶏肉とキャベツのトマトスープ……90
豆腐とレタスの中華スープ……92
トマトとツナのサラダ……100
ブロッコリーとトマトのサラダ……104
豚ひれ肉のはちみつマスタード焼き……110
冷やし中華……113
トマトもずく……121
鶏肉と野菜のグリル焼き……126
ミニサラダ……132
トマトとめかぶのおろしあえ……133
ハムとレタスのサンドイッチ……148
さば缶とトマトのパスタ……153

■なす
なすとオクラのあんかけ豆腐……138

■長ねぎ・小ねぎ
豚肉ともやしのレンジ蒸し……58
じゃことねぎの炒飯……61
さばの香味焼き……71
豆腐と鮭缶のハンバーグ……75
厚揚げのえびのせ焼き……77
つね納豆……78
油揚げととうがんのだし煮……80
けんちん汁……88
かきのみそ汁……91
棒棒鶏……101
にんじんとコーンの焼き飯……109
ささみの青じそゆかり巻き……121
簡単和風ミートローフ……129
ゆで豚のみそがけ……133
きのこのスープ……133
焼き鳥……134
なすとオクラのあんかけ豆腐……138
鶏だんごのみそ汁……140
えのき入り麻婆豆腐……142
根菜たっぷり豚汁……146

■にら
豚肉と餅のキムチ炒め……69
豚肉と青菜のやわらか炒め……70
ソーセージ入りにらたま……124
にらもやし炒め……128
海鮮チヂミ……150

■にんじん
ひじきと大豆の煮もの……49
大根とにんじんのピリ辛炒め……50
ミックス野菜のピクルス……52
根菜と厚揚げの炒り煮……55
豚肉ともやしのレンジ蒸し……58
さばじゃが……60
ゴーヤーと豆腐のチャンプルー……76
かぼちゃとにんじんのグリル……81
切り干し大根煮……84
けんちん汁……88
鶏肉とキャベツのトマトスープ……90
あじの南蛮漬け……102
にんじんとコーンの焼き飯……109
魚肉ソーセージと野菜のカレー炒め……112
りんごとキャベツのサラダ……120
切り干し大根のマヨポンサラダ……122
ポテトサラダ……130

山菜とがんもどきの煮もの…… 79
鮭と青梗菜の中華風雑炊…… 101
えびと豆腐の茶碗蒸し…… 122
白身魚ときのこの包み蒸し…… 146
根菜たっぷり豚汁…… 146
■しめじ
しらたきとしめじの炒めもの…… 52
さばじゃが…… 60
豚肉と餅のキムチ炒め…… 69
鶏肉とキャベツのトマトスープ…… 90
のり汁…… 92
鮭ときのこの炊き込みご飯…… 95
もやしとしめじのみそ汁…… 116
豚肉ともやしのフォー…… 125
きのこのスープ…… 133
白身魚ときのこの包み蒸し…… 146
キャベツとしめじのスープ煮…… 148
■なめこ
なめこと油揚げのみそ汁…… 124
■まいたけ
春菊と焼まいたけのわさびあえ…… 86
かきのみそ汁…… 91
焼き野菜のおかかしょうゆ…… 114
ほたてとひじきの炊き込みご飯…… 134
白身魚ときのこの包み蒸し…… 146
■マッシュルーム
牛ひき肉と高野豆腐のハンバーグ…… 66
鶏肉と野菜のグリル焼き…… 126
さば缶とトマトのパスタ…… 153

卵

じゃことねぎの炒飯…… 61
牛ひき肉と高野豆腐のハンバーグ…… 66
豆腐と鮭缶のハンバーグ…… 75
ゴーヤーと豆腐のチャンプルー…… 76
玉こんにゃくとうずら卵の煮もの(うずら卵)…… 83
モロヘイヤのかきたま汁…… 89
鮭と青梗菜の中華風雑炊…… 101
冷やし中華…… 113
えびと豆腐の茶碗蒸し…… 122
ソーセージ入りにらたま…… 124
簡単和風ミートローフ…… 129
海鮮チヂミ…… 150
蒸しかぼちゃとゆでたまごの盛り合わせ…… 152
牛ひれ肉のパン粉焼き…… 154

乳製品

■牛乳
きなこカフェオレ…… 112
ブルーベリージュース…… 128
バナナ入りグラノーラ…… 144
■チーズ
はんぺんチーズ焼き…… 104
ブロッコリーとひよこ豆のサラダ…… 114
サーモンとレタスのサンドイッチ…… 117
ツナチーズトースト…… 132
にんじんとパセリのサラダ…… 137
ハムとレタスのサンドイッチ…… 148
牛ひれ肉のパン粉焼き…… 154
■ヨーグルト
ヨーグルト寒天…… 97

のり汁…… 92
ささみと野菜の具だくさんそうめん…… 105
■もやし・豆もやし
豚肉ともやしのレンジ蒸し…… 58
もやしとえのきのゆず酢あえ…… 86
もやしとしめじのみそ汁…… 116
豚肉ともやしのフォー…… 125
にらもやし炒め…… 128
鶏だんごのみそ汁…… 140
■モロヘイヤ
モロヘイヤとトマトのポン酢あえ…… 87
モロヘイヤのかきたま汁…… 89
■ラディッシュ
ラディッシュの甘酢漬け…… 54
かじきのカレーソテー…… 74
かつおとわかめのおかずサラダ…… 138
■レタス・リーフレタス・サニーレタス
ゆで豚と生野菜のサラダ…… 62
豆腐とレタスの中華スープ…… 92
ブロッコリーとトマトのサラダ…… 104
豚肉とレタスのミルフィーユ蒸し…… 106
サーモンとレタスのサンドイッチ…… 117
ミニサラダ…… 132
蒸し鶏サラダ…… 144
ハムとレタスのサンドイッチ…… 148
■れんこん
さばの香味焼き…… 71
■わけぎ
いかとわけぎの酢みそあえ…… 126

いも類

■里いも
けんちん汁…… 88
根菜たっぷり豚汁…… 146
■じゃがいも
さばじゃが…… 60
かじきのカレーソテー…… 74
ポテトサラダ…… 130
ゆで豚のみそがけ…… 133
■長いも
海鮮チヂミ…… 150

きのこ類

■えのきだけ
もやしとえのきのゆず酢あえ…… 86
鮭ときのこの炊き込みご飯…… 95
わかめとえのきのみそ汁…… 100
きのこのスープ…… 133
えのき入り麻婆豆腐…… 142
白身魚ときのこの包み蒸し…… 146
海鮮チヂミ…… 150
■エリンギ
ラムチョップのステーキ…… 57
鶏むね肉とパプリカのエスニック炒め…… 68
いんげんとエリンギのごまあえ…… 121
牛ひれ肉のパン粉焼き…… 154
■きくらげ
ゴーヤーと豆腐のチャンプルー…… 76
鶏手羽元と大根のうま煮…… 118
■しいたけ
豚肉ともやしのレンジ蒸し…… 58

■練り物
白菜とかにかまの中華スープ(かにかまぼこ)…… 91
はんぺんチーズ焼き(はんぺん)…… 104
ささみと野菜の具だくさんそうめん(かにかまぼこ)…… 105
魚肉ソーセージと野菜のカレー炒め(魚肉ソーセージ)…… 112
牛すじおでん(ちくわ)…… 150
■こんにゃく類
切り昆布のそぼろ煮(しらたき)…… 50
しらたきとしめじの炒めもの(しらたき)…… 52
玉こんにゃくとうずら卵の煮もの…… 83
けんちん汁…… 88
牛すじおでん…… 150
■その他
いわしの梅煮…… 72
山菜とがんもどきの煮もの(ぜんまい)…… 79
かぶの塩昆布あえ(塩昆布)…… 129

主食類

じゃことねぎの炒飯(米)…… 61
豚肉と餅のキムチ炒め(切り餅)…… 69
切り昆布ご飯(米)…… 94
鮭ときのこの炊き込みご飯(米)…… 95
ささみと野菜の具だくさんそうめん(そうめん)…… 105
冷やし中華(中華生麺)…… 113
サーモンとレタスのサンドイッチ(フランスパン)…… 117
ロールパンのハムサンド(ロールパン)…… 120
豚肉ともやしのフォー(乾燥フォー)…… 125
キャベツカレーライス(米)…… 137
バナナ入りグラノーラ(グラノーラ)…… 144
オイルツナとキャベツのスパゲティ(スパゲティ)…… 145
ハムとレタスのサンドイッチ(食パン)…… 148
とうもろこしご飯(米)…… 149
さば缶とトマトのパスタ(ペンネ)…… 153

果実類

■アボカド
アボカドとまぐろのサラダ…… 153
■いちご
ヨーグルト寒天…… 97
■グレープフルーツ
かぶと柑橘のサラダ…… 85
■パイナップル
パイナップルヨーグルト(缶詰)…… 117
■バナナ
フルーツヨーグルト…… 109
バナナ入りグラノーラ…… 144
■ブルーベリー
ヨーグルト寒天…… 97
フルーツヨーグルト…… 109
ブルーベリージュース(冷凍)…… 128
■みかん
みつまめ(缶詰)…… 97
■りんご
りんごとキャベツのサラダ…… 120
はちみつきなこヨーグルト…… 100
フルーツヨーグルト…… 109
パイナップルヨーグルト…… 117

豆類・大豆加工品

■油揚げ・厚揚げ
切り昆布のそぼろ煮…… 50
根菜と厚揚げの炒り煮…… 55
厚揚げのえびのせ焼き…… 77
きつね納豆…… 78
油揚げととうがんのだし煮…… 80
切り干し大根煮…… 84
けんちん汁…… 88
なめこと油揚げのみそ汁…… 124
厚揚げと青梗菜炒め…… 129
ほたてとひじきの炊き込みご飯…… 134
牛すじおでん…… 150
■がんもどき
山菜とがんもどきの煮もの…… 79
牛すじおでん…… 150
■豆乳
豆乳チャイ…… 62
かぼちゃのポタージュ…… 93
■豆腐
豆腐と鮭缶のハンバーグ…… 75
ゴーヤーと豆腐のチャンプルー…… 76
けんちん汁…… 88
豆腐とレタスの中華スープ…… 92
豆腐入りみたらしだんご…… 96
冷ややっこ…… 102
豆腐ステーキ…… 106
めかぶ豆腐…… 110
えびと豆腐の茶碗蒸し…… 122
なすとオクラのあんかけ豆腐…… 138
えのき入り麻婆豆腐…… 142
■納豆
きつね納豆…… 78
めかぶ納豆…… 100
オクラ納豆…… 116
山かけ納豆…… 140
■豆類
ひじきと大豆の煮もの(大豆)…… 49
鶏肉とキャベツのトマトスープ(大豆)…… 90
みつまめ(黒豆)…… 97
ブロッコリーとひよこ豆のサラダ(ひよこ豆)…… 114
キャベツとしめじのスープ煮(大豆)…… 148

乾物・練り物・こんにゃく類・その他

■乾物
切り昆布のそぼろ煮(切り昆布/干ししいたけ)…… 50
にんにくしょうゆ(乾燥昆布)…… 54
根菜と厚揚げの炒り煮(昆布)…… 55
おにぎり(のり)…… 60
じゃことねぎの炒飯(ちりめんじゃこ)…… 61
牛ひき肉と高野豆腐のハンバーグ(高野豆腐)…… 66
切り干し大根煮(切り昆布/干ししいたけ)…… 84
のり汁(のり)…… 92
切り昆布ご飯(切り昆布)…… 94
切り干し大根のマヨポンサラダ(切り干し大根)…… 122
鮭おにぎり(のり)…… 152
えびときゅうりのとろろ昆布あえ(とろろ昆布)…… 154

■ 著者・レシピ開発

榎本 真理（えのもと まり）

順天堂大学医学部附属順天堂医院 管理栄養士　博士（医学）

順天堂大学医学部附属順天堂医院栄養部課長。
順天堂大学医療看護学部・医療 保健学部非常勤講師、東京家政学院大学人間栄養学部非常勤講師。
認定資格：病態栄養専門管理栄養士、肝疾患病態栄養専門管理栄養士、日本糖尿病療養指導士、NR サプリメントアドバイザー。
栄養指導・栄養管理についての講演多数。

■ 監修

横山 美帆（よこやま みほ）

順天堂大学医学部附属順天堂医院 循環器内科学

順天堂大学大学院 医学研究科 循環器内科学 准教授。日本内科学会認定内科医、日本内科学会総合内科専門医、日本循環器学会認定循環器専門医、日本心臓リハビリテーション学会認定医、医学博士。

医師と管理栄養士が考えた
おいしく食べる中性脂肪・
コレステロールの改善レシピ

2025年3月15日　初版発行

著　者　榎　本　真　理
監修者　横　山　美　帆
発行者　富　永　靖　弘
印刷所　三共グラフィック株式会社

発行所　東京都台東区 台東2丁目24　株式会社　新星出版社
〒110-0016　☎03(3831)0743

Printed in Japan

ISBN978-4-405-09717-9